Checklisten Anatomie und Physiologie

978 3437 285622

Checklisten
Anatomie und Physiologie

2. Auflage

Unter Mitarbeit von:
Tobias Sambale, Hamburg

ELSEVIER

ELSEVIER

Hackerbrücke 6, 80335 München, Deutschland
Wir freuen uns über Ihr Feedback und Ihre Anregungen an books.cs.muc@elsevier.com

ISBN 978-3-437-28562-2

Alle Rechte vorbehalten
2. Auflage 2018
© Elsevier GmbH, Deutschland

Wichtiger Hinweis für den Benutzer

Ärzte/Praktiker und Forscher müssen sich bei der Bewertung und Anwendung aller hier beschriebenen Informationen, Methoden, Wirkstoffe oder Experimente stets auf ihre eigenen Erfahrungen und Kenntnisse verlassen. Bedingt durch den schnellen Wissenszuwachs insbesondere in den medizinischen Wissenschaften sollte eine unabhängige Überprüfung von Diagnosen und Arzneimitteldosierungen erfolgen. Im größtmöglichen Umfang des Gesetzes wird von Elsevier, den Autoren, Redakteuren oder Beitragenden keinerlei Haftung in Bezug auf jegliche Verletzung und/oder Schäden an Personen oder Eigentum, im Rahmen von Produkthaftung, Fahrlässigkeit oder anderweitig, übernommen. Dies gilt gleichermaßen für jegliche Anwendung oder Bedienung der in diesem Werk aufgeführten Methoden, Produkte, Anweisungen oder Konzepte.

Für die Vollständigkeit und Auswahl der aufgeführten Medikamente übernimmt der Verlag keine Gewähr.

Geschützte Warennamen (Warenzeichen) werden in der Regel besonders kenntlich gemacht (®). Aus dem Fehlen eines solchen Hinweises kann jedoch nicht automatisch geschlossen werden, dass es sich um einen freien Warennamen handelt.

Bibliografische Information der Deutschen Nationalbibliothek
Die Deutsche Nationalbibliothek verzeichnet diese Publikation in der Deutschen Nationalbibliografie; detaillierte bibliografische Daten sind im Internet über http://www.dnb.de/ abrufbar.

18 19 20 21 22   5 4 3 2 1

Das Werk einschließlich aller seiner Teile ist urheberrechtlich geschützt. Jede Verwertung außerhalb der engen Grenzen des Urheberrechtsgesetzes ist ohne Zustimmung des Verlages unzulässig und strafbar. Das gilt insbesondere für Vervielfältigungen, Übersetzungen, Mikroverfilmungen und die Einspeicherung und Verarbeitung in elektronischen Systemen.

Um den Textfluss nicht zu stören, wurde bei Patienten und Berufsbezeichnungen die grammatikalisch maskuline Form gewählt. Selbstverständlich sind in diesen Fällen immer Frauen und Männer gemeint.

Planung: Anna-Marie Seitz, München
Projektmanagement: Julia Stängle, München
Redaktion: Janin Schroth, München
Satz: abavo GmbH, Buchloe; TnQ, Chennai/Indien
Druck und Bindung: Drukarnia Dimograf Sp. z o. o., Bielsko-Biała/Polen
Zeichnungen: Gerda Raichle, Ulm, Abb. 42: Prof. Dr. med. D. Drenckhahn, Würzburg und M. Christof, Würzburg
Umschlaggestaltung: SpieszDesign, Neu-Ulm
Titelabbildungen: colourbox.com

Aktuelle Informationen finden Sie im Internet unter **www.elsevier.de**

Warum Checklisten zur Anatomie und Physiologie?

Um sich die wichtigsten Fakten zu Anatomie und Physiologie vor der Prüfung in der Pflegeausbildung oder einem anderen Gesundheitsfachberuf zu vergegenwärtigen und mögliche Wissenslücken schnell und effektiv zu schließen, gibt es die Checklisten Anatomie und Physiologie. Sie sollen detaillierte Lehrbücher zum Thema nicht ersetzen, sondern – speziell in der Zeit der Prüfungsvorbereitung – ergänzen.

In alphabetischer Gliederung finden Lernende in den Checklisten die elementaren Stichpunkte zu anatomischen Strukturen und physiologischen Vorgängen. Alle Informationen sind auf das Wesentliche beschränkt und werden auf maximal zwei Seiten pro Thema beschrieben. 50 Abbildungen dienen der Veranschaulichung der menschlichen Anatomie.

Jedes Thema in den Checklisten Anatomie und Physiologie ist nach der gleichen Struktur gegliedert:

- Definition
- Bau/Beteiligte Organe
- Funktion/Funktionsmechanismen
- Wichtige Erkrankungen
- Besondere Informationen.

Einer kurzen und prägnanten *Definition* folgen bei anatomischen Strukturen stichpunktartige Informationen über den *Bau* (Anatomie) von Organen, beispielsweise der Niere oder des Herzens. Bei physiologischen Vorgängen werden die *Beteiligten Organe* beziehungsweise die *Beteiligten Stoffe* genannt. Beim Thema Abwehr sind dies zum Beispiel die örtlichen Barrieren, die lymphatischen und die sekundären lymphatischen Organe.

Der *Funktion* oder den *Funktionsmechanismen* (Physiologie) ist bei jedem Thema ein eigener Abschnitt gewidmet. Ebenso werden *Wichtige Erkrankungen* benannt, womit die Checklisten Anatomie und Physiologie den Brückenschlag zur Krankheitslehre leisten. *Besondere Informationen* – gemeint sind weiterführende Hinweise zu Gesundheitsvorsorge und Pflege – runden jedes Thema ab. Zusätzlich bieten *Infokästen* praktische Tipps und Hinweise für den Alltag in Pflege- und anderen Gesundheitsfachberufen.

Informationen gezielt nachschlagen

In Pflege und Medizin besteht ein Nebeneinander von deutschen und lateinischen Fachbegriffen. Die Checklisten Anatomie und Physiologie sind alphabetisch nach den deutschen Bezeichnungen gegliedert. Dies soll gerade Anatomie-Neulingen das Auffinden von Inhalten erleichtern. Suchen Sie beispielsweise Informationen zum

Pankreas, schlagen Sie bitte unter dem Stichwort Bauchspeicheldrüse nach. Innerhalb eines Themas finden sich dann selbstverständlich auch alle lateinischen Fachbegriffe. Diese sind in der Regel *kursiv* geschrieben.

Komplexe Themen sind in mehrere Teilabschnitte gegliedert. Das erleichtert es Ihnen, ohne Umwege genau die Information nachzuschlagen, nach der Sie suchen. Das Hauptthema Blut gliedert sich beispielsweise in die Abschnitte Grundlagen, Gelöste Bestandteile, Zellen, Atemgastransport und pH-Wert, Blutstillung und Blutgerinnung sowie Blutgruppen.

Querverweise, die Anknüpfungspunkte für vernetztes Lernen bieten, sind durch ☞ dargestellt und in dem ausführlichen Sachwortregister am Ende der Checklisten können Sie gezielt nach bestimmten Begriffen suchen.

Abkürzungsverzeichnis

A.	Arterie
best.	bestimmte/r/n
bes.	besonders
chron.	chronisch/e/r/n
cm	Zentimeter
etw.	etwas
gg.	gegen
i.d.R.	in der Regel
i.m.	intramuskulös
i.v.	intravenös
l	Liter
M.	Musculus
mg	Milligramm
min.	mindestens
mm	Millimeter
N.	Nervus
NaCl	Natriumchlorid
O_2	Sauerstoff
od.	oder
p.c.	post conceptionem, nach Empfängnis
PNS	Peripheres Nervensystem
seitl.	seitlich/e/r/n
sog.	sogenannte/r/s/n
SSW	Schwangerschaftswoche
tgl.	täglich
tw.	teilweise
u.	und
u.a.	unter anderem
V.	Vene
v.	von/m
v.a.	vor allem
z.B.	zum Beispiel
z.T.	zum Teil
zeitl.	zeitlich
ZNS	Zentrales Nervensystem
zw.	zwischen

Abwehr – Grundlagen

Definition

Die A. schützt den Körper vor eindringenden Krankheitserregern u. eliminiert entartete Körperzellen. Zur A. gehören mechanische Schutzeinrichtungen (z. B. Haut), spez. Abwehrzellen u. chemische Stoffe.

Beteiligte Organe

- Örtliche Barrieren: Haut (mechanische Barriere u. Säuremantel); Schleimhäute (mechanische Barriere, antimikrobielle Substanzen); Säureschutz des Magens u. der Vagina
- Lymphatische Organe:
  - Primäre lymphatische Organe: Ort der Produktion u. Reifung v. Abwehrzellen: Knochenmark, Thymus. A.-Zellen „lernen" hier Unterscheidung v. körperfremd u. körpereigen
  - Sekundäre lymphatische Organe: Hauptorte, an denen Abwehrzellen ihren Aufgaben nachgehen: Lymphknoten, ☞ Milz, Mandeln (*Tonsillen*), Inseln lymphat. Gewebes im Magen-Darm-Trakt u. auf anderen Schleimhäuten

Funktionsmechanismen

4 miteinander vernetzte Teilsysteme:
- Spezifische A. vs. unspezifische A.
- Zelluläre A. vs. *humorale* (lösliche) A.

Daraus folgt:
- Spezifisch-zellulär: T-Zellen; Antigenspezifisch
- Spezifisch-humoral: Antikörper, produziert v. Plasmazellen (= reifen B-Zellen)
- Unspezifisch-zellulär: *Makrophagen, Neutrophile Granulozyten*, Natürliche Killerzellen. Reaktion auf unspezifische Bestandteile v. Krankheitserregern (insbes. Bakterien).
- Unspezifisch-humoral: *Komplement, Zytokine, Lysozym*
- Mechanische Barrieren (Haut, Schleimhaut) u. Säureschutzmäntel gehören zur unspezifischen Abwehr

Wichtige Erkrankungen

Reagiert das A.-System auf eigtl. harmlose Fremdstoffe extrem stark, liegt eine Allergie vor.
Es werden 4 verschiedene Allergie-Typen unterschieden.

> Die bekannteste ist die Sofortreaktion vom Typ I. Im schlimmsten Fall kann es zum anaphylaktischen Schock mit Schwellungen am Kehlkopf, Verengung der Atemwege u. lebensbedrohlichem Blutdruckabfall kommen.

Abwehr – Organe

Definition

Der Vorgang der A. spielt sich in allen Organen u. Geweben ab. Lymphatische Organe sind Hauptort der A.

Beteiligte Organe

Primäre lymphatische Organe:
- ☞ Knochenmark
- *Thymus*: besteht aus 2 Lappen, liegt im vorderen Mediastinum (zw. Lungen u. vor dem Herz)

Sekundäre lymphatische Organe:
- ☞ Lymphknoten
- Mandeln (*Tonsillen*)
- ☞ Milz
- Lymphatisches Gewebe im Magen-Darm-Trakt

Funktionsmechanismen

Primäre lymphatische Organe: produzieren u. prägen Abwehrzellen.
- Knochenmark:
  - Bildung aller Blut- u. Abwehrzellen aus undifferenzierten Vorstufen (= Stammzellen)
  - Erste Reifungsschritte v. B- u. T-Zellen
  - Abschluss der Reifung v. Zellen der nicht-spezifischen Abwehr
- Thymus:
  - Ort der T-Zellen-Reifung
  - Bei Kindern u. Jugendlichen gut entwickelt; im Alter fast nur noch Fettgewebe u. deutl. kleiner

Sekundäre lymphatische Organe: Abwehrzellen werden in Kontakt mit *Antigenen* (= spezifische molekulare Merkmale v. Krankheitserregern) gebracht.

- B-Zellen erkennen „ihre" spezifischen Antigene u. wandeln sich in Plasmazellen um

Wichtige Erkrankungen

Lymphome sind Tumore der lymphatischen Zellen der B-Zell-od. T-Zell-Reihe. Charakteristisch für Lymphome sind derb geschwollene, nicht schmerzhafte Lymphknoten u. eine vergrößerte Milz. Daneben sollte immer auch auf die sog. B-Symptomatik geachtet werden:
- Fieber (> 38 °C)
- Nachtschweiß
- Gewichtsverlust

Abwehr – Zellen

Definition

Oberbegriff für alle A.-Zellen ist *Leukozyten* (weiße Blutkörperchen). Sie lassen sich unterteilen in Zellen der unspezifischen A. (*Makrophagen* – auch *Histiozyten* genannt –, *Granulozyten*, Natürliche Killerzellen) u. Zellen der spezifischen A. (T- u. B-*Lymphozyten*). Es gibt auch Zellen, die anderen Zellen Antigene präsentieren (B-Zellen, Makrophagen, spezialisierte dendritische Zellen).

Bau

Einteilung der A.-Zellen in *myeloische* Reihe (ganze Reifung im Knochenmark: *Monozyten*/Makrophagen, Granulozyten) u. *lymphatische* Reihe (Teil der Reifung in lymphat. Organen: B-, T-Zellen).
Makrophagen:
- Im Blut: Monozyten; ruhend im Gewebe: Histiozyten; aktiviert im Gewebe: unterschiedl. Namen, z. B. in Leber Kupffer-Zellen, in ZNS: *Mikroglia*
- Wenn aktiv: viele Fortsätze, viele Lysosomen

Granulozyten:
- *Neutrophile* Granulozyten: junge Neutrophile Granulozyten: stabkernige Neutrophile mit zusammenhängendem Kern; ältere Neutrophile Granulozyten: segmentkernige Neutrophile mit in 3–4 Segmente aufgeteiltem Kern
- *Eosinophile* Granulozyten: im Routineblutausstrich rote *Granula* im *Zytoplasma*
- *Basophile* Granulozyten: im Routineblutausstrich blaue Granula im Zytoplasma

B-Zellen:
- Sehr großer Kern

T-Zellen:
- Sehr großer Kern
- Unterscheidung nach Proteinen an der Oberfläche in Zellen mit CD4-Proteinen („CD4-positive" = T-Helfer-Zellen) u. mit CD8-Proteinen („CD8-positive" = T-Killer-Zellen)

Natürliche Killerzellen:
- Große Granula

Dendritische Zellen:
- Viele schlanke Fortsätze
- Bes. in lymphat. Organen, Haut- u. Darmschleimhaut

Funktionen

Makrophagen:
- Aufnahme u. Auflösung v. Mikroorganismen u. Fremdkörpern
- Am effizientesten bei mit Antikörpern markierten (= *opsonierten*) Zielen

Granulozyten:
- Neutrophile Granulozyten: Fresszellen; wandern bei Entzündungen aus Blutbahn zum Ort der Entzündung

- Eosinophile Granulozyten: Bekämpfung v. Parasiten, Würmern, Bedeutung bei Allergien
- Basophile Granulozyten: wenig bekannt, Rolle bei Allergien u. Parasiten

B-Zellen:
- Bei Stimulierung durch spezifische Fremdkörper bzw. Teile v. Mikroorganismen Umwandlung in Plasmazellen → Produktion v. Antikörpern
- B-Gedächtniszellen: Immungedächtnis

T-Zellen:
- CD4-positive: Stimulation v. anderen Abwehrzellen
- CD8-positive: Zerstörung v. virusinfizierten od. Tumorzellen (Erkennung der Zellen durch sog. MHC1-Moleküle)
- T-Gedächtniszellen: Immungedächtnis

Natürliche Killerzellen:
- Ähnlich CD4-positive T-Zellen

Dendritische Zellen:
- Antigenpräsentation

Wichtige Erkrankungen

Bei Leukämie sind im Blut massenhaft unreife, nicht funktionstüchtige A.-Zellen zu finden. Bei lymphatischer Leukämie finden sich B- od. T-Zell-Vorläufer, bei myeloischer Leukämie Vorläuferzellen der myeloischen Reihe.

> Die normale Zahl der Leukozyten beim Erwachsenen ist 3 800–10 500 pro µl. Bei einer höheren Zahl spricht man v. *Leukozytose*, bei einer geringeren v. *Leukopenie*.

Eine Leukopenie kann die Folge einer Zytostatikabehandlung od. einer allergischen Reaktion (Agranulozytose) sein. Daneben können Infektionskrankheiten den Verbrauch v. Leukozyten erhöhen u. so ebenfalls zu einer Leukopenie führen.

Abwehr – Lösliche Bestandteile

Definition

Zu den löslichen (*humoralen*) Bestandteilen der A. gehören das Komplementsystem, versch. Botenstoffe (*Zytokine*), das antibakterielle Enzym *Lysozym*, sowie als Teil der spezif. A. v. Plasmazellen produzierte Antikörper.

Beteiligte Stoffe

Antikörper:
- Teil der spez. A.
- *„Immunglobuline"* (kurz: Ig)
- V. Plasmazellen produzierte Proteine
- Grundform: Y-förmig; Antigen-Bindungsstellen: sehr variabel, antigenspezifisch
- IgG: Grundtypus, Y-Form; IgM: 5 Y-förmige Untereinheiten (auch mit nur einer Untereinheit auf der Membran v. B-Zellen); IgA: 2 Y-förmige Untereinheiten; IgE: eine Y-förmige Untereinheit; IgD: eine Y-förmige Untereinheit, auf der Membran v. B-Zellen

Komplementsystem:
- Teil der unspez. A.
- System v. Proteinen im Plasma (durchnummeriert: C1–C9)
- Inaktive Formen d. Proteine werden durch an Antigene gebundene Antikörper („klassischer Weg") od. durch bakt. Antigene („alternativer Weg") aktiviert

Zytokine:
- Interleukine (Il)
- Interferone
- Tumor-Nekrose-Faktor (TNF)

Lysozym: Enzym in Tränenflüssigkeit, Speichel, Bronchialsekret

Funktionsmechanismen

Antikörper:
- Muss genau passend für Zielstruktur sein („Schlüssel-Schloss-Prinzip")
- Wenn Antikörper auf passendes Antigen trifft → Antigen-Antikörper-Komplex
- *Agglutination*: Antikörper (bes. IgM) binden Zielstrukturen aneinander
- *Komplementaktivierung*: führt zur Auflösung der Zielzelle
- *Opsonierung*: Antikörper markieren Strukturen für Abbau durch Phagozyten

Komplementsystem:
- Läuft stufenweise als Kaskade ab: aktiviertes Molekül einer niedrigen Stufe aktiviert viele Moleküle einer höheren Stufe („Schneeballprinzip")
- C3 + C4: opsonieren Bakterien
- C3 + C5: locken Entzündungszellen an (*Chemotaxis*)
- C5–C9 → Membranangriffskomplex: bilden eine Art Loch in zu beseitigender Zelle u. lösen sie auf

Zytokine:
- Interleukine: verschiedene Funktionen, z.B. Il-2: Vermehrung v. T-Hel-

ferzellen; Il-4: Differenzierung v. B-Zellen in Plasmazellen
- Interferone: werden v. mit Viren befallenen Zellen freigesetzt → lösen in Nachbarzellen Programm zur Virenabwehr aus
- Tumor-Nekrose-Faktor: nicht in erster Linie zur Krebsabwehr (missverständl. Name!); stimuliert T-Killer-Zellen u. Neutrophile Granulozyten, zytotoxisch

Lysozym: löst Bakterienwand auf.

Wichtige Erkrankungen

Beim Plasmozytom (Multiples Myelom), einem Lymphom, vermehrt sich eine Plasmazelle ungezügelt u. ohne die normalerweise notwendige Stimulation v. anderen Zellen bzw. Antigenen → im Blut finden sich massenweise (nutzlose) Antikörper bzw. Antikörperfragmente.

> Durch Fortschritte in der Gentechnik stehen mittlerweile im Labor hergestellte sog. monoklonale Antikörper für die Therapie einiger Krebs- u. rheumatischen Erkrankungen zur Verfügung (z. B. Rituximab: Antikörper gegen CD20-Molekül auf B-Zellen).

Achsen und Lagebezeichnungen

Definition

Achsen, Richtungs- u. Lagebezeichnungen sind wichtig für die Orientierung am Körper. Lagebezeichnungen verstehen sich vom Patienten aus gesehen.

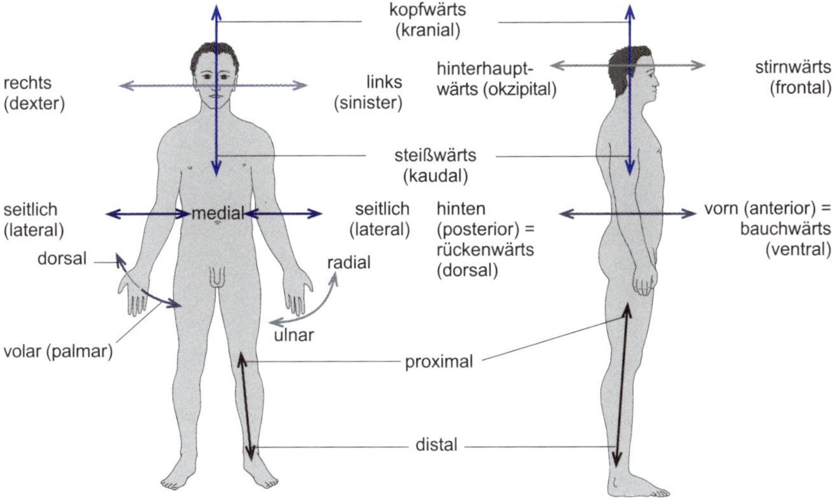

Achsen und Ebenen (› Abb. 1)

- *Sagittalachse* = v. vorne nach hinten
- *Horizontalachse* = Querachse, seitl. durch Körper
- *Longitudinalachse* = Längsachse, senkrecht durch Körper
- *Sagittalebene* = Longitudinal- + Sagittalachse
- *Transversalebene* (Horizontalebene) = Sagittal- + Horizontalachse
- *Frontalebene* = Longitudinal- + Horizontalachse; parallel zur Stirn

Richtungen und Lagen (› Abb. 1)

- *Superior* = oben; *inferior* = unten;
- *Anterior* = vorne; *ventral* = bauchwärts; *posterior* = hinten; *dorsal* = rückwärts
- *Dexter* = rechts; *sinister* = links
- *Lateral* = seitwärts, außen; *medial* = innen
- *Distal* = vom Rumpf entfernt; *proximal* = nahe am Rumpf
- *Volar, palmar* = zur Handfläche hin; *plantar* = zur Fußsohle hin

Abb. 1: Gebräuchliche anatomische Richtungsbezeichnungen

Arterien – Grundlagen

Definition

A. („Pulsadern") sind Gefäße des Hochdrucksystems (im Gegensatz zu ☞ Venen), in denen das vom Herzen kommende Blut fließt. Sie verzweigen sich in immer kleinere A. u. *Arteriolen* u. gehen schließlich in die ☞ Kapillaren über. In A. fließt nicht (!) immer sauerstofffreies Blut: Im Lungen- und im fetalen Kreislauf (*A. umbilicalis*) führen sie sauerstoffarmes Blut.

Bau

Es gibt A. vom elastischen (*Aorta*, Anfang d. *A. pulmonalis, A. brachiocephalica, A. subclavia, A. iliaca com.* → große, herznahe Arterien) u. vom muskulösen Typ (an A. vom elast. Typ anschließend → alle mittelgroßen u. kleinen A.). Gemeinsamkeit dreischichtiger Aufbau:

- *Tunica interna* (*Intima*): dünnes *Endothel* (Gefäßepithel) auf Basalmembran mit *Elastica interna*, einer ringförmigen elastischen Membran an Grenze zur Tunica media
- *Tunica media* (*Media*): ringförmig angeordnete glatte Muskelzellen, kollagene u. elastische Fasern; in vielen A. (bes. den mittelgroßen) ringförmige elastische Membran an Grenze zur Tunica externa
- *Tunica externa* (*Externa*): Bindegewebe um A. herum

Unterschiede:
- A. vom elastischen Typ:
  - Intima: schmale Schicht mit *Fibroblasten* u. glatten Muskelzellen; Elastica interna nur schwer v. Media abzugrenzen.
  - Media: viele elastische Membranen, weniger glatte Muskelzellen
  - Dünne Externa

- Äußere Wandhälfte wird nicht aus Blutstrom, sondern v. eigenen kleinen Blutgefäßen (*Vasa vasorum*) ernährt.
- A. vom muskulären Typ:
  - Intima: dünner
  - Media: viele Muskelzellen
  - Externa: im Verhältnis dünner als bei elast. A.

An A. schließen sich die Arteriolen an:
- Anfangs 2–3, am Ende nur noch eine Schicht Muskelzellen
- Dünnes Endothel, dünne Externa

Funktionen

- Endothel: gibt Stoffe ab, die Gefäßweite regulieren; verhindert Gerinnung
- A. vom elastischen Typ = Windkesselfunktion: bei *Systole* d. Herzens dehnt Blutdruck A. auf, bei *Diastole* ziehen sich A. wieder zusammen → Blut-

druck sinkt nicht auf 0 ab (*diastolischer* Druck), Blutfluss auch bei Diastole, stoßweiser Blutfluss wird kontinuierlicher
- Arteriolen: erzeugen Großteil des Gefäßwiderstands, der die Gewebedurchblutung steuert u. Höhe des Blutdrucks mitbestimmt

Wichtige Erkrankungen

Bei der Arteriosklerose bilden sich durch Fettablagerungen in der Arterien-Intima, Vermehrung v. Fibroblasten sowie glatten Muskelzellen sog. *Plaques*, die das *Lumen* einengen. Bei höhergradiger Arteriosklerose an den Herzkranzgefäßen kommt es zu *Angina pectoris* (anfallsartige Brustschmerzen insbes. bei Belastung). Reißen Plaques ein, bildet sich durch Anlagerung v. Thrombozyten sofort ein Blutgerinnsel, das die Arterie verstopfen kann → Herzinfarkt.

> Risikofaktoren für Arteriosklerose sind Rauchen, Bluthochdruck, erhöhtes LDL-Cholesterin, Diabetes mellitus, (abdominelle) Fettleibigkeit. Die letztgenannten 4 Aspekte werden auch als „metabolisches Syndrom" zusammengefasst. Treten sie kombiniert auf, ist das Erkrankungsrisiko deutlich erhöht. Moderater Ausdauersport verringert das Risiko.

Arterien – Rumpf

Definition

In den Leibeshöhlen des Rumpfes finden sich A. beider Kreisläufe: Der Lungenkreislauf entspringt mit dem Lungenarterienstamm (*Truncus pulmonalis*) der rechten Herzkammer, der Körperkreislauf entspringt mit der aufsteigenden Aorta der linken Herzkammer.

Bau

Lungenkreislauf:
- Truncus pulmonalis: teilt sich unter dem Aortenbogen auf in die beiden Lungenarterien (*A. pulmonalis dextra, A. pulmonalis sinistra*); diese teilen sich in d. Lunge auf u. folgen im Verlauf den Bronchien

Körperkreislauf:
- Aufsteigende Aorta (*Aorta ascendens*): beschreibt Bogen nach links hinten (Aortenbogen). Abgehende Gefäße:

- *Truncus brachiocephalicus*: verzweigt sich in rechte Schlüsselbeinarterie (*A. subclavia dextra*) u. rechte gemeinsame Halsschlagader (*A. carotis communis dextra*)
- Links gehen Halsschlagader u. Schlüsselbeinarterie als einzelne Gefäße vom Aortenbogen ab
- Absteigende Aorta (*Aorta descendens*): läuft in Nachbarschaft zur Wirbelsäule, heißt nach Durchtritt durchs Zwerchfell Bauchaorta (*Aorta abdominalis*); gibt im Bauchraum ab:
  - Als erstes: *Truncus coeliacus*
  - Obere u. untere Eingeweidearterie (*A. mesenterica sup., A. mesenterica inf.*)
  - Nierenarterien (*Aa. renales*)
- Aorta teilt sich vor Eingang ins Becken in rechte u. linke gemeinsame Beckenarterie (*A. iliaca communis dextra* u. *sinistra*)

- Diese teilen sich in äußere u. innere Beckenarterien (*A. iliaca ext.* u. *int.*)

Funktionen

- Lungenarterien: Transport sauerstoffarmen Bluts zur Lunge
- Schlüsselbeinarterie: wird zu *A. axillaris* u. zieht zum Arm
- Truncus coeliacus: Gibt Gefäße zu Leber, Bauchspeicheldrüse, Milz, Zwölffingerdarm u. Magen ab
- A. mesenterica sup.: versorgt Darm bis etwa zur linken Kolon-Flexur
- A. mesenterica inf.: versorgt Darm etwa ab linker Kolon-Flexur
- A. iliaca int.: versorgt Beckeneingeweide
- A. iliaca ext.: wird haupts. zur Oberschenkelarterie (*A. femoralis*)

Wichtige Erkrankungen

Die Aussackung einer Arterie heißt Aneurysma. Am häufigsten kommt das Bauchaortenaneurysma vor. Wird der Durchmesser zu groß u. reißt die Aorta, kann der Patient innerhalb v. Minuten verbluten.

> Aortenaneurysmen entstehen am häufigsten auf dem Boden einer Arteriosklerose in Kombination mit einer arteriellen Hypertonie. Daneben können seltener auch Bindegewebsschwächen (z. B. Marfan-Syndrom), od. lokale Entzündungsprozesse zu Aneurysmen führen.

Besondere Information

Arterien im Rumpf beim Fötus: Da die Lungen nicht belüftet u. kaum durchblutet werden u. sauerstoffreiches Blut aus der Nabelschnurvene kommt, besteht eine Verbindung zw. Pulmonalarterien u. Aorta (*Ductus arteriosus*). Durch die Nabelarterien (*Aa. umbilicales*), die aus den Aa. iliacae communes entspringen, wird CO_2-reiches Blut zur Plazenta geleitet. Nach der Geburt verschließen sich Ductus arteriosus u. Nabelarterien normalerweise.

Da das Blut des Fötus eine niedrigere Sauerstoffkonzentration u. ein stärker bindendes Hämoglobin aufweist, kommt es in der Plazenta automatisch zu einer Sauerstoffübertragung v. der Mutter auf das ungeborene Kind.

Arterien – Kopf

Definition

Die A. am Kopf versorgen das Gehirn, Organe u. Muskeln des Kopfes, sowie des Halses. Die Blutversorgung des Kopfes speist sich aus *A. subclavia* (über Wirbelschlagader, *A. vertebralis*) u. *A. carotis communis*.

Bau

Die A. carotis communis teilt sich auf in:

- Äußere Halsschlagader (*A. carotis ext.*)
- Innere Halsschlagader (*A. carotis int.*):
  - Teilt sich auf in vordere u. mittlere Großhirnschlagader (*A. cerebri ant., A. cerebri med.*)
  - Bildet über Verbindungen (*A. communicans ant., Aa. communicantes post.*) zur Schädelbasisarterie

(*A. basilaris* aus den *Aa. vertebrales*) Aderring an der Hirnbasis (*Circulus arteriosus Willisii*)

Die Aa. vertebrales:

- Vereinigen sich zur *A. basilaris*:
  - Gibt Äste zu Kleinhirn u. Hirnstamm ab
  - Verzweigt sich in hintere Großhirnschlagadern (*Aa. cerebri post.*)

Funktionen

- A. carotis ext.: versorgt Schilddrüse, Kehlkopf, Mundhöhle, Kaumuskulatur u. Gesicht
- A. cerebri ant. u. med.: versorgen vordere u. mittlere Großhirngebiete
- A. cerebri post: versorgt hintere Großhirngebiete
- Circulus Willisii: verminderte Blutzufuhr über ein Gefäß kann durch ein anderes ausgeglichen werden → Ischämieschutz des Hirngewebes

Wichtige Erkrankungen

Durch Verschluss od. Riss eines Hirngefäßes kommt es zum Schlaganfall (*Apoplex*).

> Durch intensives Training können sich Ausfallerscheinungen in der Folge eines Schlaganfalls bessern od. sogar verschwinden.

Auch die vaskuläre Demenz ist ursächlich auf Durchblutungsstörungen des Gehirns zurückzuführen. Hierbei sind die Gefäßverschlüsse jedoch so klein, dass es nicht zu den typischen Symptomen eines Schlaganfalls kommt. Stattdessen führen die Mikroinfarkte zu Gedächtnisstörungen u. Verhaltensänderungen.

Atmung – Ventilation

Definition

Die Ventilation ist der Vorgang, bei dem Luft aus der Umgebung durch ☞ Nase, Rachen, ☞ Kehlkopf u. Luftröhre in die ☞ Lunge hinein u. wieder heraus gelangt.

Beteiligte Organe

- Obere Atemwege: Nase, Nasenrachen (*Nasopharynx*), Mundrachen (*Mesopharynx*), Kehlkopfrachen (*Hypopharynx*)
- Untere Atemwege: Kehlkopf (*Larynx*), Luftröhre (*Trachea*), Bronchien, Bronchiolen
- Lunge
- Atemmuskulatur

Funktionsmechanismen

Angetrieben v. d. Atemmuskulatur u. beeinflusst v. d. Elastizität des Thorax u. der Dehnbarkeit der Lunge gelangt je nach Bedarf Luft in die Lunge.
Die Lunge fasst insgesamt duchschnittl. 6 l (= Totalkapazität); diese teilen sich auf in:

- Atemzugvolumen (AZV – Luftmenge, die bei normaler Ruheatmung bewegt wird): 0,5 l
- Inspiratorisches Reservevolumen (IRV – Luftmenge, die nach normalem Einatmen zusätzl. eingeatmet werden kann): 3,0 l
- Expiratorisches Reservevolumen (ERV – Luftmenge, die nach normalem Ausatmen zusätzl. ausgeatmet werden kann): 1,0 l
- Residualvolumen (Luftmenge, die auch nach völligem Ausatmen noch in der Lunge bleibt): 1,5 l
- Forciertes expiratorisches Volumen in der 1. Sekunde (FEV_1 – Menge Luft, die nach max. Einatmung in der ersten Sekunde höchstens ausgeatmet werden kann)

Werden Atemvolumina addiert, heißt das Ergebnis Kapazität:

- Vitalkapazität (VC = inspiratorisches Reservevolumen + Atemzugvolumen + expiratorisches Reservevolumen): 4,5 l
- Totalkapazität (TLC = inspiratorisches Reservevolumen + Atemzugvolumen + expiratorisches Reservevolumen + Residualvolumen): 6 l
- Funktionelle Residualkapazität (FRC = expiratorisches Reservevolumen + Residualvolumen): 2,5 l
- Atemminutenvolumen (AMV = Atemzugvolumen × Zahl der Atemzüge pro Minute): bei 0,5 l AZV u. 14–16 Atemzügen pro Minute ca. 7,5 l

Atmung – Ventilation

Wichtige Erkrankungen

Gehen die Wände vieler Alveolen zu Grunde, verkleinert sich d. Fläche für den ☞ Gasaustausch. Die Lunge wird überbläht, es entwickelt sich ein Emphysem → Totalkapazität nimmt zu, FEV_1 nimmt ab.

Eine Einschränkung der Totalkapazität hingegen tritt bei restriktiven Lungenerkrankungen auf. Dem Thorax bzw. dem Lungengewebe fehlt es an Beweglichkeit, was dementsprechend die Ventilation einschränkt.

Kurz gefasst kann man sich merken: Einschränkungen der dynamischen Atemvolumina (FEV_1) deuten auf eine obstruktive Erkrankung hin. Einschränkungen der statischen Atemvolumina (z.B. Vitalkapazität) deuten auf eine restriktive Erkrankung hin.

Bei einem Lungenfunktionstest können alle genannten Volumina u. Kapazitäten gemessen werden, das Residualvolumen jedoch nur in einem geschlossenen Ganzkörperplethysmografen.

Besondere Information

Auch der biochemische Prozess, bei dem Zellen unter Sauerstoffverbrauch Energie gewinnen, heißt Atmung. Um ihn klar v. der äußeren Atmung in der Lunge zu unterscheiden, wird er Zellatmung od. innere Atmung genannt.

Atmung – Gasaustausch

Definition

Der Gasaustauch findet in den Alveolen statt. Durch ihn wird im Körper angefallenes CO_2, das mit dem Blut in die Lunge kommt, durch Sauerstoff aus der Luft ersetzt. Im Gewebe läuft der Vorgang andersherum ab: Sauerstoff aus dem Blut wird gegen in den Zellen angefallenes CO_2 ausgetauscht.

Beteiligte Strukturen

- Lunge: Wand der Alveolen + Endothel der Blutkapillaren = Blut-Luft-Schranke. Sie ist extrem dünn, um auch bei kurzer Kontaktzeit große Gasdiffusion zu erreichen
- Blut: als Transportmedium für gelöste Gase
- Peripherie: Kapillarendothel u. Gewebe, Zellen

Funktionsmechanismen

Die Menge der in der Lunge effektiv mit dem Blut ausgetauschten Gase ist abhängig v.:
- *Ventilation*: Menge der in Lunge aufgenommenen Gase
- *Perfusion*: Durchblutung der Lunge (nicht ventilierte Lungenareale werden auch fast nicht perfundiert – Euler-Liljestrand-Reflex)
- *Diffusion*: je kürzer Diffusionsstrecke, desto mehr Gas wird in kurzer Zeit ausgetauscht
- Partialdrücke:
  - Luftdruck auf Meereshöhe: 760 mmHg
  - Sauerstoff in Einatemluft: 21 % → Sauerstoffpartialdruck 21 % v. 760 mmHg = 160 mmHg
  - Sauerstoffpartialdruck in A. pulmonalis: 40 mmHg
  - Stoffe diffundieren immer entlang eines Konzentrationsgradienten (viel Sauerstoff in Alveole, wenig im Blut → Sauerstoff diffundiert ins Blut)
  - Sauerstoffpartialdruck in Ausatemluft: 114 mmHg
  - Bei Beatmung mit 100 % Sauerstoff: Sauerstoffpartialdruck = 760 mmHg → Konzentrationsgefälle größer, erleichterte Diffusion
  - Verhältnisse für CO_2: 0,2 mmHg in Einatemluft; 46 mmHg in A. pulmonalis; 29 mmHg (= 4 %) in Ausatemluft

Gastransport im Blut: physikalisch gelöst, als Bikarbonat od. an Hämoglobin gebunden.

Wichtige Erkrankungen

Wird die Alveolenwand u. damit die Blut-Luft-Schranke dicker (z. B. bei Lungenfibrose), wird die Diffusion erschwert. In Ruhe kann evtl. noch genügend Sauerstoff aufgenommen werden, bei Belastung kommt es aber zu Atemnot (*Dyspnoe*).

> Die Sättigung des arteriellen Blutes mit Sauerstoff (SaO_2-Normalwerte 94–98%) kann gemessen werden. Die Gabe v. Sauerstoff per Maske od. Nasensonde ist bei Atemnot, verminderter Sättigung u.a. indiziert. Dadurch kann eine verminderte Sättigung wieder in den Normbereich gebracht werden.

Auch bei Lungenödemen kommt es zu einer Verbreiterung der Diffusionsstrecke durch ins Gewebe eintretende Flüssigkeit. Betroffene Patienten benötigen daher neben der Sauerstoffgabe eine entwässernde Therapie u./od. spezielle Formen der Beatmung (PEEP-Applikation, CPAP, BiPAP, etc.).

Atmung – Atemmechanik

Definition

Die Lunge wird durch Kräfte, die v. außen einwirken, gedehnt od. komprimiert → Einatmung (*Inspiration*), Ausatmung (*Exspiration*). Die A.-Mechanik beschreibt das Zusammenspiel der Kräfte, die in Ein- u. Ausatmung resultieren.

Beteiligte Organe

- Knöcherner Thorax: Rippen, verbunden mit Brustbein, Wirbelsäule
- Muskulatur:
  - Zwerchfell (*Diaphragma*)
  - Äußere u. innere Zwischenrippenmuskeln (*Mm. intercostales externi, Mm. intercostales interni*)
- Atemhilfsmuskulatur:
  - Großer u. kleiner Brustmuskel (*M. pectoralis major, M. pectoralis minor*)
  - Hinterer oberer u. hinterer unterer Sägezahnmuskel (*M. serratus posterior superior, M. serratus posterior inferior*)
  - Treppenmuskeln (*Mm. scaleni*)
  - Kopfwender (*M. sternocleidomastoideus*)
  - Bauchmuskulatur
- Brustfell (*Pleura* mit Pleuraspalt):
  - 2 Pleurablätter: Rippenfell (*Pleura parietalis*, an Rippen befestigt) u. Lungenfell (*Pleura visceralis*, überzieht Lungen
  - Pleuraspalt: mit dünnem Flüssigkeitsfilm gefüllt, in ihm herrscht leichter Unterdruck
- ☞ Lunge, Atemwege

Funktionsmechanismen

Kräfte in der Lunge:
- Elastische Rückstellkräfte: Lunge ist elastisch u. bestrebt nach Einatmung wieder in Atemruhelage zurückzukehren
- Thoraxkräfte: mit ihnen dehnt Muskulatur die Lunge gegen ihren elastischen Widerstand

Einatmung:
- Unterdruck im Pleuraspalt saugt Lunge an Rippen u. Zwerchfell fest → Lunge folgt den Bewegungen v. Zwerchfell u. Brustkorb
- Zwerchfell wird angespannt → Zwerchfellkuppeln flachen ab → ziehen Lungenflügel nach unten → dehnen Lunge
- Äußere Zwischenrippenmuskeln werden angespannt → heben Rippen an, erweitern Brustkorb → dehnen Lunge
- Atemhilfsmuskulatur: kommt bei starken Atemwegswiderständen, bzw. Atemnot, zum Einsatz

Ausatmung:
- Zwerchfell u. äußere Zwischenrippenmuskeln erschlaffen → elastische

Rückstellkräfte ziehen Lunge in Atemruhelage
- Bei forcierter Exspiration: innere Zwischenrippenmuskeln werden angespannt → Brustkorb senkt sich

Wichtige Erkrankungen

- Beim Pneumothorax gelangt Luft in
Pleuraspalt → Sogwirkung fällt aus
→ Lunge fällt in sich zusammen
- Beim Asthma schwellen Bronchien an
→ erhöhter Atemwiderstand, bes.
beim Ausatmen

Dyspnoe kann oftmals am Einsatz
der Atemhilfsmuskulatur erkannt
werden. Zur inspiratorischen Atem-
hilfsmuskulatur zählen:
- M. sternocleidomastoideus
- Mm. scaleni
- M. pectoralis major u. minor
- Obere Sägezahnmuskeln
Zur expiratorischen Atemhilfsmusku-
latur zählen:
- Bauchmuskulatur
- Untere Sägezahnmuskulatur
- M. latissimus dorsi

Atmung – Atemantrieb

Definition

Um die Aufnahme v. Sauerstoff u. die Abgabe v. CO_2 in der Lunge stets auf die Bedürfnisse des Körpers anzupassen, erzeugen Nervenzellen im Atemzentrum des Gehirns einen Grundrhythmus, in dem die Atemmuskulatur erregt wird. Die A. kann zwar willentlich unterbrochen werden, jedoch wird der Atemantrieb aus dem Atemzentrum dann immer größer u. schließlich unbeherrschbar.

Beteiligte Organe

- Atemzentrum im verlängerten Mark (*Medulla oblongata*) im Hirnstamm
- Chemorezeptoren:
  - *Peripher*: Aortenbogen, Karotisgabel
  - *Zentral*: im verlängerten Mark, nahe des Atemzentrums
- Mechanorezeptoren: im Bronchialbaum
- Zahlreiche Hirnareale, die das Atemzentrum beeinflussen

Funktionsmechanismen

Das Atemzentrum erregt *Motoneurone*, die die Atemmuskulatur steuern → Kontraktion → Einatmung. Am Ende der Einatmung hemmt Atemzentrum die Motoneurone → Ausatmung
Beeinflussung des Atemzentrums:
- *Chemorezeptoren*:
  - Reagieren auf Sauerstoff-, CO_2-Gehalt u. pH-Wert des *arteriellen* Blutes
  - Hoher CO_2-Gehalt steigert Atemantrieb am meisten; niedriger Sauerstoffgehalt: nennenswertes Kriterium erst bei sehr niedrigen Werten od. bei best. Krankheiten
- *Mechanorezeptoren*: starke Dehnung des Bronchialbaums (= starke Einatmung) führt zu Hemmung der Nervenzellen im Atemzentrum → Ausatmung beginnt (Hering-Breuer-Reflex)
- Andere Einflüsse:
  - Körperl. Anstrengung steigert Atmung, noch bevor CO_2-Gehalt im Blut ansteigt → Gehirnzentren für Muskelerregung u. Rezeptoren in Muskeln erregen auch Atemzentrum
  - Psychische Erregung steigert Atmung → *limbisches* System („Emotionszentrum") erregt Atemzentrum
  - Fieber, Schmerz steigern Atmung → Rezeptoren der Haut erregen Atemzentrum
  - Best. Hormone (z. B. ☞ Schilddrüsenhormon) erregen Atemzentrum

Wichtige Erkrankungen

- Schwillt das Hirn an (z.B. nach einer Verletzung) kann durch den Druck der Hirnstamm eingeklemmt werden. Durch den Druck versagen Atem- u. Kreislaufzentrum → Atemstillstand, Herz-Kreislauf-Stillstand
- Ist bei einem Patienten das CO_2 ständig erhöht (z.B. bei chron. Bronchitis, COPD), gewöhnt sich das Atemzentrum daran u. die Sauerstoffkonzentration wird zum wichtigsten Atemantrieb. Gibt man solchen Patienten hoch dosierten Sauerstoff, kann der Atemantrieb ausbleiben → Atemstillstand.
Dennoch sollte auch bei diesen Patienten nicht auf die Sauerstoffgabe verzichtet werden, wenn ein starker Sauerstoffmangel vorliegt. Wichtig ist allerdings eine sehr engmaschige Kontrolle der Atemfrequenz u. der Atemtiefe, um ein drohendes Atemversagen schon früh feststellen zu können.

> Mit Atem stimulierenden Einreibungen (ASE) können Patienten, die durch psychische Erregung zu stark atmen (*hyperventilieren*) beruhigt u. zu ruhigerem, effektiverem Atmen angehalten werden. Dabei wird – zuerst im Atemrhythmus, dann langsamer – mit kreisförmigen Bewegungen rechts u. links der Wirbelsäule über den Rücken gestrichen.

Auge – Augapfel

Definition

Der A. (*Bulbus oculi*) ist der runde, v. außen tw. sichtbare Teil des Sehorgans. Er liegt geschützt in der knöchernen Augenhöhle (*Orbita*) u. enthält die lichtbrechenden u. -verarbeitenden Strukturen.

Bau (> Abb. 2)

Der A. ist umgeben v. 3 Häuten:
- Äußere Augenhaut, besteht aus Lederhaut (*Sclera*) u. transparenter, gefäßfreier Hornhaut (*Cornea*)
- Mittlere Augenhaut (*Uvea*) besteht aus:
  - Im hinterem Teil Aderhaut (*Chorioidea*); reich an Blutgefäßen
  - Ziliarkörper (*Corpus ciliare*); enthält Ziliarmuskel – wichtig für Akkomodation, Ursprung der Zonulafasern

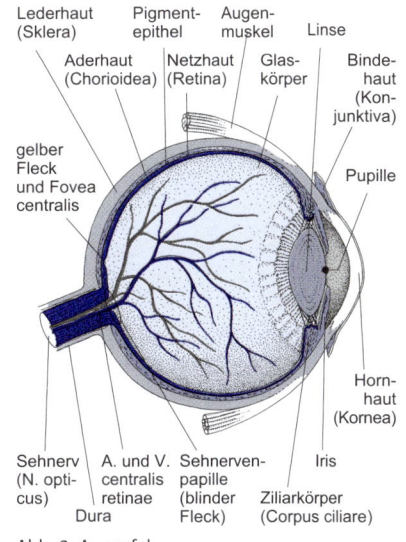

Abb. 2: Augapfel

  - Regenbogenhaut (*Iris*); runde Scheibe mit Loch (*Pupille*) in d. Mitte, pigmentiert (→ Augenfarbe), enthält Muskeln
- Innere Augenhaut, besteht aus Netzhaut (*Retina*) u. Pigmentepithel

Der Augapfel enthält 3 Kammern:
- Vordere Augenkammer: zw. Iris u. Hornhaut
- Hintere Augenkammer: zw. Linse u. Iris
- Glaskörper (*Corpus vitreum*): gallertig

Funktionen

- Lederhaut: schützt Augapfel u. verleiht ihm kugelige Form
- Aderhaut: Ernährung der Netzhaut, verhindert Lichtreflexe im A.
- Ziliarkörper: über Zonulafasern Aufhängung der Linse; Bildung Kammerwasser; Ziliarmuskel wichtig für Akkomodation
- Iris: passt Pupillengröße an Lichteinfall an („Blende")

- Netzhaut: Ort, an dem Licht in elektrische Nervensignale umgewandelt wird
- Glaskörper: trägt zur Lichtbrechung bei

Wichtige Erkrankungen

- Ist Abfluss des Kammerwassers gestört, erhöht sich Augendruck → Grüner Star (*Glaukom*) → kann zu Erblindung führen
- Z.B. als Diabetesspätfolge kann es zur Netzhautablösung kommen, bei der – wenn nicht sofort behandelt – die Netzhaut irreparablen Schaden nimmt. Symptome: Sehen v. Blitzen, Funken u. „Rußregen"

> Da Grüner Star anfangs schmerzlos ist, sollten Personen über 40 regelmäßig den Augeninnendruck kontrollieren lassen.

Besondere Informationen

Augenkammern enthalten Kammerwasser. Es wird im Ziliarkörper gebildet, fließt durch Pupille in vordere Augenkammer u. wird dort im Kammerwinkel über den Schlemmkanal wieder aufgenommen. Es ernährt Linse u. Hornhaut.

Auge – Hilfs- und Schutzeinrichtungen

Definition

Das A. (*Oculus*) ist v. mehreren Organen umgeben, die es vor Umwelteinflüssen schützen:
- Augenlider (*Palpebrae*)
- Wimpern (*Cilia*) u. Augenbrauen (*Supercilia*)
- Bindehaut (*Konjunktiva*)
- Tränenapparat

Bau

- Augenlider enthalten Moll-, Zeiss- u. Meibom-Drüsen, die ein fettreiches Sekret abgeben
- In den Augenlidern befindet sich der Ringmuskel des A. (*M. orbicularis oculi*) → schließt Lider
- Bindehaut kleidet Innenseite der Lider aus u. bedeckt die Sklera bis kurz hinter Hornhautrand → reich innerviert → schmerzempfindlich
- Tränenapparat:
  - Tränendrüsen: seröse Drüsen am äußeren Oberrand des Auges, münden in obere Umschlagfalte der Bindehaut
  - Tränenkanälchen: verbinden Tränenpünktchen mit Tränensack
  - Tränensack: leitet Tränenflüssigkeit in Tränen-Nasen-Gang
  - Tränen-Nasen-Gang: führt Tränenflüssigkeit in Nasenmuschel, mündet in unteren Nasengang

Funktionen

- Wimpern, Brauen: schützen A. vor Schweiß, Staub u. Sonne
- Drüsen: fettreiches Sekret legt sich über Tränenfilm, verhindert Verdunsten
- Tränenapparat: Tränenfluss ernährt Hornhaut, entfernt Fremdkörper, antibakterielles Enzym Lysozym bekämpft Krankheitserreger

Wichtige Erkrankungen

Schmerzhafte Bindehautentzündung (*Konjunktivitis*) durch Fremdkörper od. Krankheitserreger.

> Die manuelle Reinigung od. Spülung des A. erfolgt stets in der Richtung des Tränenflusses, also v. außen nach innen.

Auge – Muskulatur

Definition

Am u. im A. gibt es Muskeln, die:
- Den Augapfel bewegen
- Die Pupillenweite regulieren
- Durch Verstellen der Linse scharfes Sehen ermöglichen
- Die Augenlider heben u. senken

Bau

Jeder Augapfel wird durch 6 quergestreifte Muskeln bewegt:
- Oberer gerader A.-Muskel (*M. rectus sup.*): Heben u. Einwärtsrollen des A.
- Unterer gerader A.-Muskel (*M. rectus inf.*): Senken u. Auswärtsrollen des A.
- Äußerer gerader A.-Muskel (*M. rectus lat.*): Auswärtsbewegung (*Abduktion*)
- Innerer gerader A.-Muskel (*M. rectus med.*): Nasalbewegung
- Oberer schräger A.-Muskel (*M. obliquus sup.*): Abduktion, Einwärtsrollen, Blicksenken; Sehne wird an Trochlea umgelenkt
- Unterer schräger A.-Muskel (*M. obliquus inf.*): Blickhebung, Abduktion, Außenrollen

Die Pupillenweite wird vom vegetativen Nervensystem durch 2 glatte Muskeln reguliert:
- Pupillenerweiterer (*M. dilatator pupillae*); Sympathikus, Weitstellen (*Mydriasis*)
- Pupillenschließer (*M. sphincter pupillae*); Parasympathikus, Engstellen (*Miosis*)

Der ringförmige, parasympathisch innervierte Ziliarmuskel (*M. ciliaris*) regelt *Akkomodation* (Fern- u. Naheinstellung) der Linse.

Funktionen

- Die quergestreiften A.-Muskeln ermöglichen:
  - Bilder auch v. sich bewegenden Objekten auf Netzhaut zu fixieren
  - Durch koordinierte Bewegung beider A. räumliches Sehen
  - Bei nahen Objekten durch Einwärtsdrehung beider A. (*Konvergenzreaktion*) Doppelbilder zu verhindern
- Bei starkem Lichteinfall, der Nahakkomodation od. Parasympathikusaktivität, verengt M. sphincter pupillae Pupille → Verhindert Schaden der Retina durch zu viel Licht u. Verbesserung d. Schärfe bei Abbildung naher Gegenstände
- Bei wenig Licht od. Sympathikusaktivität erweitert M. dilatator pupillae die Pupille

Wichtige Erkrankungen

- Im Alter nehmen die Flexibilität der Linse u. damit die Fähigkeit zur Nah-

akkomodation ab → Altersweitsichtigkeit (*Presbyopie*)
- Bestimmte neurologische Störungen (z.B. Ischämie im Mittelhirn) können zu anormalen Lichtreaktionen der Pupille führen (z.B. nur einseitige Lichtreaktion)

> Atropinvergiftungen führen zu weiten, Morphinvergiftungen zu kleinen, lichtstarren Pupillen.

Besondere Information

Auch bei Lichteinfall in nur ein A. verengen sich die Pupillen beider A. gleichzeitig u. in gleichem Maße.

Auge – Lichtbrechende Strukturen

Definition

Das A. verfügt über Strukturen, die das einfallende Licht auf der Netzhaut bündeln (fokussieren):
- Hornhaut (*Cornea*)
- Linse *(Lens)*
- Glaskörper *(Corpus vitreum)*

Bau

- Hornhaut: transparente, gefäßfreie, uhrglasförmig gewölbte Fortsetzung der Lederhaut (*Sclera*)
- Linse: bikonvexe, flexible Scheibe; an Zonulafasern aufgehängt
- Glaskörper: gallertige, zu 99 % aus Wasser bestehende Kugel; füllt Großteil des Binnenraums des A. aus

Funktionen

Die lichtbrechenden Strukturen bündeln das einfallende Licht zu einem scharfen Bild auf der Netzhaut. Das gesamte lichtbrechende System des A. hat eine Brechkraft v. 60 Dioptrien (dpt). Ein dpt ist der Kehrwert der Brennweite in Metern (z. B. Brennweite 0,1 m = Kehrwert 1/0,1 m = 10 dpt)
- Hornhaut: 43 dpt → Hauptteil d. Brechkraft
- Linse kann ihre Brennweite verändern (*Akkomodation*)

Wichtige Erkrankungen

- Liegt der Brennpunkt des optischen Systems nicht auf der Netzhaut, kommt es zu Kurzsichtigkeit (*Myopie*; Brennpunkt vor Netzhaut) od. Weitsichtigkeit (*Hyperopie*; Brennpunkt hinter Netzhaut)
- Ist die Hornhaut unregelmäßig gewölbt, wird das einfallende Licht nicht auf einem einzelnen Punkt fokussiert, Folge ist unscharfes Sehen (Stabsichtigkeit, *Astigmatismus*)

> Fehlsichtigkeit kann man heute mit Hilfe eines Lasers korrigieren. Dabei werden Teile der Hornhautoberfläche abgetragen u. so die Krümmung verändert.

Auge – Lichtverarbeitende Strukturen und Sehbahn

Definition

Umwandlung des Lichts in Nervenimpulse erfolgt in der Netzhaut. Die Infor-mationen erreichen die Großhirnrinde im Bereich der primären Sehrinde im Okzipitallappen über Sehnerv (*N. opti-cus*), Sehstrang (*Tractus opticus*), seitl. Kniehöcker (*Corpus geniculatum late-rale*) u. Sehstrahlung (*Radiatio optica*). Die gesamte Abfolge v. Leitungsbahnen u. Schaltstellen wird als Sehbahn bezeichnet.

Bau

- Netzhaut: komplexer Aufbau aus 10 Schichten:
  - Ganz innen: Pigmentepithel
  - Schicht der Stäbchen u. Zapfen: Außensegmente der eigentlichen Sehsinneszellen. Stäbchen: Hell-/Dunkelsehen, hohe Lichtempfindlichkeit, v.a. in der Netzhautperipherie; Zapfen: Farbsehen (rot, grün, blau), geringe Lichtempfindlichkeit, höchste Dichte im gelben Fleck (*Macula lutea*, Ort des schärfsten Sehens)
  - Äußere Körnerschicht: Zellkörper der Sehsinneszellen
  - Restliche Schichten: Komplexe Verschaltungen der Nervenreize, Axone u. Zellkörper der nächsten Neurone der Sehbahn
- Sehnervenkreuzung (*Chiasma opticum*): Informationen aus nasalen Netzhautbezirken kreuzen zur Gegenseite, Informationen aus temporalen Netzhautbezirken verlaufen ungekreuzt → Gesichtsfeldhälften werden jeweils im kontralateralen Okzipitallappen abgebildet

Funktionen

- In Außensegmenten der Stäbchen u. Zapfen wird Licht mit Hilfe v. Sehfarbstoff (Rhodopsin aus Protein Opsin u. Vitamin A-Abkömmling Retinal) in elektrischen Reiz umgewandelt
- Unterschiede im Opsin der Zapfen führt zu 3 verschiedenen Zapfen-Typen: rot, grün, blau
- Hell-Dunkel-Anpassung: Übergang v. Zapfen- (Tagessehen) auf Stäbchensehen (Dämmerungssehen) → Farbsehen bei Nacht eingeschränkt
- Räumliches Sehen: Durch A.-Abstand unterscheiden sich Bilder beider A. geringfügig; primäre Sehrinde setzt Bilder zu räumlichem Gesamtbild zusammen

Wichtige Erkrankungen

- Bei Gesichtsfeldausfällen kann man je nach Art der Ausfälle auf den Ort der Schädigung schließen
- Bei der Makuladegeneration wird gelber Fleck geschädigt → Scharfsehen unmöglich

> Schädigungen der Sehbahn od. des Reflexweges des Pupillenreflexes kommen häufig bei Schädel-Traumen vor → oft Störung od. Ungleichheit des Pupillenreflexes.

Bauchmuskulatur

Definition

Die B. bildet zusammen mit Haut u. Unterhautfettgewebe die Bauchwand u. umschließt die Bauchhöhle.

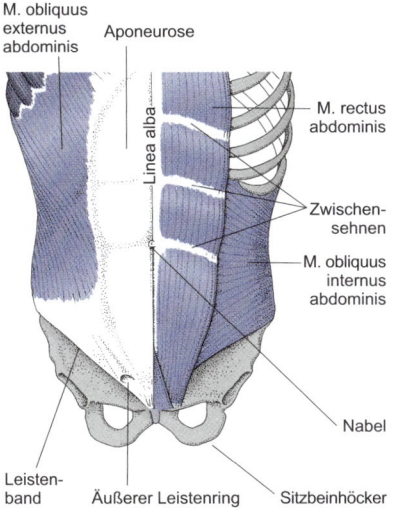

Abb. 3: Muskulatur der vorderen Rumpfwand; linke Körperhälft etiefe Muskelschichten

Bau (› Abb. 3)

- Gerader Bauchmuskel (*M. rectus abdominis*):
  - Bildet Vorderwand der Bauchhöhle (mit Rektusscheide u. Aponeurose)
  - Läuft vom Sternum bis zur Symphyse, v. Sehnenröhre (*Rektusscheide*) umhüllt
  - Mehrbäuchiger Muskel mit Zwischensehnen („Sixpack")
  - Wird in der Mitte v. senkrecht laufender Sehne (*Linea alba*) unterbrochen
- Innerer u. äußerer schräger Bauchmuskel (*M. obliquus internus abdominis*; *M. obliquus externus abdominis*):
  - Fasern laufen senkrecht zueinander (Externus schräg abwärts, Internus schräg aufwärts)
  - Setzen an kräftigen Sehnenblättern (*Aponeurose*) an, die über Rektusscheide seitl. in Linea alba einstrahlen
- Querer Bauchmuskel (*M. transversus abdominis*):
  - Setzt über Rektusscheide an Linea alba an
- Innervation: aus *Rami anteriores* der ☞ Spinalnerven
- Leistenkanal (*Canalis inguinalis*):
  - Röhre zw. Bauchhöhle u. Schamgegend
  - Durchtritt durch Lücken im M. obliquus externus (äußerer Leistenring) u. M. transversus abdominis (innerer Leistenring)
  - Verlauf v. innen-lateral-oben nach außen-medial-unten.
  - Enthält beim Mann Samenstrang, bei der Frau bindegewebiges Band

Funktionen

- Mitwirkung bei Rumpfbewegungen
- Zusammenpressen der Bauchhöhle
  (Bauchpresse u. a. bei Stuhlgang u.
  Geburt)

Wichtige Erkrankungen

Ein Durchtritt v. Material aus der
Bauchhöhle durch Lücken in der Muskulatur (natürlich: Nabel, Leistenkanal;
künstl.: nach Operationen) heißt Bruch
(*Hernie*, z.B. Leistenhernie, Nabelher-
nie). Werden Darmschlingen dabei
abgedreht (*inkarzeriert*), können diese
absterben u. perforieren → Lebensgefahr!

Bei Patienten mit Bauchschmerzen od.
nach Operationen im Bauchraum entspannt ein Kissen unter den Knien die
Bauchdecke u. verschafft Linderung.

Bauchspeicheldrüse – Exokrine Funktion

Definition

Die B. (*Pankreas*) ist eine Drüse mit *endokriner* u. *exokriner* Funktion. Als exokrine Drüse stellt sie Verdauungsenzyme her.

Bau (> Abb. 4)

Lage:
- Hinter dem Magen zw. Leber, Zwölffingerdarm u. Milz
- *Retroperitoneal* → nur an Vorderfläche mit Bauchfell bedeckt

Aufbau:
- P.-Kopf: wird C-förmig vom Zwölffingerdarm umschlungen
- P.-Körper
- P.-Schwanz: nahe Milz

Ausführungsgang:
- Bauchspeichelgang (*Ductus pancreaticus*) durchzieht ganzen P. in Längsachse, mündet meist mit Gallengang an Vater-Papille (*Papilla duodeni major*) in Zwölffingerdarm
- Manchmal zusätzl. Ausführungsgang (*Ductus pancreaticus accessorius*) mit eigener Mündung neben Vater-Papille

Gefäßversorgung: Äste aus *Truncus coeliacus* u. *A. mesenterica superior*

Feinbau:
- Dünne Bindegewebssepten unterteilen P. in Lappen u. Läppchen serösen Drüsengewebes
- Jedes Drüsenläppchen mündet mit eigenem Ausführungsgang in Ductus pancreaticus

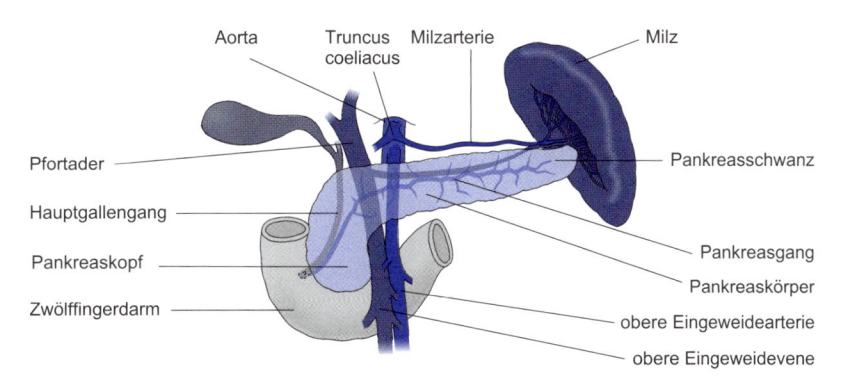

Abb. 4: Bauchspeicheldrüse (Pankreas) u. ihre Organbeziehungen

Funktionen

Pankreassaft:
- 1–2 l pro Tag
- Im ersten Abschnitt d. Gangsystems (Schaltstücke) wird Bikarbonat sezerniert → Pankreassaft ist alkalisch (ca. pH 8) → saurer pH des Speisebreis aus Magen wird abgepuffert
- Drüsenzellen geben Verdauungsenzyme ab

Enzyme (u. a.):
- Eiweißspaltend:
  - Trypsin, Chymotrypsin: werden als inaktive Vorstufen (Trypsinogen, Chymotrypsinogen) abgegeben u. erst im Dünndarm aktiviert → Schutz des P. vor Selbstverdauung
  - Carboxypeptidase
- Stärkespaltend: α-Amylase: spaltet Stärke zu *Maltose* (Zweifachzucker)
- Fettverdauung: Lipase: spaltet Fettsäuren v. Triglyzeriden ab

Steuerung:
- Vegetatives Nervensystem
- Hormone: Sekretin (erhöht Bikarbonat-Anteil am P.-Saft); Cholezystokinin-Pankreozymin (erhöht Enzym-Menge)

Wichtige Erkrankungen

Bei einer akuten P.-Entzündung (*Pankreatitis*; am häufigsten wenn Gallensteine die Vater-Papille verschließen od. als Folge v. Alkoholmissbrauch) werden P.-Enzyme nicht erst im Dünndarm, sondern schon im P. aktiviert → P. verdaut sich selbst.

Besondere Information

Blutwerte, die bei Pankreatitis erhöht sind: in erster Linie Lipase im Serum, aber auch Elastase 1 u. Amylase im Serum.

Bauchspeicheldrüse – Endokrine Funktion

Definition

Die *endokrinen* Anteile der B. (*Pankreas*) stellen die Langerhans-Inseln dar. In ihnen werden Hormone hergestellt, die den Kohlenhydratstoffwechsel des Körpers maßgeblich beeinflussen.

Bau

- Langerhans-Inseln: ca. 1 Million 0,1–0,2 mm große Gruppen dicht stehender, heller Zellen im Pankreas-Gewebe
- A-Zellen: Glukagon-Produktion
- B-Zellen: Insulin-Produktion
- D-Zellen: Somatostatin-Produktion
- PP-Zellen: Produktion v. pankreatischem Polypeptid

Funktionen

Glukagon:
- Setzt Glukose aus Glykogen-Speichern in Leber frei
- Ausgeschüttet bei Unterzucker (*Hypoglykämie*)

Insulin:
- Bringt Muskel- u. Fettzellen dazu, Glukose aus Blut aufzunehmen
- Bringt Leberzellen dazu, Glukose in Glykogen-Speicher einzubauen
- Ausgeschüttet bei hohem Blutzucker (*Hyperglykämie*)
- Bewirkt Eiweiß- u. Fettaufbau (= anabole Wirkung)

Somatostatin:
- Unterdrückt Ausschüttung v. Insulin u. Glukagon

Pankreatisches Polypeptid:
- Hemmt Produktion v. P.-Saft

Wichtige Erkrankungen

Zuckerkrankheit (*Diabetes mellitus*):
- Typ 1: „Jugendlicher D. m.": B-Zellen werden durch Autoimmunreaktion zerstört
- Typ 2: „Altersdiabetes": Fettgewebe reagiert nicht mehr auf Insulin

> Bei verwirrten, kaltschweißigen Patienten immer auch an die Möglichkeit eines Unterzuckers bei Insulin spritzenden Diabetikern denken. Vorsicht vor der schnellen Diagnose „Betrunkener"!

Besondere Information

Wird Insulin immer an der gleichen Stelle gespritzt, entwickeln sich „Dellen" → Fettverteilungsstörung an der Einstichstelle.

Becken – Knochen

Definition

Das B. (*Pelvis*) ist ein Ring aus 3 Knochen: Kreuzbein (*Os sacrum*) u. die beiden Hüftbeine (*Ossa coxae*). Es bildet das Bindeglied zw. Rumpf u. Beinen.

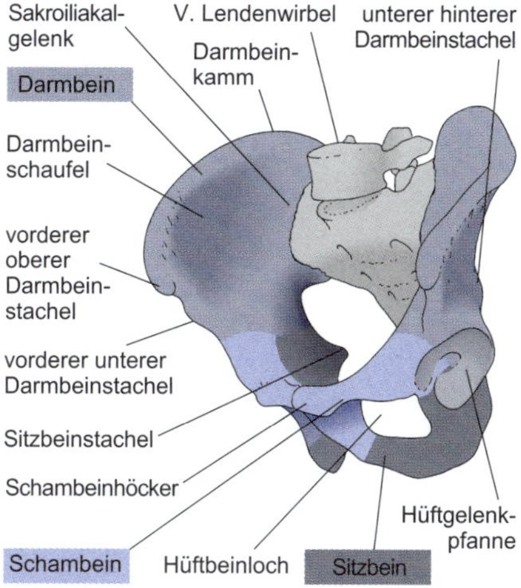

Sakroiliakalgelenk
V. Lendenwirbel
unterer hinterer Darmbeinstachel
Darmbeinkamm
Darmbein
Darmbeinschaufel
vorderer oberer Darmbeinstachel
vorderer unterer Darmbeinstachel
Sitzbeinstachel
Schambeinhöcker
Schambein
Hüftbeinloch
Sitzbein
Hüftgelenkpfanne

Abb. 5: Becken von schräg seitlich

Bau (› Abb. 5)

- Kreuzbein: aus 5 zusammengewachsenen Wirbeln aufgebaut
- Hüftbein: aus 3 zusammengewachsenen Knochen:
  - Darmbein (*Os ilium*): mit großer Darmbeinschaufel (*Ala ossis ilii*); oben Darmbeinkamm (*Crista iliaca*); 4 Darmbeinstachel: vorderer oberer Darmbeinstachel (*Spina iliaca anterior superior*), vorderer unterer (*Spina iliaca anterior inferior*) hinterer oberer (*Spina iliaca posterior superior*) u. hinterer unterer Darmbeinstachel (*Spina iliaca posterior inferior*)
  - Schambein (*Os pubis*): mit Schambeinhöcker (*Tuberculum pubis*), oberer (*Ramus superior ossis pubis*) u. unterer Schambeinast (*Ramus inferior ossis pubis*)
  - Sitzbein (*Os ischii*) mit Sitzbeinhöcker (*Tuber ischiadicum*) u. Sitzbeinstachel (*Spina ischiadica,* nach hinten gerichtet)
- Beide Hüftbeine sind über die Schambeinfuge (*Symphysis pubica; Symphyse*: Diskus aus Faserknorpel, mit Bändern gesichert) zw. den Schambeinen miteinander verbunden
- Alle 3 Hüftbeinknochen sind an Hüftgelenkspfanne (*Fossa acetabuli*) beteiligt
- Schambein u. Hüftbein umrahmen Hüftbeinloch (*Foramen obturatum*, durch Bindegewebsmembran verschlossen)
- Am B.-Eingang Übergang vom großen B. z. kleinem B.:
  - Gedachte *Linea terminalis* markiert Übergang
  - Verläuft v. Oberrand d. Symphyse über oberen Schambeinast; am Unterrand der Darmbeinschaufeln (*Linea arcuata*) zum Kreuzbein

Funktionen

- B. bildet Verbindung zw. Rumpf u. unterer Extremität
- Rumpfgewicht wird im Stehen auf Femurkopf übergeleitet, ruht im Sitzen haupts. auf Sitzbeinhöckern
- Durchtritt des kindl. Kopfes bei der ☞ Geburt

> Der B.-Durchmesser zw. Hinterrand der Symphyse u. dem oberen Teil des Kreuzbeins (*Conjugata vera*) ist die kritischste Stelle im Geburtskanal für den Durchtritt des Kindskopfes.

Besondere Information

Männl. u. weibl. B. lassen sich an der Knochenform unterscheiden: Der B.-Eingang des weibl. B. ist queroval u. die Darmbeinschaufeln sind ausladender. Das männl. B. ist enger u. der B.-Eingang eher kartenherzförmig.

Beckenfrakturen können mit einem hohen Blutverlust nach innen einhergehen. Patienten mit entsprechenden Verletzungen benötigen immer eine schnelle Diagnosestellung u. ggf. operative Intervention, um schwere Schäden zu vermeiden.

Becken – Gelenke und Bänder

Definition

Das B. verfügt über straffe Gelenke (*Iliosakralgelenke, Articulatio sacroiliaca*), ein unechtes Gelenk, das die beiden Schambeine verbindet (*Symphyse, Symphysis pubica*) u. über echte Gelenke, die Hüften (*Articulatio coxae*), die eine Verbindung zum Oberschenkel u. damit zur oberen Extremität herstellen. Alle Gelenke werden durch Bänder gesichert.

Bau

- Iliosakralgelenk:
  - Straffes Gelenk (*Amphiarthrose*)
  - Kreuzbein verzahnt mit rauer Gelenkfläche des Darmbeins → Federung, geringe Beweglichkeit
  - Gesichert durch straffe Gelenkkapsel u. starke Bänder

- Symphyse: Diskus aus Faserknorpel, verbindet beide Schambeine (*Synarthrose*)
- Hüfte:
  - Tiefe Gelenkpfanne (*Acetabulum*) mit halbmondförmiger Knorpelfläche (*Facies lunata*)
  - Femurkopf als Gelenkkopf
  - Kugelgelenk → großer Bewegungsumfang
  - Bänder v. Hüfte zum Oberschenkel sichern Gelenk

Funktionen

- Iliosakralgelenk, Symphyse: federndes Zusammenhalten des Beckenrings
- Symphyse: Knorpel wird während Schwangerschaft elastischer → leichtere Passage des Kindes
- Hüftgelenk: beim Gang Tragen des gesamten Rumpfgewichtes

Wichtige Erkrankungen

- Bei Neugeborenen: Hüftgelenkdysplasie → zu flaches Acetabulum → Femurkopf rutscht heraus
- Im Alter: Gelenkabnutzung Hüftgelenk → *Coxarthrose*

Neugeborene werden routinemäßig auf Hüftgelenkdysplasie untersucht. Als Behandlung reicht oft „breites Wickeln" bzw. Tragen einer Spreizhose.

Becken – Muskulatur

Definition

Am B. entspringen zahlreiche Muskeln, die zum Oberschenkel ziehen, sowie die Muskulatur des Beckenbodens.

Bau

Äußere Hüftmuskulatur:
- Großer Gesäßmuskel (*M. glutaeus maximus*): Ursprung: Kreuzbein, Darmbein, Steißbein; Ansatz strahlt in den *Tractus iliotibialis* am Oberschenkel ein; großer, kräftiger Muskel
- Mittlerer Gesäßmuskel (*M. glutaeus medius*): Ursprung: Darmbein; Ansatz: *Trochanter major* d. Femurs; Abduktion d. Oberschenkels, unterm M. glutaeus maximus gelegen
- Kleinster Gesäßmuskel (*M. glutaeus minimus*): wie M. glutaeus medius, aber unter diesem liegend
- Spanner der Oberschenkelbinde (*M. tensor fasciae latae*; ☞ untere Extremität)
- Birnenförmiger Muskel (*M. piriformis*):
Ursprung: Kreuzbein-Innenfläche; Ansatz: *Trochanter major*
- Äußerer Hüftlochmuskel (*M. obturatorius externus*): Ursprung an Außenfläche d. *Membrana obturatoria*; Ansatz zw. den Trochanteren d. Femurs
- Oberer u. unterer Zwillingsmuskel (*M. gemellus superior, M. gemellus inferior*): Ursprung: Sitzbein; Ansatz: Sehne d. *M. obturatorius internus*
- Viereckiger Oberschenkelmuskel (*M. quadratus femoris*): Ursprung: Sitzbeinhöcker; Ansatz: zw. Trochanteren

Innere Hüftmuskulatur:
- Darmbeinlendenmuskel (*M. iliopsoas*, zusammengesetzt aus *M. psoas major* u. *M. iliacus*): Ursprung: *Os ilium* u. Lendenwirbel; Ansatz: gemeinsam am *Trochanter minor*
- Innerer Hüftlochmuskel (*M. obturatorius internus*): Ursprung: Innenfläche d. *Membrana obturatoria*; Ansatz: zw. Trochanteren d. Femurs (läuft um den Hüftknochen herum zur Dorsalseite)

Beckenboden:
- Platte aus Muskeln u. Sehnen
- Afterhebermuskel (*M. levator ani*): bildet *Diaphragma pelvis*; Trichter mit Levatorschlitz zum Durchtritt v. Darm- u. Urogenitalöffnung
- Tiefer u. oberflächlicher querer Dammmuskel (*M. transversus perinei profundus, M. transversus perinei superficialis*): mittlere u. oberflächliche Muskelschicht, nur im ventralen Bereich (Damm-Bereich)
- Vorhofschwellkörpermuskel, äußerer Afterschließmuskel (*M. bulbospongio-*

sus, M. sphincter ani externus):
umschließen Urogenital- bzw. Anal-
öffnung

- M. iliopsoas: beugt Wirbelsäule zur
  Seite, wichtiger Oberschenkelbeuger
- Beckenbodenmuskulatur: ☞ Konti-
  nenz

Funktionen

- Innere u. äußere Hüftmuskulatur
  bewegen Oberschenkel
- M. glutaeus maximus: wichtiger Strecker, Aufrichten d. Hüfte (wichtig für
  aufrechtes Stehen)
- M. glutaeus medius: Abduktion; wichtig für aufrechten Gang (Anspannung
  auf d. Standbeinseite verhindert
  Abkippen d. Hüfte zur Spielbeinseite;
  beteiligt ist auch M. glutaeus minimus)
- M. piriformis: Außenrotation, Abduktion
- M. gemellus superior, M. gemellus
  inferior, M. obturatorius externus, M.
  quadratus femoris: in untersch. Maße
  Außenrotation u. Adduktion
- M. obturatorius internus: Außenrotation

Becken – Nerven und Gefäße

Definition

Durch das B. verlaufen Nerven u. Gefäße, die Beckenorgane u. -muskulatur versorgen u. zur unteren Extremität weiterziehen.

Bau

Arterien:
- *A. iliaca communis*: teilt sich auf in
- *A. iliaca ext.*: läuft parallel zur Linea terminalis; läuft im Gefäßfach (*Lacuna vasorum*) unter Leistenband durch, wird dann zur Oberschenkelarterie (*A. femoralis*)
- *A. iliaca int.*: zieht ins kleine Becken, gibt Äste zur Beckenmuskulatur, zu Beckenorganen u. zu äußeren Geschlechtsorganen ab

Venen:
- Parallel zu Arterien; Mündung in *V. cava inf.*

Nerven:
- Schenkelnerv (*N. femoralis*): zieht neben *A.* u. *V. femoralis* unter Leistenband durch, allerdings im Muskelfach (*Lacuna musculorum*) (Merkregel IVAN: v. Innen: Vene, Arterie, Nerv)
- Hüftnerv (*N. ischiadicus*): tritt zw. Gesäßmuskulatur an Dorsalseite des B. hervor, läuft zur Oberschenkelrückseite
- Zahlreiche kleinere Nerven zu Bauch-, Oberschenkel- u. Beckenmuskulatur

Funktionen

- Arterien: Versorgung v. Muskulatur u. Beckenorganen
- N. femoralis: Versorgung Beuger im Hüftgelenk u. Strecker im Kniegelenk (großer Teil d. vorderen Oberschenkelmuskulatur)
- N. ischiadicus: versorgt Unterschenkel

Bei *intramuskulären* (i.m.) Injektionen in die Gesäßmuskulatur ist auf ausreichend Abstand zu den Nerven zu achten, bes. zum N. ischiadicus.

Besondere Information

Der N. ischiadicus ist der größte Nerv im Körper.

Passiver Bewegungsapparat

Definition

Die Gesamtheit der ☞ Knochen, ☞ Knorpel, ☞ Gelenke u. Bänder heißt passiver B.

Bau

Skelett:
- Ca. 200 Knochen
- Schultergürtel: daran befestigt: ☞ obere Extremität
- ☞ Becken (*Pelvis*): daran befestigt: ☞ untere Extremität
- ☞ Wirbelsäule (*Columna vertebralis*)
- ☞ Knöcherner Brustkorb (*Thorax*)
- ☞ Schädel (*Cranium*) + ☞ Hals (*Collum*) + Rumpf = Körperstamm

Funktionen

- Skelett: Grundgerüst des Körpers, Angriffspunkt für Muskulatur
- Schädel, Thorax: Schutz der darin liegenden Organe
- Gelenke: ermöglichen Bewegung
- Bänder: Sichern v. Gelenken

> Das Skelett ist – wie der gesamte äußere Körper – annähernd symetrisch zur Longitudinalachse in der Körpermitte.

Kinder verfügen über ca. 300 Knochen, also deutlich mehr als Erwachsene. Diese Besonderheit entsteht, da einige v. den Knochen des Erwachsenen mehrteilig angelegt u. beim Kind noch nicht vereinigt sind.

Aktiver Bewegungsapparat

Definition

Die Gesamtheit der das Skelett bewegenden ☞ quergestreiften Muskeln u. ihrer Sehnen heißt aktiver B.

Bau

- Insgesamt ca. 400 Muskeln
- Muskeln bilden i.d.R. Gruppen (z.B. Beuger, Strecker an einem Gelenk)

Funktionen

- Muskeln: bringen Kraft zur Bewegung des Skelettes auf
- Sehnen: Übertragung bzw. Umlenkung der Kraft der Muskeln

Bewegungsrichtungen

Die Bewegungen, die das Skelett durch den aktiven B. ausführt, werden nach ihrer Richtung mit Fachwörtern benannt:
- *Adduktion:* zum Körper hin, *Abduktion*: vom Körper weg
- *Extension*: Streckung; *Flexion*: Beugung
- *Innenrotation*: Einwärtsdrehung (bei Hand u. Fuß: *Pronation*); *Außenrotation*: Auswärtsdrehung (bei Hand u. Fuß: *Supination*)
- *Anteversion*: Heben nach vorne; *Retroversion*: Heben nach hinten

Bindegewebe

Definition

Im B. sind die Zellen v. *Interzellularsubstanz* umgeben, die v. ihnen selbst gebildet wird. B. fungiert u.a. als Gerüst des Körpers u. der Organe (*Stroma*). Im B. gibt es ortsständige u. mobile Zellen. Die Eigenschaften des jeweiligen B. werden v. der Interzellularsubstanz bestimmt. Ein wichtiges Protein der Interzellularsubstanz ist *Kollagen*.

Bau

Es gibt mehrere Arten v. B.:
- Lockeres B.: locker verteiltes Kollagen, einzelne elastische Fasern; Stroma der meisten Organe
- Straffes B.: dicht gepackte Kollagenbündel; in Sehnen, Bändern, Lederhaut, vielen Organkapseln
- *Retikuläres* B.: netzartige Kollagenstruktur; Stroma v. lymphatischen Organen
- Gallertiges B: wasserreiche Interzellularsubstanz; Nabelschnur, Zahnpulpa
- *Spinozelluläres* B.: viele Zellen, wenig Kollagen; Ovar
- *Mesenchym*: embryonales Bindegewebe
- Stützgewebe: ☞ Knorpel, ☞ Knochen
- ☞ Fettgewebe

Ortsständige B.-Zellen:
- *Fibroblasten* u. *Fibrozyten*
- Mesenchymzellen: Vorläuferzellen der Fibroblasten

Mobile B.-Zellen: ☞ Abwehrzellen

Funktionen

- Gerüst (*Stroma*) v. Organen
- Stützgewebe: Knochen, Knorpel, Fett; Aufrechterhalten der Körpergestalt
- Mobile Zellen: Abwehrzellen

Wichtige Erkrankungen

Beim Skorbut (Vitamin C-Mangel; früher bei Seeleuten verbreitet) kann kein Kollagen mehr hergestellt werden → Wunden heilen schlechter, Zähne werden locker.

> Im Alter lässt auch die Spannkraft des Bindegewebes nach, sodass es vermehrt zur Faltenbildung u. zu bestimmten Erkrankungen, wie etwa Krampfadern (Varizen), kommen kann.

Blut – Grundlagen

Definition

B. ist die Körperflüssigkeit, die im ☞ Herz-Kreislauf-Systems zirkuliert. Ein Erwachsener besitzt ca. 4–6 l Blut.

Bau

B. besteht aus zellulären (festen) u. gelösten (flüssigen) Bestandteilen.
Zelluläre Bestandteile:
- Rote Blutkörperchen (*Erythrozyten*)
- Weiße Blutkörperchen (*Leukozyten*)
- Blutplättchen (*Thrombozyten*)
- Machen etwa 40–45 Prozent des Blutvolumens aus

Gelöste Bestandteile:
- *Blutplasma*: Gesamtheit der flüssigen/gelösten Bestandteile
- *Serum* → Plasma ohne Gerinnungsfaktoren

Funktionen

- Transport: Nährstoffe, Stoffwechselprodukte, Gase, Hormone u. a.
- Abwehr: Leukozyten als Teil der ☞ Abwehr
- ☞ Wärmeregulation
- Abdichtung v. Lecks in Gefäßen (Gerinnung)
- Pufferfunktion: Aufrechterhalten des pH-Werts

Wichtige Erkrankungen

Da sich viele Krankheiten durch eine Veränderung der Zusammensetzung des B. äußern, hat die Gewinnung u. Analyse einer B.-Probe im klinischen Alltag eine große Bedeutung.

Beim Umgang mit Blut sollten immer flüssigkeitsdichte Handschuhe getragen werden (Infektionsgefahr durch Krankheitserreger im Blut).

Blut – Gelöste Bestandteile

Definition

Die Gesamtheit d. gelösten Bestandteile u. des flüssigen Anteils des B. heißt *Plasma* u. macht etwa 55–60 % des B.-Volumens aus. Der größte Teil der zu transportierenden Stoffe sowie Elektrolyte u. bestimmte Proteine sind in Wasser gelöst.

Bau

- Wasser: 90 %
- Proteine: 8 % (60–84 g/l):
  - Albumin: größter Teil; 60 %
  - Globuline (α_1-, α_2-, β-, γ-Globuline)
- Rest: 2 %:
  - Elektrolyte: Na^+ 142 mmol/l; Cl^- 104 mmol/l; HCO_3^{3-} 24 mmol/l; K^+ 4,3 mmol/l; Ca^{2+} 2,5 mmol/l
  - Glukose, Vitamine, Hormone, Stoffwechselprodukte

Funktionen

Proteine:
- Transportmoleküle für andere Substanzen (Hormone, Elektrolyte, Lipide)
- ☞ Blutgerinnung; Plasma ohne Gerinnungsbestandteile → *Serum*
- Pufferfunktion: Proteine spielen Rolle in pH-Wert-Regulation
- Abwehrfunktion (Immunglobuline = γ-Globuline, Komplement u. a.)
- Eiweißspeicher

Wichtige Erkrankungen

Durch eine Analyse des Eiweißgehalts des B. lassen sich Krankheiten erkennen. Z. B. ist bei einer Leberzirrhose oft der Albuminanteil erniedrigt (Albumin wird in der Leber hergestellt). Bei einer chron. Entzündung sind die γ-Globuline vermehrt.

Besondere Information

Die Proteine im B. lassen sich bei der Serumelektrophorese sichtbar machen. Dabei teilen sie sich durch ihre unterschiedlichen Ladungen in Fraktionen auf: Albumin, α_1-, α_2-, β- u. γ-Globuline.

Blut – Zellen

Definition

Als zelluläre Bestandteile befinden sich im B.: rote Blutkörperchen (*Erythrozyten*), weiße Blutkörperchen (*Leukozyten*) u. Blutplättchen (*Thrombozyten*). Zahlen- u. mengenmäßig machen Erythrozyten dabei den allergrößten Teil aus (99%).

Bau

- Erythrozyten:
  - Schlauchbootform: abgeplattet, 7,5 µm Durchmesser, mit je einer zentralen Delle oben u. unten (→ bikonkave Form)
  - Verlieren während ihrer Entwicklung (*Erythropoese*) Zellkern u. -organellen
  - Für rote Blutfarbe verantwortlich: *Hämoglobin* (roter Blutfarbstoff)
  - Hämoglobin: Proteinanteil (*Globin*) mit eisenhaltigem Farbstoffmolekül (*Häm*); 4 Häm pro Hämoglobin
  - Hämoglobin besteht aus 4 Proteinuntereinheiten (= Ketten), z.B. HbA$_1$: 2 α-Ketten, 2 β-Ketten; fetales Hämoglobin HbF: 2 α-Ketten, 2 g-Ketten. Ketten unterscheiden sich leicht im Aufbau u. in der Fähigkeit O$_2$ zu binden
- Leukozyten
- Thrombozyten:
  - Kleine (2,5 µm) Scheiben, Ausbuchtungen nach oben u. unten (→ bikonvexe Form)
  - Kein Zellkern
  - Schnüren sich v. Vorläuferzelle (*Megakaryozyt*) im Knochenmark ab

Funktionen

- Erythrozyten:
  - ☞ Atemgastransport, Häm bindet O$_2$
  - Pufferfunktion
  - Sind stark verformbar: passen durch Kapillaren mit nur 3–5 µm Durchmesser
  - Tragen Blutgruppenantigene
  - Lebenszeit: ca. 120 Tage
- Leukozyten: ☞ Abwehr; Lebenszeit: stark unterschiedlich, Lymphozyten tw. Jahrzehnte
- Thrombozyten: ☞ Blutstillung, Lebenszeit: 1–2 Wochen

Wichtige Erkrankungen

Eine Verminderung des Hämoglobingehalts im B. heißt Blutarmut (*Anämie*). Ursache einer chron. Anämie kann

Eisen- od. Vitaminmangel (Vit. B_{12}, Folsäure) sein. Eisenmangel kann durch chron. Blutungen bedingt sein (z.B. Hämorrhoiden, Regelblutung d. Frau). Mangel an Vit. B_{12} od. Folsäure kommt in Industrienationen praktisch nur bei Alkoholkranken vor (Mangelernährung).

In einem roten Blutbild wird das Blut beurteilt hinsichtlich: Zahl der Erythrozyten (Mann 4,3–5,7 Mio/l; Frau 3,9–5,3 Mio/l), Hämoglobingehalt (Hb-Wert; Mann: 140–180 g/l, Frau 120–160 g/l) u. Hämatokrit (Mann: 40–52%, Frau 37–48%). Außerdem bestimmt man noch das durchschnittl. Volumen der Erythrozyten (MCV, 85–98 fl), den durchschnittl. Hämoglobingehalt pro Erythrozyt (MCH, 28–34 pg) u. den Hämoglobingehalt pro dl reine Erythrozyten (MCHC, 31–37 g/dl).

Besondere Information

Anämien teilt man ein nach Hämoglobingehalt der Erythrozyten (hoch = *hyperchrome*, niedrig = *hypochrome Anämie*) u. nach deren Größe (klein = *mikrozytäre*, groß = *makrozytäre Anämie*).

Blut – Atemgastransport und pH-Wert

Definition

Mit dem B. werden die Atemgase CO_2 u. O_2 transportiert. Der Großteil des O_2 wird an *Hämoglobin* gebunden, der Großteil des CO_2 als Bikarbonat (HCO_3^-) transportiert. Als wichtigstes Puffersystem (Puffer = Substanz, die pH-Entgleisungen abfangen kann) im B. hilft HCO_3^-, den pH-Wert des B. konstant bei etwa 7,4 zu halten. So hängen Atmung u. pH-Wert direkt zusammen.

Beteiligte Strukturen

- *Erythrozyten*:
  - O_2 bindet an Häm des Hämoglobins
  - Geringe Mengen CO_2 binden an Globinketten des Hämoglobins
  - Besitzen Carboanhydrase (Enzym zur Umwandlung v. CO_2 zu HCO_3^-)
- Blut: transportiert Atemgase physikalisch gelöst
- Puffersysteme:
  - Bikarbonatpuffer (mit Abstand größte Bedeutung)
  - Proteinpuffer: Proteine im Blut können saure H^+-Ionen abfangen
  - Hämoglobinpuffer: Globinkette kann saure H^+-Ionen abfangen

Funktionsmechanismen

Atemgastransport:
- *Häm* bindet O_2 bei hohem O_2-Partialdruck (in Lunge); O_2 löst sich v. Häm bei niedrigem O_2-Partialdruck, begünstigt durch hohe Temperatur, niedrigen pH-Wert u. Vorhandensein best. Stoffwechselprodukte (→ Bedingungen wie in arbeitender Muskulatur)
- Größter Teil des CO_2 wird bei hohem CO_2-Partialdruck durch Carboanhydrase mit einem H_2O zu HCO_3^- u. einem H^+-Ion umgewandelt
- Niedriger CO_2-Partialdruck: Carboanhydrase macht aus HCO_3^- u. H^+ wieder CO_2 u. H_2O (in Lunge); aber: gewisse HCO_3^--Konzentration ist immer vorhanden (längst nicht alles wird abgeatmet)

Säure-Basen-Haushalt:
- Bei niedrigem pH nimmt HCO_3^- ein H^+ auf u. wird zu Kohlensäure (H_2CO_3) → H^+ werden abgefangen (abgepuffert) → verhindert zu starkes Absinken des pH (pH < 7,36 = *Azidose*); bei hohem pH (pH > 7,44 = *Alkalose*) gibt H_2CO_3 ein H^+ ab, wird zu HCO_3^- → zu starkes Ansteigen des pH wird verhindert
- Rolle d. Atmung: schnelle Atmung → viel CO_2 wird abgeatmet → pH steigt (*respiratorische Alkalose*); ungenügende Atmung → CO_2 sammelt sich an → pH fällt (*respiratorische Azidose*)

- Rolle d. Stoffwechsels: viel H^+ fällt an (z.B. saure Ketonkörper bei Diabetikern; *Ketoazidose*) → pH fällt (*metabolische Azidose*); viel H^+ wird verbraucht (z.B. heftiges Erbrechen) → pH steigt (*metabolische Alkalose*)
- Verhinderung v. pH-Entgleisungen: Puffersysteme im Blut; Gegenregulation d. Atmung (kurzfristig); Entfernung v. H^+ (bei Azidose) od. HCO_3^- (bei Alkalose) durch Nieren (langfristig)

> Konstanthalten des pH-Werts ist überlebenswichtig, da chem. Reaktionen im Körper nur in einem schmalen pH-Bereich möglich sind. Werte unterhalb 6,8 u. oberhalb 8,0 sind tödlich.

Wichtige Erkrankungen

Bei psychisch bedingter vermehrter Atmung (*Hyperventilation*) steigt der pH-Wert (→ *Alkalose*). Als Folge können Empfindungsstörungen wie Kribbeln u. Krämpfe („Pfötchenstellung" d. Hände) auftreten. Soforttherapie durch Beruhigung d. Patienten u. ggf. kurzfristiges Rückatmen in eine Tüte.

Blut – Blutstillung und Blutgerinnung

Definition

Um die Dichtigkeit des Gefäßsystems sowohl bei Verletzungen, als auch bei alltäglichen Situationen – kleinste Risse in der Gefäßwand, leichte Stöße, Entzündungen – zu gewährleisten, muss das B. in der Lage sein, Löcher in der Gefäßwand schnell zu verschließen (Blutstillung, *primäre Hämostase*) u. sie dann mit einem stabilen Verschluss zu sichern (Blutgerinnung, *sekundäre Hämostase*). Der Vorgang, mit dem diese Gerinnsel wieder aufgelöst werden, heißt *Fibrinolyse*.

Beteiligte Strukturen

Primäre Hämostase:
- Gefäßreaktion: glatte Muskelzellen d. Gefäßwand ziehen sich zusammen (*Vasokonstriktion*)
- *Thrombozytenadhäsion* u. *-aggregation*: Thrombozyten

Sekundäre Hämostase:
- Gerinnungsfaktoren: Proteine im Blut; durchnummeriert v. Faktor I–XIII; Faktoren liegen inaktiviert vor u. müssen aktiviert werden.

Fibrinolyse:
- *Plasminogen*: wird zu Plasmin aktiviert, spaltet Fibrinnetze

Funktionsmechanismen

Primäre Hämostase:
- Vermindert Blutstrom im verletzten Gefäß: Gefäßwand kontrahiert sich → Gefäßdurchmesser wird kleiner
- Thrombozyten haften an verletzter Gefäßwand an (*Thrombozytenadhäsion*), verändern ihre Form u. binden weitere Thrombozyten (*Thrombozytenaggregation*) → weißer Thrombus entsteht (weiß, da keine Erythrozyten mit eingefangen werden)

Sekundäre Hämostase:
- Ziel: Fibrinogen (Faktor I) soll v. Thrombin (= aktivierter Faktor II, Prothrombin) zu Fibrin aktiviert u. v. Faktor XIII zu Netzen verknüpft werden → roter Thrombus mit eingefangenen Erythrozyten entsteht
- Gerinnungsfaktoren aktivieren sich in bestimmter Reihenfolge gegenseitig → Gerinnung läuft als Kaskade ab
- 1. Möglichkeit, Kaskade zu starten: *exogenes* System: Tissue Factor (TF, vorhanden auf Zellen der *Adventitia* v. ☞ Venen od. ☞ Arterien, aber auch ausgeschüttet v. aktivierten Thrombozyten, Endothelzellen u. *Makrophagen*) startet Gerinnung
- 2. Möglichkeit: *endogenes* System: Kontakt mit aktivierenden Oberflächen (z.B. Venenkatheter) startet Gerinnung

- Gemeinsame Endstrecke: beide Systeme aktivieren Faktor X, der aktiviert zusammen mit Faktor V u. Kalzium das Prothrombin

Um keine überschießende Gerinnung stattfinden zu lassen, zirkulieren mit dem B. Hemmstoffe d. Gerinnung.

Wichtige Erkrankungen

- Durch Schäden d. Gefäßwand, erhöhte Gerinnungsneigung u. Veränderungen d. Blutstroms kann es v.a. in Venen zu Blutgerinnseln kommen, die ein Gefäß völlig verschließen → *Thrombose*
- Angeborener Mangel an Gerinnungsfaktoren führt zur Bluterkrankheit (*Hämophilie*)

> In der Gerinnungsdiagnostik beurteilt man mit der Blutungszeit die primäre Hämostase, mit dem Quick-Wert das exogene System u. mit der PTT-Zeit das endogene System.

Besondere Information

Zur Herstellung best. Gerinnungsfaktoren braucht der Körper Vitamin K. Darum hemmt die langfristige Gabe v. Vitamin-K-Antagonisten (z.B. Marcumar®) die Gerinnung.
Allgemein kann das Thromboserisiko mithilfe der sog. Virchow-Trias abgeschätzt werden:
- Stase des Blutes
- Gefäßwanddefekte
- Veränderte Blutzusammensetzung

Blut – Blutgruppen

Definition

Erythrozyten sind die Träger der Blutgruppenantigene (= bestimmte Proteine auf ihrer Zellmembran). Es gibt viele verschiedene Blutgruppensysteme, die wichtigsten sind das AB0- u. das Rhesus-System.

Beteiligte Strukturen

- Erythrozyten: tragen Blutgruppenantigene
- Abwehrsystem: bildet Antikörper gegen fremde Blutgruppenantigene

Funktionsmechanismen

AB0-System:
- Keine Antigene auf Erythrozyten → Blutgruppe 0
- Nur A od. nur B-Antigene → Blutgruppe A bzw. B
- A u. B-Antigene → Blutgruppe AB
- Jeder Mensch hat v. Geburt an Antikörper gegen „fremde" AB0-Antigene: Blutgruppe 0 → Antikörper geg. A u. B; Blutgruppe AB → keine Antikörper; Blutgruppe A bzw. B → Antigene gegen A bzw. B

Rhesus-System:
- Rhesusantigen D vorhanden (Rh-positiv) od. nicht (Rh-negativ)
- Antikörper entstehen erst nach Kontakt mit Rh-positivem Blut → erste Transfusion mit Rh-positivem Blut an Rh-negativen Menschen folgenlos

Wichtige Erkrankungen

Transfusion nicht kompatiblen Blutes: Transfusionszwischenfall mit Auflösung der Erythrozyten (*Hämolyse*), Fieber, evtl. Schock → lebensbedrohlich!

Unmittelbar vor der Gabe einer Bluttransfusion muss der Arzt einen letzten Test auf Blutgruppenverträglichkeit machen (Bedside-Test).

Besondere Information

B. der Blutgruppe 0, Rh negativ kann jedem gegeben werden (Universalspender). Menschen mit Blutgruppe AB, Rh positiv können jedes B. transfundiert bekommen (Universalempfänger).

Brust – Knöcherner Thorax

Definition

Der Brustkorb (*Thorax*) umschließt die Brusthöhle, in der Lungen u. Herz liegen, sowie den oberen Teil der Bauchhöhle.

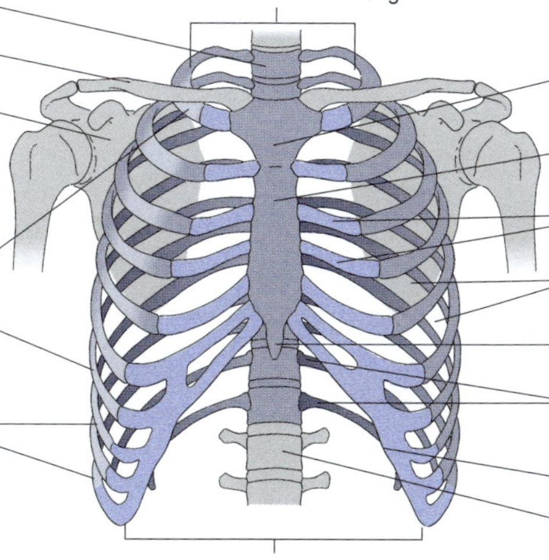

Bau (> Abb. 6)

Der T. ist ein querovaler Käfig mit einer Öffnung (*Apertur*) oben (eng) u. unten (weit) u. wird gebildet v.:

- 12 Brustwirbeln der ☞ Wirbelsäule
- Brustbein (*Sternum*):
  - 3 Abschnitte: Handgriff des Brustbeins (*Manubrium sterni*), Brustbeinkörper (*Corpus sterni*) u. Schwertfortsatz (*Proc. xiphoideus*)
- 12 Rippenpaare (*Costae*):
  - Bilden Gelenk mit Brustwirbeln
  - Durch Rippenknorpel mit Brustbein verbunden
  - Oberste 7 Paare: echte Rippen (*Costae verae*): direkt mit Brustbein verbunden
  - Rippen 8–10: Rippenknorpel strahlen in einen Knorpel ein → nur indirekt mit Brustbein verbunden; Knorpel bilden Rippenbogen (*Arcus costalis*)
  - Rippen 11 u. 12: enden frei; fließende Rippen (*Costae fluctuantes*)
  - Rippen 8–12: unechte Rippen (*Costae spuriae*)

Abb. 6: Brustkorb

Funktionen

Beweglichkeit d. Rippen → Brustkorb wird weiter u. enger → wichtig für ☞ Atmung.

Wichtige Erkrankungen

Bei Fraktur einer Rippe kann Pleura d. Lunge verletzt werden → Pneumothorax (Luft gelangt in Pleuraspalt, betroffene Lunge kollabiert). Rippenserienfrakturen sind insbesondere dann gefährlich, wenn sie mit Rippenstückfrakturen kombiniert auftreten. Auf diese Weise kann ein größerer Abschnitt herausbrechen, welcher sich gegenläufig zu den normalen Thoraxexkursionen bei der Atmung bewegt (Einziehungen bei der Einatmung u. Ausdehnung bei der Ausatmung). Dies kann zu schwersten Ventilationsstörungen führen.

Brust – Brusthöhle

Definition

Die Brusthöhle (*Cavitas thoracis*) enthält die Pleurahöhlen u. das Mittelfell *(Mediastinum)*. In den Pleurahöhlen befinden sich die ☞ Lungen, im *Mediastinum* das ☞ Herz, der *Thymus*, die ☞ Speiseröhre u. die Luftröhre.

Bau

Pleurahöhle:
- Ausgekleidet mit 2 Pleurablättern (Brustfell, *Pleura* = dünne, seröse Haut): Rippenfell (*Pleura parietalis*) u. Lungenfell (*Pleura visceralis*)
- Pleura parietalis: überzieht Brustkorb, Mediastinum, Zwerchfell; geht am Lungenhilum über in
- Pleura visceralis: fest mit Lunge verwachsen, zieht auch in Fissuren hinein

- Zw. d. Blättern: Pleuraspalt: sehr dünn, mit Flüssigkeit gefüllt; in ihm herrscht leichter Unterdruck

Mediastinum:
- Mit Bindegewebe gefüllter Raum zw. Pleurahöhlen
- Organe im Mediastinum sind in Bindegewebe eingebettet
- Herz liegt zusätzlich noch im Herzbeutel (*Perikard*)

Funktionen

Pleuraspalt:
- Flüssigkeitsfilm + Unterdruck: Pleurablätter werden aneinander festgesaugt → Lunge wird im Brustkorb befestigt
- Bei Atembewegung wirkt Flüssigkeitsfilm im Pleuraspalt für Lunge wie Gleitlager

Wichtige Erkrankungen

- Pneumothorax: Luft gelangt in Pleuraspalt → Lunge kollabiert
- Spannungspneumothorax: durch Ventilmechanismus gelangt Luft bei jedem Atemzug in Pleuraspalt, aber nicht mehr hinaus → Lunge, Mediastinum u. andere Lunge werden komprimiert → Lebensgefahr!

Brust – Brustmuskulatur

Definition

Der große u. der kleine Brustmuskel (*M. pectoralis major*, *M. pectoralis minor*) gehören v. ihrer Funktion in erster Linie zur Schultermuskulatur. Wichtig für die Bewegung des Brustkorbs u. damit die Atmung sind v. a. die äußeren u. inneren Zwischenrippenmuskeln (*M. intercostales externi*, *M. intercostales interni*) u. das Zwerchfell (*Diaphragma*).

Bau

Zwischenrippenmuskeln:
- Fasern laufen entgegengesetzt
- Äußere Zwischenrippenmuskeln: laufen v. hinten oben nach vorne unten
- Innere Zwischenrippenmuskeln: laufen v. hinten unten nach vorne oben

Zwerchfell:
- Muskelplatte, die 2 Kuppeln (rechts u. links) bildet; Sehnenscheibe als Zentrum
- Verspannt zw. Brustbein, unteren 6 Rippenpaaren u. LWS
- Mit je einer Durchtrittsstelle für Speiseröhre, *Aorta* u. untere Hohlvene
- Trennt Brusthöhle u. Bauchraum

Funktionen

Aufgabe Brustmuskeln: Erweiterung Brustkorb → Atmung. Je nach eingesetzten Muskeln unterscheidet man:
- Bauchatmung (Zwerchfellatmung):
  – Einatmung: Zwerchfell kontrahiert sich → Kuppeln flachen ab → Brustraum wird weiter; außerdem drückt Zwerchfell Bauchorgane nach unten → Bauchdecke wölbt sich vor
- Brustatmung:
  – Einatmung: äußere Zwischenrippenmuskeln heben die jeweils untere Rippe an → Brustkorb wird insgesamt weiter
  – Unterstützung Ausatmung: innere Zwischenrippenmuskeln senken Rippen ab → Brustkorb wird enger

Weibliche Brust

Definition

Die weibliche B. (*Mamma*) zählt zu den sekundären Geschlechtsorganen. Sie besteht aus Fett u. den Brustdrüsen. Die M. ist bei beiden Geschlechtern angelegt → Entwicklung bei Mädchen während der Pubertät durch hormonelle Reize (Brustentwicklung = *Thelarche*).

Bau

- 12–20 Einzeldrüsen pro M. als Drüsenlappen (*Lobuli*) angelegt
- Mündung mit je einem Ausführungsgang (*Ductus papillares*) in den Brustwarzen (*Mamillae*)
- Feinbau unterscheidet sich während des Stillens (laktierender Zustand) v. Zeiten, in denen nicht gestillt wird (nicht laktierender Zustand)

Während der Schwangerschaft wachsen die Milchgänge (*Ductus lactiferi*), verzweigen sich u. die sonst feinen Endstücke des Gangsystems werden weiter u. größer → Einzeldrüsen u. gesamte M. vergrößern sich.

Funktionen

Das Sekret der Brustdrüsen ist die Muttermilch. Reiz zur Milchproduktion → Saugen des Kindes.
Die Milch enthält:
- 88 % Wasser
- 7 % Milchzucker
- 4 % Fett
- 1 % Proteine
- Außerdem Immunglobulin A → schützt Säugling vor Infektionen
Umbau zur laktierenden M. v. a. unter Einfluss v. Prolaktin, Milcheinschuss unter Einfluss v. Oxytocin.

Wichtige Erkrankungen

Häufigste bösartige Tumorerkrankung bei Frauen ist das M.-Karzinom. Entwicklung aus Zellen der Milchgänge (*duktales* M.-Karzinom) od. der Drüsenlappen (*lobuläres* M.-Karzinom).

> Als Vorsorge wird bei Frauen die Brust beim Frauenarztbesuch untersucht u. eine monatliche Selbstuntersuchung empfohlen.

Drüsen – Grundlagen

Definition

D. (*Glandulae*) sind spezialisierte Epithelgewebe. Charakteristisch für D. ist, dass ihre Zellen Stoffe (Sekret) absondern können. Einzelne solcher Zellen (D.-Zellen) findet man in fast allen Epithelien. Besteht ein Gewebe aber hauptsächlich aus D.-Zellen, nennt man es eine D.

Bau

Man unterscheidet endokrine D. v. exokrinen D. u. bei letzteren endoepitheliale D. u. exoepitheliale D.:

- *Endokrine* D.: Sekretausschleusung ins Blut od. zu benachbarten Zellen (*parakrin*)
- *Exokrine* D.: Sekretabgabe an eine Oberfläche
- *Endoepitheliale* D.:
  - Gruppen v. D.-Zellen im Oberflächenepithel
  - Einzelne Schleim produzierende D.-Zellen in Epithelien v. Atemwegen u. Darm heißen Becherzellen
- *Exoepitheliale* D.:
  - Haben sich im Laufe d. Entwicklung in Oberflächenepithel eingesenkt
- Exokrine, exoepitheliale D.:
  - „Musterfall" einer D.
  - Stehen mit Epithel d. Oberfläche über einen Ausführungsgang in Verbindung
  - Ort d. Sekretproduktion ist das Endstück. Das Ausführungsgangsystem gliedert sich (v. Endstück aus gesehen) in Schaltstück, Streifenstück u. Ausführungsgang

Funktionen

- D.-Zellen verpacken ihr Sekret meist in kleine Bläschen (*Granula*) u. schleusen diese aus Zelle aus (*Exozytose*)
- Im Ausführungsgangsystem kann Sekret noch verändert (z. B. eingedickt od. verflüssigt) werden

Drüsen – Drüsentypen

Definition

Exokrine D. kann man noch weiter unterscheiden, entweder nach ihrem Aufbau od. nach ihrer Funktion, etwa nach der Art, wie sie ihr Sekret ausschleusen u. nach der Beschaffenheit ihres Sekrets.

Bau

Unterscheidung nach der Form der Endstücke:
- Säckchenförmig (*alveolär*)
- Röhrenförmig (*tubulär*)
- Beerenförmig (*azinös*)
- Auch Mischformen (in größeren Drüsen haben manchmal Endstücke untersch. Formen, z.B. *tubulo-azinös*)

Unterscheidung nach Form d. Ausführungsganges:
- D. mit einfachem Ausführungsgang
- D. mit verzweigtem Ausführungsgang

Funktionen

Unterscheidung nach Art d. Sekretabgabe:
- *Ekkrine* D.: klassische Exozytose; Sekret wird in Granula verpackt, Granula verschmelzen mit Zellmembran u. geben so ihr Sekret frei
- *Apokrine* D.: ein Teil d. Zellmembran an Zelloberfläche umschließt Granula u. schnürt sich mit ihnen v. Zelle ab (z.B. Milchfett in Milchdrüse)
- *Holokrine* D (Talgdrüsen): Granula sammeln sich in Zellen an u. werden erst beim Zelluntergang freigesetzt; die absterbenden u. das Sekret freisetzenden Zellen müssen immer ersetzt werden

Unterscheidung nach Beschaffenheit d. Sekrets:
- *Seröse* D.: dünnflüssiges Sekret; viele Proteine (oft Enzyme), Bsp: Ohrspeicheldrüse
- *Muköse* D.: zähes, schleimiges Sekret; viele Glykoproteine (*Muzine*: Proteine, die viele Zuckermoleküle tragen u. Wasser binden können)
- Gemischte D.: häufig bei tubulären D., die am unteren Ende eines serösen Endstückes einen Halbmond v. mukösen D.-Zellen tragen

Wichtige Erkrankungen

Wie in allen Epithelien kann es auch in Drüsengewebe zu bösartigen Tumoren (*Karzinomen*) kommen. Bes. häufig ist das Karzinom der weibl. Brustdrüse (*Mammakarzinom*).

Epithelien

Definition

E. sind Deckgewebe. Sie bilden Körperoberflächen, -hohlräume u. ☞ Drüsen.

Bau

E. sitzen dem ☞ Bindegewebe auf u. sind v. ihm durch Basalmembran getrennt.
Einteilung d. E. nach Form der obersten Zellen, Anordnung der Zellen, Verhornung.

- Mehrschichtige E:
  - Mehrschichtig verhorntes Plattenepithel (Haut)
  - Mehrschichtig unverhorntes Plattenepithel (u. a. Mundhöhle, Vagina)
  - Mehrschichtig zylindrisches E. (Teile d. Harnröhre)
  - Übergangsepithelien (Urothel; ableitende Harnwege)
- Mehrreihige E.:
  - Unterschiedlich hohe Zellen, alle mit Kontakt zur Basalmembran
  - Mehrreihiges Zylinderepithel: z. T. mit Zilien (z. B. in Respirationstrakt, Samenleiter)
- Einschichtige E.:
  - Einschichtiges Plattenepithel, z. B. innerste Schicht der Blutgefäße (*Endothel*), Innenauskleidung der Körperhöhlen (*Mesothel*)
  - Einschichtiges Zylinderepithel, z. T. mit *Kinozilien* (z. B. Atemwege, Uterus)
- Drüsenepithel: funktionstragende Zellen d. Drüsen, Aufbau je nach Drüse unterschiedlich

Funktionen

- Schutz: mehrschichtige Plattenepithelien, Urothel
- Resorption: einschichtige Zylinderepithelien in Magen, Darm
- Transport: einschichtige Zylinderepithelien mit Kinozilien in Tube, Uterus, Atemwegen; mehrreihiges Zylinderepithel mit Zilien in Atemwegen, Samenleiter
- Produktion v. Drüsensekreten

Wichtige Erkrankungen

Bei der Mukoviszidose (cystische Fibrose, CF) ist ein Chloridkanal in Epithelzellen defekt → zäher Schleim im Respirationstrakt.

Obere Extremität – Armknochen

Definition

Das knöcherne Gerüst der oberen E. besteht am Oberarm (*Brachium*) aus dem Oberarmknochen (*Humerus*), am Unterarm (*Antebrachium*) aus Elle (*Ulna*) u. Speiche (*Radius*).

Bau

Humerus (> Abb. 7):
- Humeruskopf (*Caput humeri*) am proximalen Ende, trägt Gelenkknorpel
- Prominente Vorsprünge: großer u. kleiner Höcker (*Tuberculum majus* u. *minus*), benachbart zum Humeruskopf
- Oberarmschaft (*Corpus humeri*)
- Durch Haut gut tastbare innere u. äußere Oberarmknorren (*Epicondylus medialis u. lateralis*)
- Dazwischen: Knochenwalze, bestehend aus Oberarmköpfchen (*Capitu-

lum humeri*, *lateral*) u. Oberarmrolle (*Trochlea humeri*), tragen Gelenkfläche für Ellenbogengelenk
- Gruben am distalen Humerusende: *dorsal*: Ellenbogengrube (*Fossa olecrani*), ventral Kronenfortsatzgrube (*Fossa coronoidea*) u. Speichenkopfgrube (*Fossa radialis*)

Ulna (> Abb. 8):
- Proximal: hakenförmiger Ellenbogen (*Olecranon*, gut tastbar durch Haut, bes. bei gebeugtem Ellenbogengelenk) nach dorsal
- Kronenfortsatz (*Proc. coronoideus*) nach ventral
- Einschnitt zw. Fortsätzen: *Incisura trochlearis*
- An Seite (n. lateral) Einschnitt d. *Incisura radialis*
- Distal: Ellenkopf (*Caput ulnae*) u. Griffelfortsatz (*Proc. styloideus*); durch Haut tastbar

Radius (> Abb. 8):
- Proximal: Speichenkopf (*Caput radii*)
- Distales Ende verbreitert: trägt Griffelfortsatz (ähnlich d. Ulna) u. Einschnitt (*Incisura ulnaris*)

Ulna u. Radius sind durch bindegewebige Zwischenknochenmembran (*Membrana interossea*) verbunden.

Funktionen

- Humeruskopf: beteiligt am Schultergelenk
- *Epicondylen*: Ansatzpunkte für Muskeln; am Epicondylus med. zieht *N. ulnaris* vorbei
- Trochlea u. Caput humeri bilden Ellenbogengelenk
- Fossae d. Humerus nehmen bei Beugung bzw. Streckung im Ellenbogengelenk Fortsätze d. Ulna u. Caput radii auf

- Incisura radialis bzw. Incisura ulnaris bilden mit Caput radii bzw. Caput ulnae das obere u. untere Radioulnargelenk

Wichtige Erkrankungen

Die distale Radiusfraktur ist der häufigste Knochenbruch des Menschen.

> Ein Schlag in die Vertiefung hinter dem medialen Epicondylus ist sehr schmerzhaft, der Schmerz zieht bis in die Ulnarseite d. Hand. Grund: Hinter *Epicondylus medialis* läuft *N. ulnaris* → „Musikantenknochen".

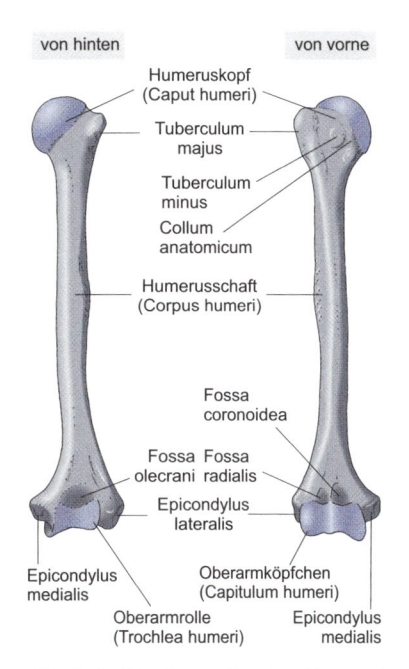

Abb. 7: Rechter Oberarmknochen (Humerus)

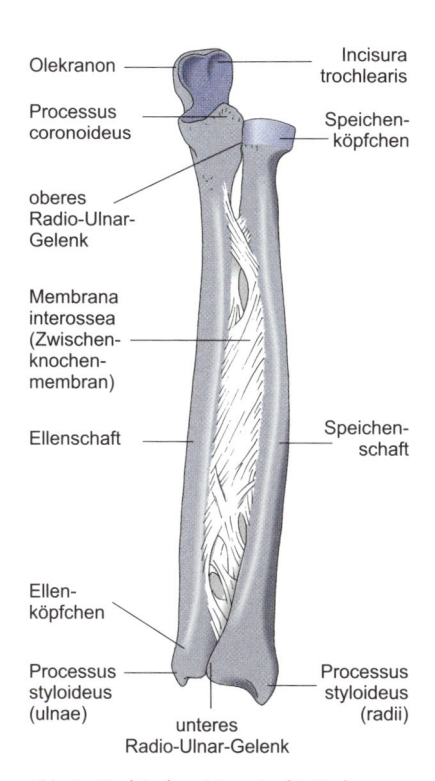

Abb. 8: Elle (Ulna) und Speiche (Radius), Ansicht von vorne

Extremität, obere – Armknochen

Obere Extremität – Gelenke des Arms

Definition

Der Humerus bildet mit Radius u. Ulna das Ellenbogengelenk (*Articulatio cubiti*), das eigentlich aus 3 Gelenken besteht: Humeroulnargelenk (*Articulatio humeroulnaris*) zw. Humerus u. Ulna, Humeroradialgelenk (*Articulatio humeroradialis*) zw. Humerus u. Radius, sowie dem oberen Radioulnargelenk (*Articulatio radioulnaris prox.*). Am distalen Ende des Unterarms treffen Radius u. Ulna im distalen Radioulnargelenk (*Articulatio radioulnaris dist.*) aufeinander.

Bau

Ellenbogengelenk:
- Humeroulnargelenk: *Incisura trochlearis* d. Ulna umgreift Trochlea d. Humerus wie eine Klammer

- Daneben liegt Humeroradialgelenk: *Caput radii* artikuliert mit Humerusköpfchen
- Caput radii artikuliert auch mit Incisura radialis d. Ulna im oberen Radioulnargelenk
- Ringband (*Lig. anulare*; umgibt Radiuskopf wie ein Ring) befestigt Radius an Ulna
- Drehscharniergelenk (Radiuskopf kann sich um Ulna drehen)

Distales Radioulnargelenk:
- *Caput ulnae* trifft an *Incisura ulnaris* auf Radius
- Radgelenk, Radiuskopf dreht sich um Ulna

Funktionen

- Ellenbogengelenk: Beugung u. Streckung, im Radioulnargelenk auch Wendebewegungen

- *Radioulnargelenke*: ermöglichen *Pronation* u. *Supination* → Wendebewegungen; Pronation: Daumen geht nach medial, Radius u. Ulna liegen überkreuzt; Supination: Daumen geht nach lateral, Ulna u. Radius liegen parallel

Obere Extremität – Knochen der Hand

Definition

Das Skelett d. Hand (*Manus*) besteht aus 8 Handwurzelknochen (*Ossa carpi*), 5 Mittelhandknochen (*Ossa metacarpi*) u. 3 Fingergliedern (*Phalangen*) pro Finger. Der Daumen (*Pollex*) nimmt mit nur 2 Endgliedern eine Sonderstellung ein.

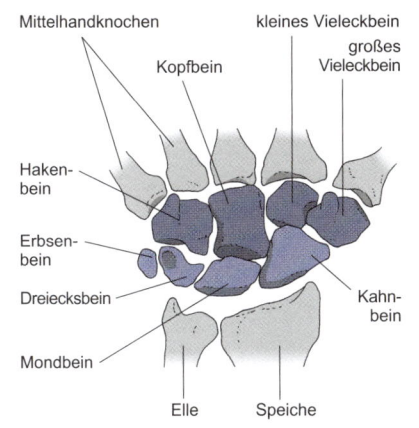

Abb. 9: Handwurzelknochen (auseinandergezogen)

Bau (> Abb. 9)

Handwurzelknochen:
- Ringsum mit Knorpel überzogen
- *Proximale* Reihe (v. radial):
  - Kahnbein (*Os scaphoideum*)
  - Mondbein (*Os lunatum*)
  - Dreiecksbein (*Os triquetrum*)
  - Erbsenbein (*Os pisiforme*)
- *Distale* Reihe (v. radial):
  - Großes Vieleckbein (*Os trapezium*)
  - Kleines Vieleckbein (*Os trapezoideum*)
  - Kopfbein (*Os capitatum*)
  - Hakenbein (*Os hamatum*)

Mittelhandknochen:
- Proximale Basis u. distaler Kopf

Fingerglieder:
- Grundphalanx
- Mittelphalanx
- Endphalanx
- Daumen: nur Grund- u. Endphalanx

Funktionen

Handwurzelknochen:
- Bilden proximales u. distales Handgelenk
- Bilden n. *palmar* offene Rinne → Karpaltunnel mit Durchtritt v. Leitungsbahnen u. Sehnen

Mittelhandknochen u. Phalangen:
- Bilden proximale u. distale Interphalangealgelenke (PIP u. DIP)

> Merkspruch für Handwurzelknochen:
> Ein Kahn, der fährt im Mondenschein im Dreieck um ein Erbsenbein. Vieleck groß, Vieleck klein – am Kopf, da muss ein Haken sein.

Obere Extremität – Hand- und Fingergelenke

Definition

Die Handwurzelknochen sind am proximalen u. distalen Handgelenk beteiligt (*Articulatio radiocarpalis, Articulatio mediocarpalis*). Die Mittelhandknochen bilden mit den Handwurzelknochen die Carpometacarpalgelenke (*Articulationes carpometacarpales*) u. mit den Grundphalangen der Finger die Fingergrundgelenke (*Articulationes metacarpophalangeae*). Die Phalangen bilden die proximalen u. distalen Interphalangealgelenke (*Articulationes interphalangeae manus*; PIP u. DIP).

Bau

Proximales Handgelenk:
- Kahnbein, Mondbein, Dreiecksbein treffen auf Gelenkfläche d. Radius u. auf Diskus dist. d. *Caput ulnae*
- Eigelenk

Distales Handgelenk:
- Proximale u. distale Reihe d. Handwurzelknochen bilden Gelenk mit wellenförmigem Gelenkspalt
- Verzahntes Scharniergelenk

Carpometacarpalgelenke:
- Straffe Gelenke (*Amphiarthrosen*)
- Ausnahme: Daumensattelgelenk = große Beweglichkeit

Fingergrundgelenke:
- Kugelgelenke, aber v. Bändern u. Muskeln seitl. gehalten
- Ausnahme: Daumen → Scharniergelenk

DIPs u. PIPs:
- Scharniergelenke

Funktionen

- Proximales Handgelenk: Beugung, Streckung, Abduktion nach radial u. ulnar
- Distales Handgelenk: Beugung, Streckung; eingeschränkte Beweglichkeit
- Carpometacarpalgelenke: fast keine Beweglichkeit; am Daumen: extrem große Beweglichkeit, wichtig z. Greifen
- Fingergrundgelenke: Beugung, Streckung, Spreizen u. Zusammenführen d. Finger
- DIPs u. PIPs: Beugung, Streckung

Obere Extremität – Muskulatur am Oberarm

Definition

Muskeln d. Oberarms entspringen am Humerus bzw. am Schultergürtel u. haben Wirkung auf das Ellenbogengelenk.

Bau

Ventrale Gruppe:
- Zweiköpfiger Armmuskel (*M. biceps brachii*, *Bizeps*):
  - Entspringt mit 2 Köpfen v. Schulterblatt: *Caput longum* zieht durch Schultergelenk; *Caput breve* zieht vom *Proc. coracoideus* direkt zum Oberarm
  - Köpfe vereinigen sich, setzen am *Caput radii* an
  - Vor dem Ansatz umschlingt Sehne Radius z. T. (→ *Supination*)
- Armbeuger (*M. brachialis*):
  - Entspringt an Vorderfläche d. Humerus.
  - Liegt unter Bizeps
  - Setzt an proximaler Vorderseite d. Ulna an

Dorsale Gruppe:
- Dreiköpfiger Armmuskel (*M. triceps brachii*, *Trizeps*)
  - *Caput longum*: entspringt unterhalb Schultergelenkspfanne d. Schulterblatts
  - *Caput laterale*: entspringt an Hinterfläche d. Humerus
  - *Caput mediale*: entspringt an Hinterfläche d. Humerus, aber weiter medial
  - Köpfe vereinigen sich, Trizeps setzt an Ellenbogenknochen (*Olecranon*) d. Ulna an

Funktionen

- Bizeps: stärkster Supinator
- Ventrale Gruppe: Beugung im Ellenbogengelenk
- Trizeps: Streckung im Ellenbogengelenk; Caput longum zusätzlich Wirkung im Schultergelenk (*Adduktion*, *Retroversion*)

Obere Extremität – Muskulatur am Unterarm

Definition

Die Muskeln am Unterarm wirken auf Hand- u. Fingergelenke, manche auch auf das Ellenbogengelenk.

Bau

Radiale Gruppe:
- Oberarmspeichenmuskel (*M. brachioradialis*)
- Kurzer u. langer radialer Handstrecker (*M. extensor carpi radialis brevis* u. *longus*)

Ventrale, oberflächliche Schicht:
- Runder Einwärtsdreher (*M. pronator teres*)
- Radialer Handbeuger (*M. flexor carpi radialis*)
- Langer Handflächenmuskel (*M. palmaris longus*)
- Ulnarer Handbeuger (*M. flexor carpi ulnaris*)
- Oberflächlicher Fingerbeuger (*M. flexor digitorum superficialis*): je 1 Sehne pro Finger, die sich in 2 Anteile spaltet, die jeweils an Außenseiten d. Mittelphalangen ansetzen (zw. den gespaltenen Sehnen ziehen Sehnen d. *M. flexor digitorum profundus* durch)

Ventrale, tiefe Schicht:
- Tiefer Fingerbeuger (*M. flexor digitorum profundus*): Sehnen ziehen durch gespaltene Sehnen d. *M. flexor digitorum superficialis* durch
- Langer Daumenbeuger (*M. flexor pollicis longus*)
- Viereckiger Einwärtsdreher (*M. pronator quadratus*)

Dorsale, oberflächliche Schicht:
- Fingerstrecker (*M. extensor digitorum*)
- Kleinfingerstrecker (*M. extensor digiti minimi*)
- Ulnarer Handstrecker (*M. extensor carpi ulnaris*)

Dorsale, tiefe Schicht:
- Auswärtsdreher (*M. supinator*)
- Langer Daumenabspreizer (*M. abductor pollicis longus*):
- Langer u. kurzer Daumenstrecker (*M. extensor pollicis longus* u. *brevis*)
- Zeigefingerstrecker (*M. extensor indicis*)

Die Sehnen d. Fingerbeuger u. -strecker werden im Bereich d. Handwurzel v. Haltebändern überspannt, die sie in Position halten (*Retinaculum extensorum* u. *Retinaculum flexorum*). Die Beugersehnen laufen im Karpaltunnel, der vom Retinaculum überspannt wird. Damit Sehnen bei Bewegung nicht an den Retinacula reiben, sind sie v. Sehnenscheiden – mit einem dünnen Flüssigkeitsfilm gefüllte Bindegewebshüllen – umgeben.

Funktionen

- Unterarmbeuger: M. brachioradialis (kann zudem Arm aus Pronation u. Supination wieder in Mittelstellung bringen)
- Pronatoren: M. pronator teres, M. pronator quadratus
- Supinatoren: M. supinator
- Handgelenksstrecker: M. extensor carpi radialis brevis u. longus, M. extensor carpi ulnaris
- Handgelenksbeuger: M. flexor carpi ulnaris, M. flexor carpi radialis, M. palmaris longus
- Fingerbeuger: M. flexor digitorum superficialis, M. flexor digitorum profundus
- Fingerstrecker: M. extensor digitorum, M. extensor digiti minimi, M. extensor indicis
- Daumenmuskeln: M. flexor pollicis longus, M. abductor pollicis longus, M. extensor pollicis longus u. brevis

Wichtige Erkrankungen

Bei Sehnenscheidenentzündung (*Tendovaginitis*) kann es durch die Schwellung zur Kompression d. *N. medianus* u. zu Taubheit d. Hand kommen.

Obere Extremität – Muskulatur der Hand

Definition

Die Muskeln, die die Finger bewegen u. an der Hand entspringen, lassen sich in 3 Gruppen einteilen: Muskeln des Daumenballens (*Thenar*), des Kleinfingerballens (*Hypothenar*) u. tiefe Hohlhandmuskeln. Sie führen feine Bewegungen mit den Fingern aus.

Bau (> Abb. 10)

Die Muskulatur d. Handfläche wird v. einer festen Sehnenplatte, der Hohlhandsehne (*Palmaraponeurose*), überspannt.
Muskulatur Daumenballen (entspringt am *Retinaculum flexorum*):
- Kurzer Daumenabspreizer (*M. abductor pollicis brevis*): am oberflächlichsten, gemeinsame Endsehne mit
- Kurzer Daumenbeuger (*M. flexor pollicis brevis*)

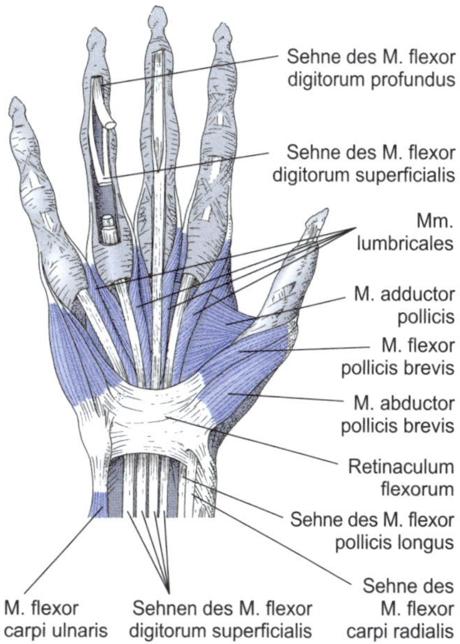

Abb. 10: Muskulatur der Hohlhand

Beschriftungen: Sehne des M. flexor digitorum profundus; Sehne des M. flexor digitorum superficialis; Mm. lumbricales; M. adductor pollicis; M. flexor pollicis brevis; M. abductor pollicis brevis; Retinaculum flexorum; Sehne des M. flexor pollicis longus; Sehne des M. flexor carpi radialis; Sehnen des M. flexor digitorum superficialis; M. flexor carpi ulnaris

- Daumengegensteller (*M. opponens pollicis*): liegt unter M. abductor pollicis brevis
- Daumenanzieher (*M. adductor pollicis*): 2 Köpfe (querer u. schräger)

Muskulatur d. Kleinfingerballens (entspringt am *Retinaculum flexorum*):
- Kurzer Kleinfingerabspreizer (*M. abductor digiti minimi*)
- Kurzer Kleinfingerbeuger (*M. flexor digiti minimi brevis*)
- Kleinfingergegensteller (*M. opponens digiti minimi*)

Tiefe Hohlhandmuskeln:
- *Mm. lumbricales*: 4 Stück, entspringen v. Sehnen d. *M. flexor digitorum profundus*, setzen seitl. an. an Dorsalseiten d. Finger an
- Zwischenknochenmuskeln (*Mm. interossei palmares* u. *dorsales):* 3 palmare, 4 dorsale; entspringen v. Metakarpalknochen, setzen seitl. an Dorsalseiten d. Finger an

Funktionen

- Daumen- u. Kleinfingerballenmuskulatur: Gegenüberstellung (*Opposition*) d. Daumens gg. andere Finger, Opposition d. kleinen Fingers gg. Daumen → Greifen; *Abduktion* (abspreizen) u. *Adduktion* (wieder heranziehen) v. Daumen u. Kleinfinger
- Tiefe Hohlhandmuskeln:
  - Mm. interossei dorsales: spreizen Finger
  - Mm. interossei palmares ziehen Finger zusammen
  - Alle: beugen Finger in Grundgelenken, strecken Finger in Endgelenken

> Beweglichkeit der Finger ist für Handlungsfähigkeit u. damit Selbstständigkeit eines Menschen wesentlich → Abhängigkeitsgefühl bei Unfähigkeit zur Bewegung der Finger, insbes. jener der starken Hand → Venenverweilkanülen besser am Unterarm als am Handrücken, besser an der schwachen als an der starken Hand.

Obere Extremität – Nerven

Definition

Die Nerven der oberen E. gehen aus dem Armgeflecht (*Plexus brachialis*) hervor. Sie versorgen den Arm sowohl *motorisch* (Muskelbewegungen) als auch *sensorisch* (Gefühl der Haut, Propriozeption der Muskeln). Die 4 großen Nerven an der oberen E. sind: Achselnerv (*N. axillaris*), Mittelarmnerv (*N. medianus*), Speichennerv (*N. radialis*) u. Ellennerv (*N. ulnaris*). Außerdem gibt es am Oberarm d. *N. musculocutaneus*. Er versorgt alle Beuger im Ellenbogengelenk.

Bau

N. axillaris:
- Bleibt am Oberarm
- Windet sich unterhalb Humeruskopf um den Humerus

N. medianus:
- Zieht auf medialer Oberarmseite in Furche unter Bizeps neben *A. brachialis*
- Gelangt am Unterarm zur radialen Seite
- Zieht durch Karpaltunnel zur Hohlhand

N. radialis:
- Läuft auf Dorsalseite d. Humerus direkt am Knochen zum Unterarm
- Gelangt auf Radialseite zum Unterarm
- Teilt sich in tiefen u. oberflächlichen Ast
- Oberflächlicher Ast läuft zum Handrücken

N. ulnaris:
- Verläuft an Innenseite des Oberarms
- Läuft hinter *Epicondylus medialis* (liegt hier dicht unter der Haut → Musikantenknochen)
- Zieht an Ulnarseite des Unterarms über *Retinaculum flexorum* zur Hand

Funktionen

N. axillaris:
- Versorgt *M. deltoideus* u. Haut über M. deltoideus

N. medianus:
- Versorgt Beugemuskeln am Unterarm, Teil d. Daumenballenmuskeln
- Versorgt sensibel den Hohlhandbereich d. Finger I–IV (IV nur zur Hälfte)
- Ausfall: Schwurhand → bei Faustschluss bleiben Finger I–III stehen

N. radialis:
- Versorgt Streckmuskeln d. Ober- u. Unterarms
- Versorgt sensibel Streckseite d. Ober- u. Unterarms, radiale Seite d. Handrückens
- Ausfall: Fallhand → Hand kann nicht mehr gestreckt werden

N. ulnaris:
- Versorgt Teil d. Beugemuskeln am Unterarm, Muskeln d. Kleinfingerballens, Teil d. Daumenballenmuskeln, alle *Mm. interossei* u. tw. *Mm. lumbricales*
- Versorgt sensibel ulnaren Handrücken u. Hohlhand
- Ausfall: Krallhand → Ausfall d. Hohlhandmuskeln → Überstreckung d. Finger im Grund-, Beugung im Mittel- u. Endgelenk

- N. ulnaris: am Verlauf hinter Epicondylus medialis

> Merkspruch für Ausfallerscheinungen: Ich schwöre beim heiligen Medianus (*N. medianus* → Schwurhand), dass ich der Ulna die Augen auskratze (*N. ulnaris* → Krallhand), wenn ich vom Rad falle (*N. radialis* → Fallhand).

Wichtige Erkrankungen

Die Nerven können an charakteristischen Stellen geschädigt werden, was zu o.g. Ausfallerscheinungen führt. Häufige Schädigungen:
- N. axillaris: bei Auskugeln (*Luxation*) d. Schulter
- N. medianus: bei Karpaltunnelsyndrom (Einklemmung d. Nerven)
- N. radialis: bei Oberarmbrüchen (Nerv verläuft sehr nah am Knochen)

Obere Extremität – Gefäße

Definition

Die Arterien der oberen E. gehen aus der Schlüsselbeinarterie (*A. subclavia*) hervor. Die Venen der oberen E. münden in der Schlüsselbeinvene (*V. subclavia*).

Bau

Arterien:
- A. subclavia heißt ab Achsel Armschlagader (*A. brachialis*)
- A. brachialis läuft an Medialseite d. Oberarms in Furche unter Bizeps zur Ellenbeuge
- Teilt sich dort auf in Speichen- (*A. radialis*) u. Ellenschlagader (*A. ulnaris*)
- A. radialis läuft auf Radialseite zur Hand, geht dort in tiefen Hohlhandbogen (*Arcus palmaris profundus*) über, v. dem Arterien zu Fingern abzweigen

- A. ulnaris läuft auf Ulnarseite z. Hand, geht dort in oberflächlichen Hohlhandbogen (*Arcus palmaris superficialis*) über, v. dem Arterien zu Fingern abzweigen
- Beide Hohlhandbögen stehen in Verbindung

Venen:
- Tiefe u. oberflächliche Venen
- Tiefe Venen laufen begleitend zu Arterien, heißen wie diese
- 2 große oberflächliche (Haut-)Venen am Unterarm: V. *cephalica* auf Radial-, V. *basilica* auf Ulnarseite
- Sind über viele individuell unterschiedliche Venen miteinander verbunden; bei fast jeder gibt es eine Verbindungsvene in Ellenbeuge (*V. mediana cubiti*)
- Münden in *V. brachialis*

Funktionen

Blutversorgung v. Arm u. Hand.

An d. *A. radialis* am Handgelenk wird üblicherweise d. Puls genommen, d. Hautvenen am Unterarm u. bes. d. *V. mediana cubiti* eignen sich zur Punktion (z. B. Blutentnahme).

Wichtige Erkrankungen

Gefäßverschlüsse kommen in den oberen Extremitäten nur sehr selten vor. Nach Brustkrebsoperationen mit Ausräumung axillärer Lymphknoten kann es jedoch zu Lymphödemen kommen. Blutdruckmessungen sollten auf der betroffenen Seite entsprechend vermieden werden.

Untere Extremität – Knochen an Ober- und Unterschenkel

Definition

Das knöcherne Gerüst der unteren E. besteht am Oberschenkel aus Oberschenkelknochen (*Femur*), am Unterschenkel (*Crus*) aus Schienbein (*Tibia*) u. dem kleineren Wadenbein (*Fibula*). In die Patellasehne des *M. quadriceps femoris* eingeschaltet ist außerdem die Kniescheibe (*Patella*).

Bau

Femur: (> Abb. 11):
- Oberschenkelkopf (*Caput femoris*) am proximalen Ende, sitzt im Acetabulum d. Hüfte, beteiligt am Hüftgelenk
- Übergang zum Knochenschaft bildet Schenkelhals (*Collum femoris*)
- Prominente Vorsprünge: großer u. kleiner Rollhügel (*Trochanter major* u. *minor*); außen am Ende d. Schenkelhalses sitzt Trochanter major, hinten, mehr zur Mitte hin, Trochanter minor
- Oberschenkelschaft (*Corpus femoris*): mit Rauigkeiten u. Leisten, an denen Muskeln ansetzen
- Verbreitert sich distal zu den inneren u. äußeren Gelenkknorren (*Condylus medialis* u. *lateralis*), dazwischen liegt Grube (*Fossa intercondylaris*)

Patella:
- In Patellasehne eingeschaltet
- Rückseite mit Knorpel überzogen, Teil d. Kniegelenks

Tibia (> Abb. 12):
- Proximal: Schienbeinkopf (*Caput tibiae*), seitl. aufgetrieben zu *Condylus medialis* u. *lateralis*
- An Vorderseite d. Schienbeinkopfes mittig eine Rauigkeit (*Tuberositas tibiae*) → Ansatz Patellasehne
- Schienbeinschaft (*Corpus tibiae*) mit dreieckigem Querschnitt, Vorderkante (*Margo anterior*) liegt direkt unter Haut
- Distales Ende aufgetrieben medial mit Knochenzapfen (*Malleolus medialis*) → v. außen als Innenknöchel tastbar

Fibula (> Abb. 12):
- Lateral d. Tibia
- Proximales Ende etw. verbreitert → Wadenbeinköpfchen (*Caput fibulae*), durch d. Haut gut tastbar
- Distales Ende: Knochenzapfen (*Malleolus lateralis*) → v. außen als Außenknöchel tastbar

Bindegewebige *Membrana interossea* im Zwischenraum zw. Tibia u. Fibula. Tibia u. Fibula bilden im Kopf- u. Malleolenbereich straffe, durch Bänder gesicherte Gelenke (*Amphiarthrosen*) miteinander.

Funktionen

- *Condylen* d. Femur rollen auf *Epicondylen* d. Tibia

- Tibia u. Fibula d. Bänder aneinander befestigt; Malleolen v. Tibia u. Fibula bilden Malleolengabel

Wichtige Erkrankungen

Eine Schenkelhalsfraktur tritt bei Menschen mit Osteoporose oft schon nach Bagatellstürzen auf. Die Behandlung erfolgt meist durch eine *Endoprothese* (künstl. Oberschenkelkopf).

> Der *Trochanter major* des Femurs, das Wadenbeinköpfchen u. die Ferse sind – wie alle nicht mit Fettgewebe gepolsterten Knochenvorsprünge – Stellen, an denen es bes. schnell zu Wundliegen (*Dekubitus*) kommen kann → bei bettlägerigen Patienten gut unterpolstern od. frei lagern.

Besondere Information

Der Femur ist der längste u. schwerste Knochen im Körper.

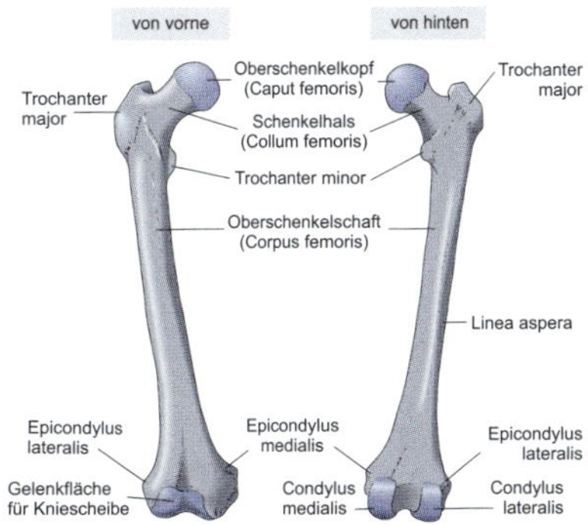

Abb. 11: Rechter Oberschenkelknochen (Femur)

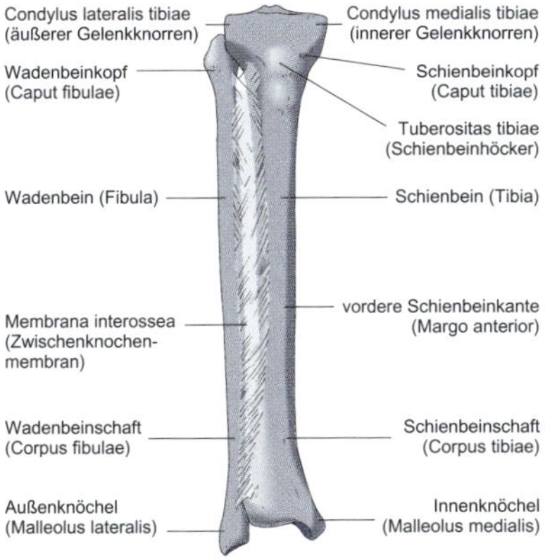

Abb. 12: Schienbein (Tibia) und Wadenbein (Fibula), in der Ansicht von vorn

Untere Extremität – Kniegelenk

Definition

Am Kniegelenk (*Articulatio genus*) sind Gelenkflächen v. Femur, Tibia u. Patella beteiligt. Das Kniegelenk wird bei seinen Bewegungen geführt v. Bändern. Außerdem besitzt es Menisken u. Schleimbeutel (*Bursae*).

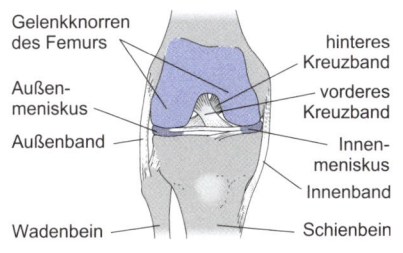

Abb. 13: Eröffnetes Kniegelenk, von vorne

Bau (› Abb. 13)

Gelenkflächen:
- *Condylen* d. Femurs
- Condylen d. Tibia
- Rückseite d. Patella
- Gelenkflächen d. Femurs sind nicht rund → Achse des Gelenks verändert sich je nach Stand d. Bewegung

Bänder:
- Außenband (*Lig. collaterale fibulare*): zw. Femur u. Wadenbeinköpfchen
- Innenband (*Lig. collaterale tibiale*): mit Innenmeniskus verwachsen
- Vorderes u. hinteres Kreuzband (*Lig. cruciatum ant.* u. *post.*): innerhalb Gelenkkapsel; überkreuzen sich

Menisken:
- Innen- u. Außenmeniskus
- Knorpelige, halbmondförmige (Innenmeniskus) bzw. nahezu kreisförmige (Außenmeniskus) Plättchen mit keilförmigem Querschnitt
- Sind zw. Gelenkflächen v. Femur u. Tibia ins Gelenk eingeschaltet
- Innenmeniskus mit Innenband u. Gelenkkapsel verwachsen
- Sind verschieblich → bieten Femurkondylen in jeder Stellung ideale Gelenkpfanne

Funktionen

Kniegelenk:
- Ermöglichen v. Beugung u. Streckung; in geringem Maße – aber nur in Beugestellung – auch Außen- u. Innenrotation
- In großem Maße geführt u. gesichert durch Muskulatur

Außenbänder:
- Sichern Kniegelenk seitl.
- Durch vermehrte Spannung d. Bänder in Streckstellung ist seitl. Beweglichkeit in Beugestellung größer

Kreuzbänder:

- Verhindern Abgleiten d. Femurkondylen nach vorne u. hinten
- Begrenzen in Beugestellung Innenrotation
- Wichtig für *Propriozeption* (liefern Informationen über Stellung u. Belastung d. Kniegelenks)

Menisken:

- Vergrößern Kontaktfläche v. Femur u. Tibia → Druck auf Knorpel wird auf mehr Fläche verteilt u. damit geringer

Wichtige Erkrankungen

- Altersbedingte Abnutzung d. Knorpel im Kniegelenk ist Ursache d. schmerzhaften *Gonarthrose*
- Als Sportverletzung kann ein Riss v. vorderem Kreuzband, medialem Meniskus u. Innenband auftreten (sog. unhappy triad).

Innenband u. Innenmeniskus reißen häufig gleichzeitig, weil beide miteinander verwachsen sind.

Besondere Information

Das Kniegelenk ist das größte u. verletzungsempfindlichste Gelenk d. Körpers.

Untere Extremität – Knochen des Fußes

Definition

Das Skelett des Fußes (*Pes*) besteht aus 7 Fußwurzelknochen (*Ossa tarsi*), 5 Mittelfußknochen (*Ossa metarsi*) u. 3 Zehengliedern (*Phalangen*) pro Zehe. Die Großzehe (*Hallux*) nimmt mit nur 2 Endgliedern eine Sonderstellung ein.

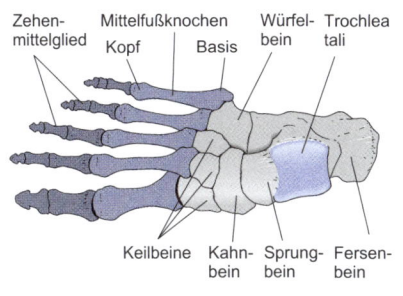

Abb. 14: Rechtes Fußskelett von oben

Bau (> Abb. 14)

Fußwurzelknochen:
- Sprungbein (*Talus*): liegt am weitesten oben (*proximal*); trägt oben Gelenkfläche für oberes ☞ Sprunggelenk (auf *Trochlea tali*), unten Gelenkflächen für unteres Sprunggelenk
- Fersenbein (*Calcaneus*): liegt unter Sprungbein, größter Fußwurzelknochen, am hinten gelegenen Fersenbeinhöcker (*Tuber calcanei*) setzt Achillessehne an
- Davor:
  - Kahnbein (*Os naviculare*): trägt Gelenkfläche für unteres Sprunggelenk
  - Inneres, mittleres u. äußeres Keilbein (*Ossa cuneiforme*)
  - Würfelbein (*Os cuboideum*)
- Sind untereinander durch zahlreiche Bänder verbunden

Mittelfußknochen:
- Bilden mit Fußwurzelknochen fast unbewegliche Gelenke (*Amphiarthrosen*)
- Bilden mit Zehengliedern Kugelgelenke (aber mit eingeschränktem Bewegungsumfang)

Zehenglieder:
- Bilden miteinander Scharniergelenke
- Großzehe: nur Grund- u. Endphalanx

Die Knochen d. Fußes bilden Längs- u. Quergewölbe, die v. Muskeln u. Sehnen gehalten werden.

Längsgewölbe:
- Am Inneren Fußrand höher als am äußeren
- Ruht auf Köpfchen v. I. u. V. Mittelfußknochen u. Fersenbein

Quergewölbe:
- Überspannt quer Längsgewölbe zw. lateralen u. medialen Anteilen d. Fußwurzel- u. Mittelfußknochen

Funktionen

- Fuß trägt Belastung des gesamten Körpergewichts
- Fußgewölbe nehmen Belastungen federnd auf

Wichtige Erkrankungen

Störungen Fußgewölbe:
- Spreizfuß: Quergewölbe abgeflacht
- Plattfuß: Quer- u. Längsgewölbe abgeflacht → beim Gehen liegt fast gesamte Fußsohle am Boden auf
- Knickfuß: Sprungbein rutscht nach medial unten über Fersenbein ab
- Hohlfuß: überhöhtes Längsgewölbe

Besondere Information

Bei Säuglingen sind die Fußgewölbe noch nicht ausgebildet (Säuglingsplattfuß).

Untere Extremität – Sprunggelenke

Definition

Die Sprunggelenke ermöglichen die Beweglichkeit des Fußes. Es gibt ein oberes u. ein unteres Sprunggelenk.

Bau

Oberes Sprunggelenk:
- *Malleolus lateralis* d. Fibula u. Malleolus medialis d. Tibia bilden zusammen Malleolengabel
- Bänder zw. Tibia u. Fibula halten Malleolengabel zusammen (*Syndesmose*)
- Sprungbeinrolle wird innen u. außen v. Malleolen umfasst
- Innen- u. Außenbänder (*Lig. collaterale mediale* u. *Lig. collaterale laterale*) verstärken Kapsel u. geben Gelenk Halt
- Scharniergelenk

Unteres Sprunggelenk:
- Eigentlich 2 Gelenke (1 vorne, 1 hinten), aber funktionell Einheit
- Beteiligt sind Gelenkflächen v. Sprungbein, Fersenbein u. Kahnbein
- V. Bändern gehalten
- Einachsiges Drehgelenk

Funktionen

- Oberes Sprunggelenk: ermöglicht *Dorsalextension* (→ Heben d. Fußes; dorsal ist hier Fußrücken) u. *Plantarflexion* (→ Senken d. Fußes; *Planta* = Fußsohle)
- Unteres Sprunggelenk: ermöglicht Heben d. mittleren Fußrandes (*Supination*) od. d. äußeren Fußrandes (*Pronation*)

Wichtige Erkrankungen

Beim Umknicken d. Fußes – häufiger nach medial als lateral – kann es zum Zerreißen d. Bandapparates kommen, d. Malleolen können auseinander gesprengt werden u. die Syndesmose reißen.

Untere Extremität – Muskulatur am Oberschenkel

Definition

Die Mehrzahl der Muskeln des Oberschenkels entspringen v. der Hüfte, einige aber auch v. Femur selbst. Sie wirken auf Hüftgelenk u./od. Kniegelenk.

Bau

Die Oberschenkelmuskulatur wird v. der Bindegewebshülle, d. *Fascia lata*, umgeben. An d. Lateralseite ist sie verstärkt, hier bildet sie den *Tractus iliotibialis*. Er wird gespannt vom *M. tensor fasciae latae*.
Man teilt die Muskeln in Gruppen nach ihrer hauptsächlichen Wirkung ein.
Adduktoren:
- Ziehen v. Schambein zum Femur (bis auf *M. gracilis*)
- Langer Oberschenkelanzieher (*M. adductor longus*)
- Kurzer Oberschenkelanzieher (*M. adductor brevis*)
- Großer Oberschenkelanzieher (*M. adductor magnus*)
- Schlankmuskel (*M. gracilis*): zieht über Kniegelenk z. Tibia
- Kammmuskel (*M. pectineus*)

Strecker im Kniegelenk (*Extensoren*):
- Schneidermuskel (M. *sartorius*): entspringt v. *Spina iliaca anterior superior*, setzt medial der *Tuberositas tibiae* an
- Vierköpfiger Oberschenkelmuskel (*M. quadriceps femoris*), besteht aus 4 Muskeln, die gemeinsam über die Patellasehne an *Tuberositas tibiae* ansetzen:
  – Gerader Oberschenkelmuskel (*M. rectus femoris*): entspringt an *Spina iliaca anterior inferior*
  – Innerer Oberschenkelmuskel (*M. vastus medialis*)
  – Mittlerer Oberschenkelmuskel (*M. vastus intermedius*)
  – Äußerer Oberschenkelmuskel (*M. vastus lateralis*)
  – Entspringen alle v. verschiedenen Höhen d. Femurschafts

Flexoren:
- Entspringen alle v. Sitzbeinhöcker, setzen an Tibia an (Synonym: *ischiocrurale* Muskeln)
- Zweiköpfiger Oberschenkelmuskel (*M. biceps femoris*): *Caput longum* u. *Caput breve* (entspringt am Femurschaft)
- Halbsehnenmuskel (*M. semitendinosus*)
- Plattsehnenmuskel (*M. semimembranosus*)

Außerdem: Kniegelenksmuskel (*M. popliteus*): v. lateralen Condylus d. Femurs u. d. Hinterhorn d. Außenmeniskus zur Tibia.

Funktionen

- Adduktion im Hüftgelenk: Adduktoren, M. gracilis auch Beugung u. Innenrotation im Knie
- Beugung im Hüftgelenk: M. rectus femoris, M. tensor fasciae latae, M. sartorius
- Streckung im Kniegelenk: Extensoren (große Ausnahme: M sartorius; je nach Position beugt od. innenrotiert er Kniegelenk, außerdem beugt u. adduziert er Hüfte)
- Beugung im Kniegelenk: Flexoren; M. semitendinosus u. M. semimembranosus bewirken außerdem Innenrotation im Knie
- M. popliteus: Beugung u. Innenrotation im Kniegelenk, verhindert Einklemmung d. Kniegelenkskapsel bei Beugung

Untere Extremität – Muskulatur am Unterschenkel

Definition

Die Muskeln am Unterschenkel wirken auf die Sprung- u. Zehengelenke, manche auch auf das Knie.

Bau

Die Unterschenkelmuskulatur wird durch bindegewebige Trennwände (*Septen*) in 4 Kammern (*Muskellogen*) aufgeteilt. Die Septen sind recht starr, die Muskellogen kaum dehnbar. Eine eigene Loge umgibt jeweils die Extensoren, die oberflächliche Schicht d. Flexoren, die tiefe Schicht d. Flexoren u. die Fibularisgruppe (auch: *Peronaeusgruppe*).
Die Sehnen d. meisten Muskeln werden v. Sehnenscheiden umhüllt.
Extensoren:
- Liegen lateral d. Schienbeinvorderkante u. vor Wadenbein
- Sehnen ziehen unter Haltebändern d. Extensorengruppe (*Retinaculum musculorum extensorum sup.* u. *inf.*) durch
- Vorderer Schienbeinmuskel (*M. tibialis ant.*)
- Langer Zehenstrecker (*M. extensor digitorum longus*)
- Langer Großzehenstrecker (*M. extensor hallucis longus*)

Fibularisgruppe:
- Entspringen v. Fibula
- Liegen seitl d. Extensoren, lateral d. Fibula
- Laufen hinter u. unter Außenknöchel zum Fuß
- Ziehen unter Haltebänder d. Fibularisgruppe (*Retinaculum musculorum fibularis sup.* u. *inf.*)
- Langer Wadenbeinmuskel (*M. fibularis longus*)
- Kurzer Wadenbeinmuskel (*M. fibularis brevis*)

Tiefe Flexorengruppe:
- Liegen hinter Schien- u. Wadenbein
- Laufen hinter u. unter Innenknöchel zum Fuß
- Ziehen unter Halteband d. Extensoren (*Retinaculum musculorum flexorum*)
- Hinterer Schienbeinmuskel (*M. tibialis post.*)
- Langer Großzehenbeuger (*M. flexor hallucis longus*)
- Langer Zehenbeuger (*M. flexor digitorum longus*)

Oberflächliche Flexorengruppe:
- Bilden hintere Kontur d. Wade
- Setzen über Achillessehne am Fersenhöcker an
- Werden zusammen auch als dreiköpfiger Wadenmuskel (*M. triceps surae*) bezeichnet
- Zwillingswadenmuskel (*M. gastrocnemius*): entspringt mit je einem Kopf v. beiden Femur-Epicondylen
- Schollenmuskel (*M. soleus*)

Funktionen

- Beugung im Knie: M. gastrocnemius
- Plantarflexion u. Supination in Sprunggelenken: oberflächliche u. tiefe Flexoren
- Plantarflexion u. Pronation in Sprunggelenken: Tibialisgruppe
- Dorsalextension: Extensorengruppe:
  - M. tibialis ant.: außerdem je nach Stellung d. Fußes Pronation od. Supination
  - M. extensor digitorum longus: außerdem Pronation u. Streckung II.–V. Zehe
  - M. extensor hallucis longus: außerdem Streckung Großzehe

Wichtige Erkrankungen

Kompartmentsyndrom: Bei Blutungen od. Schwellungen in einer Muskelloge erhöht sich d. Druck in Loge → Nerven u. Gefäße werden komprimiert → Muskelnekrosen, evtl. irreversible Nervenschäden.

> Damit ein Kompartmentsyndrom möglichst schnell erkannt u. behandelt werden kann, müssen nach Unterschenkelfrakturen u. Neuanlagen v. Gipsen stündl. Puls, Sensibilität u. Beweglichkeit v. Fuß u. Zehen überprüft werden.

Untere Extremität – Muskulatur am Fuß

Definition

Die Muskeln, die am Fuß entspringen, lassen sich in 4 Gruppen einteilen: Muskeln des Fußrückens, im Großzehenfach (mediale Gruppe), im Mittelfach (mittlere Gruppe) u. im Kleinzehenfach (laterale Gruppe).

Bau

Eine Sehnenplatte (*Plantaraponeurose*) überspannt d. Muskulatur d. Fußsohle. Bindegewebige Septen teilen Muskellogen ab.
Muskeln Fußrücken:
- Kurzer Zehenstrecker
  (*M. extensor digitorum brevis*)
- Kurzer Großzehenstrecker
  (*M. extensor hallucis brevis*): mit 2 Köpfen (oberflächlicher u. tiefer)
Muskeln im Großzehenfach:
- Kurzer Großzehenbeuger
  (*M. flexor hallucis brevis*)
- Großzehenabspreizer
  (*M. abductor hallucis*)
- Großzehenanzieher
  (*M. adductor hallucis*)
Muskeln im Mittelfach:
- Kurzer Zehenbeuger
  (*M. flexor digitorum brevis*)
- Viereckiger Fußsohlenmuskel
  (*M. quadratus plantae*): setzt an Sehne d. *M. flexor digitorum longus* an
- *Mm. lumbricales*: entspringen v. Sehnen d. *M. flexor digitorum longus*
- Zwischenknochenmuskeln
  (*Mm interossei*): 4 dorsale, 3 plantare
Muskeln im Kleinzehenfach:
- Kleinzehenabspreizer
  (*M. abductor digiti minimi*)
- Kurzer Kleinzehenbeuger
  (*M. flexor digiti minimi brevis*)
- Kleinzehengegensteller
  (*M. opponens digiti minimi*)

Funktionen

- Muskeln Fußrücken: Strecken Zehen im Grundgelenk; relativ schwach
- Muskeln im Großzehenfach: v. a. Verspannung Längsgewölbe (*M. adductor hallucis*: auch Quergewölbe); Beugung (*M. flexor hallucis brevis*), Adduktion (*M. adductor hallucis*), Abduktion (*M. adductor hallucis*) Großzehe
- Muskeln im Mittelfach:
  - *M. flexor digitorum brevis*: verspannt Längsgewölbe, Plantarflexion Zehen II–V in Grund- u. Mittelgelenken
  - *Mm. lumbricales*, *Mm. interossei*: Beugen Zehen in Grundgelenken; Strecken in Mittel- u. Endgelenken
- Muskeln im Kleinzehenfach: v. a. Verspannung d. Längsgewölbes; Abspreizen, Beugen, Gegenüberstellen d. kleinen Zehe

Untere Extremität – Nerven

Definition

Die Nerven der unteren E. gehen aus Lendengeflecht (*Plexus lumbalis*) u. Kreuzgeflecht (*Plexus sacralis*) hervor. Sie versorgen Bein u. Fuß *motorisch* (Muskelbewegungen) u. *sensorisch* (Gefühl d. Haut, Propriozeption d. Muskeln). Die großen Nerven sind der Schenkelnerv (*N. femoralis*) aus dem Plexus lumbalis u. der Ischiasnerv (*N. ischiadicus*) aus dem Plexus sacralis.

Bau

N. femoralis:
- Läuft auf Ventralseite d. Oberschenkels
- Gibt Äste zu Extensoren des Kniegelenks u. zum *M. pectineus* ab
- *N. saphenus* (Ast zur Haut) zieht als einziger Endast zum Unterschenkel (auf Medialseite bis zum Fußrand)

N. ischiadicus:
- Eigentlich 2 Nerven, die am Oberschenkel gemeinsam laufen: Schienbeinnerv (*N. tibialis*) u. gemeinsamer Wadenbeinnerv (*N. fibularis communis*)
- Zieht auf Rückseite d. Oberschenkels zur Kniekehle
- Teilt sich über Knie in N. tibialis u. N. fibularis communis
- N. fibularis: windet sich ums Wadenbeinköpfchen nach vorne u. läuft am Unterschenkel in Fibularisloge; teilt sich dort in oberflächlichen u. tiefen Ast → *N. fibularis superficialis* bleibt an fibularer Seite d. Unterschenkels; *N. fibularis profundus* läuft in Extensorenloge
- N. tibialis: zieht in tiefe Flexorenloge

Funktionen

N. femoralis:
- Versorgt Haut d. vorderen u. medialen Ober- u. d. medialen Unterschenkels
- Versorgt Strecker am Oberschenkel u. tw. M. pectineus

N. ischiadicus:
- Versorgt Beugemuskeln am Oberschenkel u. tw. *M. adductor magnus*
- N. fibularis communis versorgt Extensoren am Unterschenkel, Fußrückenmuskulatur (aus N. fibularis profundus) u. Fibularisgruppe (aus N. fibularis)
- N. tibialis versorgt Flexoren am Unterschenkel u. Muskulatur d. Fußsohle

Untere Extremität – Gefäße

Definition

Die Arterien der unteren E. gehen aus der äußeren Beckenarterie (*A. iliaca ext.*) hervor. Die Venen münden in der äußere Beckenvene (*V. iliaca ext.*).

Bau

Arterien:
- A. iliaca ext. heißt ab Leistenband Oberschenkelarterie (*A. femoralis*)
- A. femoralis läuft zw. vorderer Oberschenkelmuskeln nach distal
- Läuft zur Kniekehle, heißt dort Kniekehlenarterie (*A. poplitea*)
- Etw. unterhalb d. Knies teilt sie sich auf in vordere u. hintere Schienbeinarterie (*A. tibialis ant.* u. *post.*)
- A. tibialis ant. läuft zw. Schien- u. Wadenbein nach vorne in Extensorenloge u. dann als *A. dorsalis pedis* weiter zum Fußrücken

- A. tibialis post. gibt Wadenbeinarterie (*A. fibularis*) ab, läuft in tiefer Flexorenloge zur Fußsohle
- A. fibularis läuft in tiefer Flexorenloge

Venen:
- Tiefe u. oberflächliche Venen
- Tiefe Venen laufen begleitend zu Arterien
- Große oberflächliche (Haut-)Venen am Unterschenkel: große u. kleine Rosenvene (*V. saphena magna* u. *parva*)
- V. saphena magna: zieht an Beininnenseite nach oben, mündet in *V. femoralis*
- V. saphena parva: läuft auf Unterschenkelrückseite u. mündet in *V. poplitea*

Funktionen

Blutversorgung v. Bein u. Fuß.

Wichtige Erkrankungen

In den oberflächlichen Beinvenen können die Venenklappen geschädigt werden → erweiterte, ausgesackte Venen, sog. Krampfadern (*Varizen*).

> Die Fußpulse tastet man am Fußrücken (*A. dorsalis pedis*) u. hinter u. unter dem Innenknöchel (*A. tibialis post.*).

Fettgewebe

Definition

F. ist – wie Knorpel- u. Knochengewebe – eine Sonderform des Bindegewebes. Bei Frauen bestehen ungefähr 25 % des Körpergewichts aus Fett, beim Mann sind es 10–15 %.

Bau

F. ist aufgebaut aus Läppchen, die v. Bindegewebszügen unterteilt werden. Es gibt 2 Arten v. F.:
- Weißes F.: große Zellen, bestehen fast nur aus einem großen Lipidtropfen
- Braunes F.: v. a. beim Neugeborenen, Zellen mit mehreren Fetteinschlüssen

Beim weißen F. lassen sich Speicher- u. Baufett unterscheiden:
- Speicherfett: v. a. Unterhautfettgewebe u. Fett im Darmgekröse
- Baufett: z. B. Gesäß, Fußsohlen, Wangenfett bei Säuglingen, Augenhöhle

Funktionen

Braunes F. dient beim Säugling v. a. zur Wärmegewinnung, weißes F. als:
- Energiespeicher
- Mechanischer Schutz (Baufett)
- Hormonfabrik

Wichtige Erkrankungen

Die Fettleibigkeit (*Adipositas*) u. mit ihr verbundene Erkrankungen sind v. a. in westl. Industrienationen ein stetig wachsendes Problem. V. Fettleibigkeit spricht man ab einem Body-Mass-Index (BMI) v. 30 kg/m^2.
Der BMI wird folgendermaßen berechnet:

$$BMI = \frac{Körpergewicht}{Körpergröße^2} = kg/m^2$$

> Menschen mit viel Unterhautfettgewebe haben eine größere Kältetoleranz als schlanke Personen. Deshalb brauchen schlanke Patienten nach Operationen eher eine Wärmedecke, um nicht zu frieren.

Gebiss

Definition

Das G. bezeichnet die Zähne (*Dentes*) in der Mundhöhle. Der Mensch macht einen Zahnwechsel durch: Das Milchgebiss mit 20 Zähnen wird ca. ab dem 6. Lebensjahr durch das Erwachsenengebiss mit 32 Zähnen ersetzt.

Bau (> Abb. 15)

Das G. besteht beim Erwachsenen im Ober- u. Unterkiefer jeweils aus:
- 4 Schneidezähnen (*Incisivi*)
- 2 Eckzähnen (*Canini*)
- 4 Backenzähnen (*Prämolares*)
- 6 Mahlzähnen (*Molares*):
  - Die hintersten 2 Molaren sind die sog. Weisheitszähne

Zähne haben:
- Zahnkrone (*Corona*): ragt aus Zahnfleisch heraus, v. Schmelz bedeckt

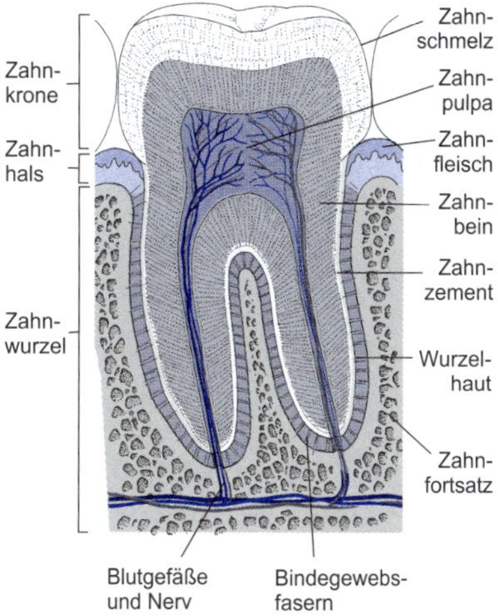

Abb. 15: Längsschnitt durch einen Backenzahn und seine Wurzel

- Zahnhals (*Collum*): Übergang v. Krone zu Wurzel
- Zahnwurzel (*Radix*): steckt in Zahnfächern (*Zahnalveolen*) der Kieferknochen

- Zahnpulpa (*Pulpa dentis*): Zahnhöhle mit Bindegewebe, Nerven u. Blutgefäßen
- Wurzelhaut (*Desmodont*): Bindegewebszüge zw. Zahnwurzel u. -fach, die Zahn verankern; bildet zusammen mit Zahnfleisch (*Gingiva*) u. -fach Halteapparat (*Parodontium*)

Die Hartsubstanz wird unterteilt in:
- Zahnschmelz (*Enamelum*): überzieht Zahn, am dicksten oben, zum Zahnhals hin dünner; härteste Substanz im Körper
- Zahnbein (*Dentin*): ähnelt Knochengewebe (aber härter), Hauptmasse des Zahns
- Zahnzement: wie Knochengewebe aufgebaut, umgibt Zahn als dünne Schicht im Wurzelbereich

Funktionen

- Schneidezähne: Abbeißen
- Backenzähne, Mahlzähne: Zerkleinern der Nahrung

Wichtige Erkrankungen

- Zahnfäule (*Karies*): Erweichung der Hartsubstanz der Zähne durch v. Bakterien produzierten Säuren
- *Parodontitis:* Schwund des Desmodonts durch Entzündung → Zahnfleischentzündung (*Gingivitis*), die auf tiefere Strukturen des Haltapparats übergreift; begünstigt durch Zahnbeläge u. Fremdkörper am Zahnhals

Besondere Informationen

Zahnärzte verwenden die Zahnformel: In jeder Kieferhälfte werden die Zähne durchnummeriert, beginnend mit dem vordersten Schneidezahn. Für die rechte Oberkieferhälfte wird die Zahl 1 vorangestellt, für die linke 2, für die linke Unterkieferhälfte 3, für die rechte 4 (im Uhrzeigersinn durchnummeriert). Bsp.: Der erste Molar im linken Oberkiefer hat die Nummer 2/6.
Zahnentzündungen können sich auch auf innere Organe ausbreiten. So besteht z. B. das Risiko einer Endokarditis durch die Ausschwemmung von Bakterien in den Körper.

Geburt

Definition

Die G. des Kindes ist das Ende der ☞ Schwangerschaft. Sie beginnt mit dem Einsetzen regelmäßiger *Uteruskontraktionen* (Wehen) u. endet mit der Austreibung des Mutterkuchens (*Plazenta*).

Beteiligte Organe

- Reifer Fötus: Scheitel-Fersen-Länge min. 48 cm; Gewicht min. 3 200 g (weibl.) bzw. 3 400 g (männl.); Flaumhaare (*Lanugohaare*) nur noch auf Schultern u. Oberarmen; Fingernägel überragen Fingerkuppen
- Normale Position d. Fötus im Uterus: mit Kopf n. unten, Beine angezogen u. übereinander geschlagen
- Mütterl. Uterusmuskulatur: wird durch hohen Östrogenspiegel während Schwangerschaft für Wehen aus-

lösendes Oxytocin aus Hypophyse sensibilisiert
- Muttermund: aufgeweicht durch Prostaglandine
- Geburtskanal: Weg d. Kindes durch mütterl. ☞ Becken

Funktionsmechanismen

Schon vor d. eigtl. G. kommt es am Ende d. Schwangerschaft zu Wehen (Schwangerschaftswehen), die schließlich als Senkwehen den Kopf des Kindes nach unten drücken
3 Stadien d. G.:
Eröffnungsphase:
- Vom Fötus abgegebene Hormone lösen regelmäßige, schmerzhafte Wehen aus
- Unterer Teil d. Gebärmutter wird geweitet → Kind gelangt tiefer in Geburtskanal

- Muttermund wird geweitet
- Bis zum Ende d. Eröffnungsphase platzt Fruchtblase
- Nach 10–12 Stunden (Erstgebärende) bzw. 5–7 Stunden (Zweit- od. Mehrgebärende) ist Muttermund vollständig eröffnet → Ende Eröffnungsphase

Austreibungsphase:
- Dauer: 30–60 min.
- Häufigkeit u. Stärke d. Wehen nehmen stark zu
- Wenn Kind d. Beckenboden erreicht, soll Mutter aktiv mitpressen (Pressphase, 20–30 min.)
- Kind dreht sich um 90°, damit Kopf durch Beckeneingang passt
- Beim Durchtritt d. Kopfes durch Becken dreht sich Kopf noch mal um 90° → Hinterkopf d. Kindes liegt ventral
- Ist Kopf geboren, dreht Kind sich noch mal um 90°, damit Schultern durchs Becken passen

- Endet mit G. d. Kindes
Nachgeburtsphase:
  - Kurz nach Austreibungsphase setzen erneut Wehen ein (Nachgeburtswehen)
  - Plazenta löst sich u. wird ausgestoßen → Blutungen
  - Uterus zieht sich zusammen → Wundfläche wird verkleinert, Blutung kommt zum Stillstand

Wichtige Erkrankungen

V. einer Frühgeburt spricht man bei einer G. zw. 28. u. 32. Schwangerschaftswoche. Säuglinge mit Geburtsgewicht unter 1 250 g werden als unreif (*immatur*), Säuglinge unter 2 500 g als noch nicht ausgereift (*prämatur*) bezeichnet.

> Der werdenden Mutter kann die G. durch die Anleitung zu richtiger Atemtechnik, Entspannung d. Beckenmuskulatur, Einnahme d. richtigen Körperhaltung u. richtiges Einsetzen d. Bauchpresse wesentlich erleichtert werden.

Besondere Information

Ein Kaiserschnitt (*Sectio caesarea*), bei dem Bauchhöhle u. Gebärmutter eröffnet werden, kommt z. B. bei zu engem Geburtskanal, Querlage d. Kindes, Mehrlingsgeburten u. a. Geburtsrisiken od. -hindernissen zum Einsatz. In den letzten Jahren stieg auch die Zahl d. Wahlkaiserschnitte.

Gehirn – Grundlagen

Definition

Das G. ist Teil des *zentralen* Nervensystems (ZNS). Es steuert alle bewussten, wie auch viele unbewusste Vorgänge. Es ist Sitz v. Gefühlen, Empfindungen u. Gedanken. Es besteht aus ☞ Nervenzellen, deren Fortsätzen, sowie Stütz- u. Hilfszellen (*Gliazellen*).

Bau (› Abb. 16)

- Gewicht: ca. 2% d. Körpergewichts (1 100–1 500 g)
- Umgeben v. Liquor u. Hirnhäuten
- Gliederung in Abschnitte
  - Rautenhirn (*Rhombencephalon*): Hinterhirn (*Metencephalon*) u. verlängertes Mark (*Myelencephalon, Medulla oblongata*)
  - Mittelhirn (*Metencephalon*)
  - Vorderhirn (*Prosencephalon*): Großhirn (*Telencephalon*) u. Zwischenhirn (*Diencephalon*)

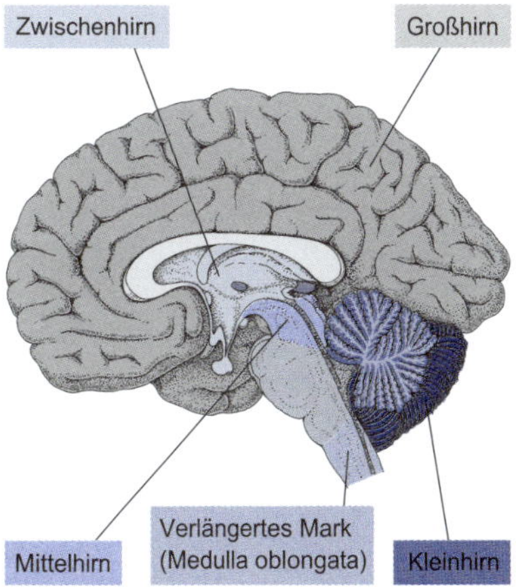

Abb. 16: Schnitt durch das Gehirn

- Allg. Aufbau d. Hirns: Graue Substanz u. weiße Substanz
  - Graue Substanz: Perikarien v. Nervenzellen; Vorkommen in Rinde (*Cortex*) u. Kernen (*Nuclei*) im Inneren d. Hirns
  - Weiße Substanz: Nervenfasern

Funktionen

- Graue Substanz: Nervenimpulse verarbeiten
- Weiße Substanz: Nervenimpulsen leiten

- Hinterhirn: Brücke (*Pons*) u. Kleinhirn (*Cerebellum*)
- Hirnstamm: verlängertes Mark, Brücke, Mittelhirn

Gehirn – Großhirn

Definition

Das Großhirn (*Telencephalon*) ist Sitz der höheren Funktionen des G. Es nimmt den größten Teil der äußeren Hirnfläche ein u. liegt direkt unter den Knochen des ☞ Schädels.

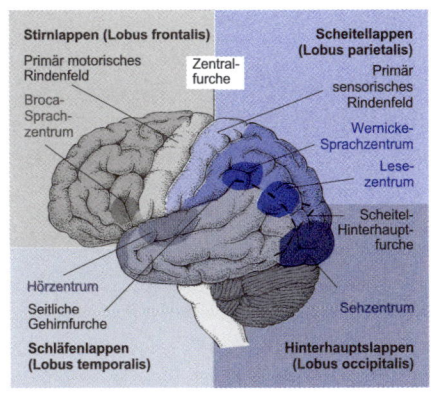

Abb. 17: Die Hirnlappen des Großhirns

Bau (› Abb. 17)

2 Hälften (*Hemisphären*), getrennt durch Längsfurche (*Fissura longitudinalis*); Oberfläche mit aufgefalteten Hirnwindungen (*Gyri*) u. eingesenkten Furchen (*Sulci*).
In Tiefe d. Längsfurche sind Hirnhälften durch breites Band weißer Substanz, den Balken (*Corpus callosum*), verbunden.
4 Lappen, voneinander abgetrennt durch bes. deutliche Furchen:
- Stirnlappen (*Lobus frontalis*): vorderer, oberer Anteil, nach hinten begrenzt durch Zentralfurche (*Sulcus centralis*)
- Scheitellappen (*Lobus parietalis*): hinter Stirnlappen, nach seitl. unten begrenzt durch seitl. Großhirnfurche (*Sulcus lateralis*)
- Schläfenlappen (*Lobus temporalis*): unter Stirn- u. Scheitellappen
- Hinterhauptlappen (*Sulcus occipitalis*): wird v. Scheitel-Hinterhauptfurche (*Sulcus parieto-occipitalis*) gg. Schläfen- u. Scheitellappen abgrenzt
- Keinem Lappen zuzuordnen: *Gyrus cinguli* als Teil d. limbischen Systems auf Medialseite über Balken; Inselrinde, bedeckt v. Frontal-, Temporal- u. Parietallappen

Mantelkante heißt die Kante, an der die gewölbte Seite d. G. (*Facies lateralis*) in die der anderen Hemisphäre zugewandten Seite (*Facies medialis*) übergeht.
Weiße Substanz ist zu Bahnen organisiert.

Funktionen

Auf d. Rinde liegen Neurone mit ähnlichen Funktionen nebeneinander → Rindenfelder.

- Primäre Felder: bekommen Informationen vom ☞ Thalamus, bringen Informationen zu Bewusstsein; senden motorische Befehle
- Sekundäre Felder: interpretieren Informationen, ermöglichen Verstehen, vergleichen mit früheren Erfahrungen; primäre u. sekundäre Felder liegen benachbart
- Assoziationsfelder: verknüpfen Informationen aus verschiedenen Rindenfeldern

Die Bahnen lassen sich, je nachdem, welche Strukturen sie miteinander verbinden, einteilen in:

- *Kommissurenbahnen*: verbinden beide Hirnhälften, z.B. Balken
- *Assoziationsbahnen*: verbinden Areale innerhalb einer Hemisphäre
- *Projektionsbahnen*: ziehen zu anderen Gehirnabschnitten od. ins Rückenmark

Besondere Information

Die Großhirnrinde enthält 70% aller Nervenzellen des Gehirns.

Gehirn – Leistungen des Großhirns

Definition

Das Großhirn ist Sitz v. Emotionen, Gedanken, des Bewusstwerdens v. Sinneseindrücken aus der Umwelt, ihrer Einordnung u. ihrem Verständnis. Bewegungen werden hier geplant u. der Impuls zur Ausführung gegeben. Das Großhirn speichert Informationen (es lernt) u. ist Ort des Gedächtnisses. Das Großhirn beherbergt also die meisten spezifisch menschlichen Eigenschaften. Viele davon kann man einem od. mehreren fest umschriebenen Gebieten im Großhirn zuordnen.

Beteiligte Strukturen

Motorische Leistungen:
- Primär motorisches Rindenfeld im *Gyrus praecentralis* (vor Zentralfurche):
  - Die entsprechenden Neuronen für jedes Körperteil liegen auf eigenem Abschnitt
  - Neuronenzahl richtet sich nicht nach Größe d. Organs, sondern nach Komplexität d. mögl. Bewegungen → Hand extrem groß, Rumpf recht klein
- Pyramidenbahn: Projektionsbahn d. (Fein-)Motorik, verbindet motorischen Kortex mit Hirnnervenkernen, bzw. Rückenmark

Empfindungen aus Haut, Muskeln, Organen:
- Primär sensorisches Rindenfeld: im *Gyrus postcentralis* (hinter Zentralfurche)

Erzeugen u. Verstehen v. Sprache:
- Primäres Hörfeld: in oberer Schläfenlappenwindung; Geräusche werden wahrgenommen
- Sekundäres Hörfeld: Geräusche werden als Sprache wahrgenommen
- Wernicke-Sprachzentrum: Assoziationsfeld im Parietallappen; Sprache wird verstanden
- Broca-Sprachzentrum: sekundäres Feld im Temporallappen; koordiniert Motorik beim Sprechen

Sehen:
- Primäres u. sekundäres Sehfeld im Okzipitallappen

Emotionen:
- Limbisches System mit Mandelkern (*Corpus amygdaloideum*), *Hippocampus* u. Teile d. Hypothalamus im Zwischenhirn

Gedächtnis u. Lernen:
- Kurzzeitgedächtnis v. a. im Frontallappen, Langzeitgedächtnis auf ganzer Rinde
- Lernen v. expliziten Inhalten (Fakten, Ereignisse): Hippocampus u. a.
- Emotionales Lernen: Mandelkern

Funktionsmechanismen

Gedächtnis:
- Sensorischer Informationsspeicher (Ultrakurzzeitgedächtnis): speichert im Moment wichtige Informationen für wenige Sek. od. kürzer, neue Inhalte verdrängen alte
- Kurzzeitgedächtnis: speichert Inhalte Minuten bis Tage, neue Inhalte verdrängen alte
- Langzeitgedächtnis: Inhalte tw. lebenslang vorhanden, nur Zugriff kann vergessen werden (verschüttete Erinnerungen)

Wichtige Erkrankungen

- Da das Großhirn für so viele Aufgaben zuständig ist, können die Auswirkungen durch Krankheiten u. Verletzungen auch entsprechend vielfältig sein.
- Schlaganfälle können mit Lähmungen od. Sprachstörungen einhergehen.

- Bei Alzheimer-Demenz gehen Neuronen zugrunde → Verwirrtheit, Vergesslichkeit
- Bei Epilepsie kommt es immer wieder zu Krampfanfällen, die durch unkontrollierte Entladungen großer Gruppen v. Neuronen hervorgerufen werden.

> Die Hirnhälften sind nicht gleich. Das Erzeugen u. Erkennen v. Sprache ist bei der Mehrzahl der Menschen in d. linken Hemisphäre lokalisiert.

Besondere Information

Die Kapazität des Langzeitgedächtnisses wird auf 10^{10}–10^{14} bit geschätzt → theoretisch hätte eine Zahl mit 100 000 Milliarden Stellen Platz.

Gehirn – Basalganglien

Definition

Die Basalganglien sind eine Gruppe v. Nervenkernen, die im Großhirn tief in die weiße Substanz eingebettet u. zur Steuerung v. Bewegungen wichtig sind. Sie legen fest wie weit, wie stark, wie schnell u. in welche Richtung eine Bewegung ausgeführt wird.

Bau

Streifenkörper (*Striatum*), besteht aus:
- Schweifkern (*Nucleus caudatus*)
- Schalenkern (*Putamen*)

Außerdem gehört der bleiche Körper (*Globus pallidus*) zu den Basalganglien. Nucleus caudatus u. Globus pallidus werden auch als Linsenkern (*Nucleus lentiformis*) zusammengefasst, weil sie nebeneinander liegen.

Zwar nicht zu den Basalganglien d. Großhirns zählend, aber dennoch mit ihnen eine funktionelle Einheit bildend, sind:
- *Nucleus subthalamicus* im Zwischenhirn
- *Substantia nigra* im Mittelhirn

Funktionen

- Vereinfacht: moduliert v. Eingängen aus Kortex u. Substantia nigra hemmen Basalganglien Bewegungsimpulse zum ☞ Thalamus mehr od. weniger stark

Wichtige Erkrankungen

- Beim Morbus Parkinson gehen Neurone in Substantia nigra mit Transmitter Dopamin verloren → zu starke Hemmung d. Bewegungsimpulse → erhöhter Muskeltonus, langsame Bewegungen, starres Gesicht
- Verlust v. Neuronen im Striatum bei der Erbkrankheit Chorea Huntington bewirkt ungenügende Hemmung d. Bewegungsimpulse → plötzlich auftretende, überschießende Bewegungen

Gehirn – Zwischenhirn

Definition

Das Zwischenhirn (*Diencephalon*) ist funktionell zw. Großhirn u. Hirnstamm eingeschaltet. Es liegt unter den Großhirnhälften.

Bau

Das Zwischenhirn lässt sich unterteilen in:
- *Epithalamus* mit *Epiphyse*, auch Zirbeldrüse (*Glandula pinealis*) genannt
- ☞ Thalamus
- *Subthalamus*
- *Hypothalamus* mit *Hypophyse* (nur *Neurohypophyse* ist Teil d. Zwischenhirns)

Funktionen

Hypothalamus („Innenminister" d. Körpers) steuert zahlreiche vegetativen Funktionen:
- Reguliert Körpertemperatur
- Kontrolliert über Osmorezeptoren Wasser- u. Salzhaushalt
- Ist Sitz v. Durst- u. Hungerzentrum
- Nimmt Einfluss auf Kreislauf, ☞ Verdauung u. Blasenfunktion
- Stellt Hormone d. Neurohypophyse her u. steuert Adenohypophyse über Releasinghormone
- Ist Teil vom limbischen System u. wirkt an Entstehung v. Gefühlen mit

Epiphyse:
- Schüttet im Tages- u. Nachtrhythmus das Hormon Melatonin aus → Regulierung v. Schlaf- u. Wachphasen, Auslösen v. Müdigkeit

Subthalamus:
- Mit *Globus pallidus* u. *Nucleus subthalamicus* Teil d. Basalganglien

Besondere Information

Im Hypothalamus des Zwischenhirns ist auch die „innere Uhr" des Menschen untergebracht. Nervenzellen hier wirken u.a. auf die Epiphyse ein.

Gehirn – Thalamus

Definition

Der Thalamus ist Teil des ☞ Zwischenhirns. Seine Rolle ist die eines Pförtners des Bewusstseins. Ein Großteil der ein- u. ausgehenden Informationen wird im Thalamus gefiltert u. moduliert.

Bau

Eiförmige Ansammlung grauer Substanz (ca. 3 × 1,5 × 1,5 cm), organisiert in vielen Kernen.
Funktionell wie anatomisch kann man den Thalamus in verschiedene Anteile aufteilen:
- Anteriore Kerngruppe mit Verbindung zum limbischen System
- Innerer u. äußerer Kniehöcker (*Corpus geniculatum mediale* bzw. *laterale*): Teil d. Hör- (*mediale*) bzw. Sehbahn (*laterale*)
- Ventrale Kerngruppe für motorische Informationen, bzw. für Informationen d. Sensibilität

Die Thalami der beiden Hirnhälften berühren sich an *Adhaesio interthalamica*, die in den III. Ventrikel hineinreicht.

Funktionen

- Schaltstation für alle ein- u. ausgehenden Informationen (Ausnahme: ☞ Geruchssinn)
- Filtert unbedeutende Erregungen aus
- Ein- bzw. Ausgänge zur jeweils gegenüberliegenden (*kontralateralen*) Körperhälfte
- Steht für Steuerung d. Motorik in enger Verbindung mit Basalganglien

Wichtige Erkrankungen

Wird der Thalamus geschädigt, z. B. durch Blutungen od. Ischämie, kann es zu Ausfällen d. Motorik, d. Sensibilität u./od. des Sehens kommen, u. zwar jeweils auf der gegenüberliegenden Körperseite.

> Bei halbseitigen Ausfällen spricht man v. *Hemiparese* (Lähmung) od. *Hemianopsie* (Ausfall d. Sehens).

Gehirn – Kleinhirn

Definition

Das Kleinhirn (*Cerebellum*) ist durch die Kleinhirnstiele (*Pedunculi cerebellaris*) mit dem Hirnstamm verbunden. Es liegt in der hinteren Schädelgrube unterhalb des Okzipitallappens u. ist zuständig für Motorik u. Gleichgewicht.

Bau

- 2 Kleinhirnhälften (*Hemisphären*) mit feinen Windungen (*Folia cerebelli*) u. Furchen (*Fissurae cerebelli*)
- Mittelteil zw. Hemisphären: Kleinhirnwurm (*Vermis*)
- An Oberfläche dünne Rinde (*Cortex cerebelli*) aus grauer Substanz
- In darunter liegender weißer Substanz sind Kleinhirnkerne eingebettet

Feinbau Cortex: 3 Schichten mit charakteristischen Zellpopulationen:

- Körnerzellschicht (*Stratum granulosum*) mit Körner- (Eingangszellen d. Kleinhirns) u. Golgi-Zellen
- Purkinje-Zellschicht (*Stratum purkinjense*) mit Purkinje-Zellen (Ausgangszellen zu Kleinhirnkernen)
- Molekularschicht (*Stratum moleculare*) mit Korb- u. Sternzellen

Funktionen

Rolle bei Feinabstimmung u. Koordination d. Willkürmotorik, Aufrechterhaltung v. Muskeltonus u. Gleichgewicht
Entwicklungsgeschichtlich u. funktionell können 3 Anteile unterschieden werden:

- Urkleinhirn (*Archicerebellum*): Gleichgewicht
- Altkleinhirn (*Paleocerebellum*): Muskeltonus
- Neukleinhirn (*Neocerebellum*): Bewegungskoordination

Wichtige Erkrankungen

Schädigung d. Kleinhirns kann zu gestörter Bewegungskoordination, Fallneigung, Zielunsicherheiten bei Bewegungen, Muskelhypotonie u. Intentionstremor bei Bewegungen führen.

Gehirn – Hirnstamm

Definition

Der Hirnstamm ist der am tiefsten gelegene Hirnabschnitt. Er besteht aus Mittelhirn (*Mesencephalon*), Brücke (*Pons*) u. verlängertem Mark (*Medulla oblongata*).

Bau

Medulla oblongata:
- Geht ohne scharfe Abtrennung ins ☞ Rückenmark über
- An Vorderseite: Vorwölbungen der Pyramiden (aufgeworfen v. Fasern d. Pyramidenbahn)
- Unter Pyramiden kreuzt Pyramidenbahn auf gegenüberliegende Seite
- An Rückseite: Vorwölbung v. Nervenkernen (*Ncl. cuneatus*, *Ncl. gracilis*)

Brücke:
- Nach ventral wulstartige Vorwölbung
- Nach dorsal gehen Kleinhirnschenkel ab

Mittelhirn:
- Ansicht v. vorne: Hirnschenkel (*Pedunculi cerebri*), absteigende Bahnen
- Ansicht v. hinten: Vierhügelplatte (*Lamina tecti*)

Ganzer Hirnstamm hat gleiche Längsgliederung in 3 Schichten (v. ventral nach dorsal):
- Basis: absteigende Bahnen; weiße Substanz mit eingelagerten Nervenzellen d. schwarzen Substanz (*Substantia nigra*) im Mittelhirn
- Haube (*Tegmentum*): weiße Substanz (aufsteigende Bahnen) mit Nervenkernen (u. a. der ☞ Hirnnerven) u. netzförmiger Ansammlung v. Nervenzellen d. *Formatio reticularis*
- Dach (*Tectum*): hinterster Abschnitt, bedeckt Aquädukt u. IV. Ventrikel

Funktionen

Hirnnervenkerne: dienen als Eingangs- bzw. Ausgangskerne d. Hirnnerven.

Formatio reticularis:
- Enthält Kerne v. Kreislauf-, Atem-, Brech- u. Miktionszentrum
- Koordiniert Hirnnervenkerne
- Kann über das zu höheren Hirnanteilen aufsteigende retikuläre Aktivierungssystem (ARAS; Weckzentrum) eine Wachreaktion u. gesteigerte Aufmerksamkeit erzeugen
- Trägt generell zur Regulierung d. Bewusstseinszustands bei
- Motorisches Zentrum d. Formatio reticularis trägt z. Steuern d. Muskeltonus bei, kann ☞ Reflexe im Rückenmark unterdrücken

Wichtige Erkrankungen

Tritt – z. B. durch Schwellung od. Blutung – eine Raumforderung im Hirn ein, kann Hirnstamm im Hinterhauptloch eingeklemmt werden → Schädigung der lebenswichtigen Zentren → oft tödlich.
Eine andere mögliche Störung im Bereich des Hirnstamms ist ein Infarkt, der mit dem fast vollständigen Verlust der Bewegungsfähigkeit einhergeht (Locked-in-Syndrom). Insbesondere bei diesen Patienten ist eine intensive Physiotherapie u. eine zugewandte Pflege v. entscheidender Bedeutung, um eine Besserung des Zustands herbeizuführen.

> Sensorische Eingänge haben aktivierenden Einfluss auf das ARAS. Äußere Reize haben also eine aufmerksamkeitssteigernde Wirkung. Daher versinken bes. alte, bettlägerige Patienten ohne Ansprache oft in Teilnahmslosigkeit (Apathie).

Gelenke – Grundlagen

Definition

G. (*Arthros, Articulatio*) sind die Verbindung v. 2 Knochen. Es gibt echte G. (Diarthrosen, mit Gelenkspalt, > Abb. 18) u. unechte G. (Synarthrosen, ohne Gelenkspalt).

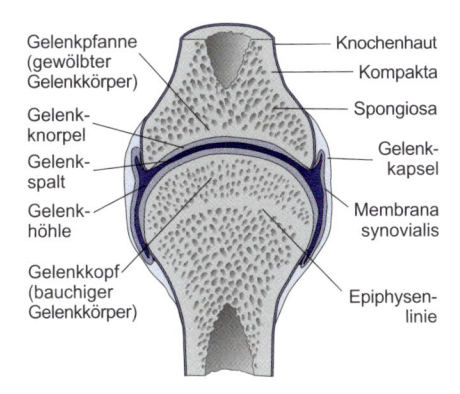

Abb. 18: Schema einer Diarthrose

Diarthrosen bestehen min. aus:
- Gelenkflächen, überzogen mit Gelenkknorpel (meist *hyaliner* Knorpel)
- Bindegewebiger Gelenkkapsel
- Gelenkbändern
- Gelenkhöhle, gefüllt mit Gelenkflüssigkeit (*Synovia*), die in innerer Schicht der Gelenkkapsel gebildet wird

Typischer Aufbau einer Diarthrose:
- 2 Knochen treffen mit unterschiedlich geformten Gelenkkörpern aufeinander
- Bauchig geformter Gelenkkörper: Gelenkkopf
- Nach innen gewölbter Gelenkkörper: Gelenkpfanne

Diarthrosen können je nach Art u. Umfang d. möglichen Bewegung in verschiedene Gelenktypen unterteilt werden.
Sonderfall d. Diarthrose: straffes Gelenk (*Amphiarthrose*), das zwar einen Gelenkspalt hat, in dem aber nur wenig Bewegung möglich ist.
Diarthrosen können außerdem Hilfseinrichtungen haben.
Synarthrosen können unterschieden werden in:
- Bandhaft (*Syndesmose*): Kontakt zw. Knochen durch Bänder
- Knorpelhaft (*Synchondrose*): Kontakt zw. Knochen durch Knorpel
- Knochenhaft (*Synostose*): Kontakt zw. Knochen durch Knochen

Funktionen

- Gelenkknorpel: nimmt Belastungen auf, schafft ebene, glatte Oberfläche
- Gelenkbänder: sichern u. führen G.
- Gelenkkapsel: schützt das G., bildet Gelenkschmiere (*Synovia*)
- Synovia: dient als Gleitfilm, ernährt Knorpel

Wichtige Erkrankungen

- Gelenkerguss: starke Flüssigkeitsansammlung in einem G., z. B. bei Entzündung (*Arthritis*)
- Arthritis: altersbedingte Schädigung d. Gelenkknorpels
- Ist ein G. lange ruhig gestellt, kann die Gelenkkapsel schrumpfen u. das G. nur noch eingeschränkt beweglich sein, bzw. sogar versteifen.

Eine *Syndesmose* sind z. B. die Nähte zw. den platten ☞ Schädelknochen. Eine *Synchondrose* ist z. B. die Symphyse d. ☞ Beckens od. die Bandscheiben d. ☞ Wirbelsäule. *Synostosen* sind z. B. die verknöcherten Wachstumsfugen an den ☞ Knochen.

Gelenke – Hilfseinrichtungen

Definition

Neben den für G. obligatorischen Strukturen haben manche G. noch Hilfseinrichtungen: *Disci*, *Menisci*, Gelenklippen (*Labra glenoidales*), Schleimbeutel (*Bursae synovialis*).

Bau

Disci (Einzahl: *Discus*):
- Knorpelige Scheiben
- Unterteilen Gelenkspalt in 2 Teile
- Mit Gelenkkapsel verwachsen

Menisci (Einzahl: *Meniscus*):
- C-förmige Knorpelscheiben
- An Außenseite größerer Durchmesser, an Innenseite kleinerer Durchmesser
- Sonderform d. Disci, unterteilen G. nicht vollständig

Gelenklippen:
- Knorpelige Ringwülste am Rand d. Gelenkpfanne

Schleimbeutel:
- Taschen im Bindegewebe
- Enthalten Synovia
- Stehen oft mit Gelenkhöhle in Verbindung

Funktionen

Disci:
- Druckpolster
- Passen ungleichmäßige Gelenkflächen einander an
- Polsterfunktion
- Vorkommen: z. B. Kiefergelenk, proximales Handgelenk

Menisci:
- Vergrößern Auflagefläche d. Knochen → Druckminderung
- Vorkommen: nur Kniegelenk

Gelenklippen: z. B. Kniegelenk
- Vergrößern Gelenkpfanne u. damit Kontaktfläche d. Knochen

- Dämpfen Stöße
- Vorkommen: Schulter, Hüftgelenk

Schleimbeutel:
- Funktionell eigtl. Hilfseinrichtung v. Muskeln u. Sehnen
- Polstern Auflagefläche v. Muskeln u. Sehnen an Knochen ab
- Vorkommen: z. B. zw. Kniescheibe u. Haut

Wichtige Erkrankungen

- Menisci können reißen
- Schleimbeutel können sich nach Verletzungen entzünden

> Gelenkdisci sind etw. grundlegend anderes als die Bandscheiben d. Wirbelsäule (*Disci intervertebralis*).

Gelenke – Gelenktypen und ihre Beweglichkeit

Definition

Je nachdem wie groß die Beweglichkeit in einem G. ist u. wie die Gelenkflächen geformt sind, kann man unterschiedliche Typen v. G. unterscheiden. Die senkrecht zueinander stehenden Hauptachsen, um die Bewegung möglich ist, bezeichnet man auch als Freiheitsgrade. Maximal kann ein Gelenk 3 Freiheitsgrade besitzen u. Bewegungen um die Längs-, Sagittal- u. Transversalachse ausführen.

Bau

G. mit 3 Freiheitsgraden:
- Kugelgelenk (*Articulatio sphaeroidea*): kugelförmiger Gelenkkopf, ausgehöhlte Gelenkpfanne

G. mit 2 Freiheitsgraden:
- Eigelenk (*Articulatio ellipsoidea*): eiförmiger Gelenkkopf, entsprechend ausgehöhlte Pfanne

- Sattelgelenk: (*Articulatio sellaris*): beide Gelenkflächen gleich geformt, jeweils wie ein Reitsattel

G. mit 1 Freiheitsgrad:
- Scharniergelenk: walzenförmiger Gelenkkopf, rinnenförmige Gelenkpfanne; immer v. Kollateralbändern seitl. gesichert
- Radgelenk (*Articulatio trochloidea*): vom Prinzip ähnlich Scharniergelenk, aber zylinderförmiger Gelenkkopf

Sonderfall:
- Ebenes Gelenk (*Articulatio plana*): beide Gelenkflächen ebene Flächen

Funktionen

G. mit 3 Freiheitsgraden:
- Kugelgelenk:
  - Lässt Bewegungen in allen Richtungen zu
  - Alle Bewegungen sind Kombinationen aus Bewegungen um die 3 Hauptachsen: Adduktion/Abduktion um Sagittalachse; Innen-/Außenrotation um Längsachse; Ante-/Retroversion um Transversalachse
  - Vorkommen: z.B. Schulter-, Hüftgelenk

G. mit 2 Freiheitsgraden:
- Eigelenk:
  - Keine Bewegung um Längsachse (Innen-/Außenrotation) möglich
  - Vorkommen: z.B. proximales Handgelenk
- Sattelgelenk:
  - Ebenso keine Bewegung um Längsachse
  - Vorkommen: z.B. Daumensattelgelenk

G. mit 1 Freiheitsgrad:
- Scharniergelenk:
  - Lässt nur Flexion/Extension um Transversalachse zu
  - Vorkommen: z.B. Ellenbogengelenk, Fingerend- u. Mittelgelenke

- Radgelenk:
  - Lässt nur Bewegungen um Längsachse zu
  - Vorkommen: z. B. Gelenk zw. Atlas u. Axis d. ☞ Wirbelsäule, oberes Radioulnargelenk

Sonderfall:
- Ebenes Gelenk:
  - Gegeneinander gleitende Bewegungen d. Gelenkflächen, meist durch Bänder mehr od. weniger stark gesichert
  - Vorkommen: z. B. Zwischenwirbelgelenke

> Mit der Neutral-Null-Methode kann der Bewegungsumfang eines G. angegeben werden. Die Nullstellung eines G. ist dabei die, die das G. an einem Menschen hat, der aufrecht steht u. die Arme locker hängen lässt. Die Füße stehen dabei parallel nebeneinander. Die Hände werden so gehalten, dass die Daumen nach vorne zeigen. Ausgehend v. dieser Nullstellung hat z. B. das Ellenbogengelenk einen Bewegungsumfang für die Flexion v. 150° u. für die Extension v. 10°.

Männliche äußere Geschlechtsorgane

Definition

Die äußeren G. des Mannes sind der Hodensack (*Scrotum*) u. das männliche Glied (*Penis*).

Bau

Hodensack:
- Außen v. Körperhaut überzogen, innen Schicht glatter Muskulatur (*Tunica dartos*)
- Enthält Hoden, Nebenhoden u. Samenstrang

Penis:
- Peniswurzel (*Radix penis*), festgewachsener Teil
- Schaft (freier Teil)
- Eichel (*Glans penis*): bedeckt mit Hautfalte (*Vorhaut*)
- Im Schaft: Schwellkörper
- Penisschwellkörper (*Corpora cavernosa*): paarig, große Bluträume umgeben v. glatter Muskulatur, bilden Schaft
- Harnröhrenschwellkörper (*Corpus spongiosum*): auf Unterseite, bildet Eichel, Harnsamenröhre zieht durch ihn hindurch

Funktionen

- Hodensack: beherbergt Hoden, hält Hoden auf richtiger Temperatur
- Penis: Geschlechtsverkehr (*Kohabitation*)
- Corpora cavernosa: richten Penis auf (*Erektion*); gesteuert v. Parasympathikus erweitern sich Arteriolen, Venen werden verengt → Hohlräume füllen sich mit Blut
- Corpus spongiosum: füllt sich bei Erektion auch, aber nicht entscheidend für Festigkeit

Wichtige Erkrankungen

Die Unfähigkeit eine Erektion zu bekommen (*Impotenz*) kann physische wie psychische Ursachen haben u. führt bei den Betroffenen praktisch immer zu hohem Leidensdruck.

> Bei Kindern kann bis etwa zum 3. Lebensjahr die Vorhaut praktisch nicht zurückgezogen werden. Ein vorzeitiger Versuch kann zu Einreißen u. Narbenbildung führen.

Männliche innere Geschlechtsorgane

Definition

Zu den inneren G. des Mannes zählen: Hoden (*Testes*, Einzahl: *Testis*), Nebenhoden (*Epididymis*), Samenleiter (*Ductus deferens*) u. Geschlechtsdrüsen.

Bau (> Abb. 19)

Hoden:
- Paarig, pflaumenförmig
- Entwickeln sich im Körperinneren, steigen bis zur Geburt in Hodensack ab (*Descensus testis*)

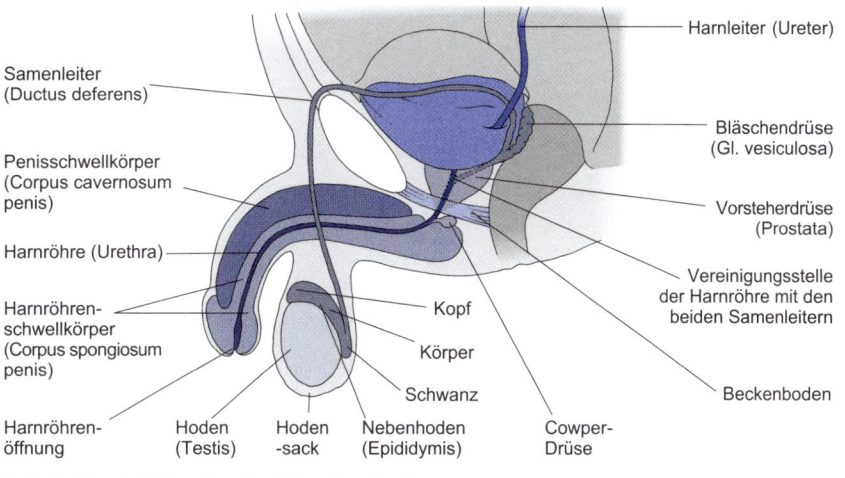

Abb. 19: Übersicht über die männlichen Geschlechtsorgane

- In Läppchen (*Lobuli testis*) unterteilt
- Jedes Läppchen ist v. Samenkanälchen (*Tubuli seminiferi*) durchzogen
- Epithel d. Samenkanälchen ist Keimepithel, besteht aus Keim- u. Sertoli-Stützzellen
- Zw. Kanälchen: Leydig-Zellen
- Samenkanälchen münden in Ausführungsgänge (Hodennetz, *Rete testis*)

Nebenhoden:
- Liegt Hoden v. hinten auf
- Enthält Nebenhodengang (*Ductus epididymidis*)

Samenleiter:
- Geht aus Nebenhodengang hervor
- Zieht durch Leistenkanal
- Zieht vor Mündung in Harnröhre (dann auch Harnsamenröhre genannt) durch Vorsteherdrüse (*Prostata*)

Prostata:
- Unpaare, kastanienförmige Drüse unter Blase

- Umgreift Harnröhre
- Aufgebaut aus 30–50 Einzeldrüsen, die in Harnröhre münden

Bläschendrüse (*Glandula vesiculosa*):
- Paarig, zw. Blase u. Mastdarm gelegen
- Mündet in *Ductus ejaculatorius*

Cowper-Drüsen:
- Linsengroß, liegen im Beckenboden
- Geben ihr Sekret in Harnsamenröhre ab

Prostata, Bläschendrüse u. Cowper-Drüsen werden akzessorische Geschlechtsdrüsen genannt

Funktionen

Hoden:
- Keimzellen: differenzieren sich zu Spermien
- Sertoli-Zellen: Stützzellen für Keimzellen
- Leydig-Zellen: bilden Testosteron

Nebenhoden:
- Speichern Spermien

Samenleiter:
- Muskulatur in Wand wirft Spermien bei Ejakulation aus

Prostata:
- Sekret macht ca. 1/3 d. Ejakulats aus

Bläschendrüse:
- Sekret macht Hauptmenge d. Ejakulats aus
- Fruktose- u. proteinreiches Sekret z. Ernährung d. Spermien

Wichtige Erkrankungen

- Gutartige Wucherung d. Prostatagewebes ist bei älteren Männern sehr häufig u. kann zu Störungen beim Wasserlassen führen. In der Prostata entwickelt sich auch oft ein bösartiges Prostatakarzinom. Prostatakarzinome sind jedoch oftmals kaum invasiv u. schreiten nur langsam voran. Dies führt manchmal zu der etwas ungewöhnlichen Situation, dass die Patienten lediglich engmaschig beobachtet, aber nicht direkt therapiert werden.

- Bei ca. 4% der neugeborenen Jungen ist mind. ein Hoden noch nicht in den Hodensack abgestiegen (Maldescensus)

> Die Prostata kann vom Mastdarm aus mit dem Finger getastet werden (*digital-rektale* Untersuchung).

Weibliche äußere Geschlechtsorgane

Definition

Zu den äußeren weibl. G. zählen die großen (*Labia majora pudendi*) u. kleinen Schamlippen (*Labia minora pudendi*), der Kitzler (*Klitoris*) u. der Scheidenvorhof (*Vestibulum vaginae*) mit seinen Drüsen (*Glandulae vestibulares majores* u. *minores*).

Bau

Große Schamlippen:
- V. Schambehaarung (*Pubes*) bedeckt
- Bedecken kleine Schamlippen
- Enthalten Fettgewebe, Talg-, Schweiß- u. Duftdrüsen
- Oberhalb v. ihnen liegt der mit Fettgewebe unterpolsterte Schamberg (*Mons pubis*)

Kleine Schamlippen:
- Unbehaarte Hautfalten
- Bedeckt mit Schleimhaut
- Umrahmen Scheidenvorhof

Scheidenvorhof:
- Eingerahmt v. Schamlippen
- Einmündungen v. Harnröhre u. Scheide (Harnröhre oberhalb Scheide)
- Zahlreiche kleine Scheidenvorhofdrüsen

Klitoris:
- Bis 3 cm langer Schwellkörper
- Ragt zw. großen Schamlippen hervor

Große Scheidenvorhofdrüsen (Bartholin-Drüsen):
- Paarige, erbsengroße Drüse
- In kleinen Schamlippen gelegen

Funktionen

- Scheidenvorhofdrüsen: halten Vorhof feucht
- Klitoris: bedeutend für sexuelle Erregung d. Frau

Wichtige Erkrankungen

Die großen Scheidenvorhofdrüsen können sich schmerzhaft entzünden (*Bartholinitis*).

> Die Gesamtheit v. Schamberg, Schambehaarung, großen u. kleinen Schamlippen, Klitoris u. Scheidenvorhof mit Drüsen u. Mündung v. Vagina u. Harnröhre wird klinisch oft als *Vulva* bezeichnet.

Weibliche innere Geschlechtsorgane

Definition

Die inneren G. d. Frau sind Scheide (*Vagina*), Gebärmutter (*Uterus*), Eileiter (*Tuba uterina*, *Salpinx*) u. Eierstöcke (*Ovarien*).

Bau (> Abb. 20)

Vagina:
- Mit Schleimhaut ausgekleideter Muskelschlauch
- 10–12 cm lang

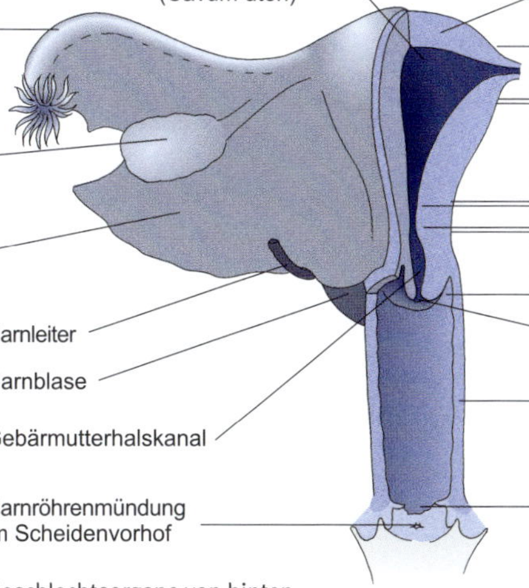

Uterus:
- Birnenförmiges, muskulöses Hohlorgan im kleinen Becken
- 4 Abschnitte:
  - Gebärmuttergrund (*Fundus uteri*): m. Tubenmündungen
  - Gebärmutterkörper (*Corpus uteri*)
  - Gebärmutterenge (*Isthmus uteri*): Engstelle zw. Corpus u. Cervix
  - Gebärmutterhals (*Cervix uteri*): ragt m. einem Teil (*Portio*) in Vagina
- Hohlraum im Inneren: Gebärmutterhöhle (*Cavum uteri*)
- Aufbau Corpuswand:
  - Ganz außen: Bauchfell, hier: *Perimetrium*
  - Mittlere Schicht glatter Muskulatur: *Myometrium*
  - Innere Schicht v. Schleimhaut m. Bindegewebe u. Drüsen: *Endometrium*, gegliedert in tiefe Basalis u. oberflächliche Funktionalis

Abb. 20: Weibliche Geschlechtsorgane von hinten

Eileiter:
- 10–18 cm lang
- Münden in Uterus
- Ende trichterförmig aufgetrieben (Eileitertrichter), mit Fransen (*Fimbrien*); endet frei in Bauchhöhle, nahe Ovarien

Eierstöcke:
- Mandelförmig
- Seitl. an Wand v. kleinem Becken
- 2 Schichten:
  - Rinde: Bindegewebe m. *Follikeln* (Eizelle u. umgebendes Gewebe) verschiedener Stadien: Primordialfollikel → Primärfollikel → Sekundärfollikel, hier ist Eizelle umgeben v. *Zona pellucida* → Tertiärfollikel m. flüssigkeitsgefülltem Hohlraum, in dem die v. *Corona radiata* umgebene Eizelle sitzt → Graaf-Follikel (15–20 mm Durchmesser)
  - Mark: Bindegewebe, Blutgefäße

Funktionen

Vagina:
- Glykogen aus abschilfernden Zellen wird v. Bakterien zu Milchsäure umgesetzt → saurer pH schützt vor Krankheitserregern

Uterus:
- Bei Einnistung d. Frucht am Beginn einer ☞ Schwangerschaft dringt Blastozyste ins Endometrium ein
- Muskulatur kontrahiert bei ☞ Geburt (Wehen)
- Zervix-Epithel sezerniert Schleime, die Eingang zur Vagina verschließen; in Zyklusmitte wird flüssigerer Schleim produziert → Zervix wird für Samenzellen passierbar

Eileiter:
- Fimbrien fangen bei Eisprung Eizelle ein
- Flimmerhärchen u. glatte Muskulatur transportieren Eizelle, bzw. Frucht, zum Uterus
- Befruchtung findet im Eileiter statt

Eierstöcke:
- Produzieren Hormon Östrogen
- Ort d. Keimzellreifung → Bereitstellung v. 1 od. 2 reifen Eizellen pro Monat

Geschlechtsorgane – Der weibliche Zyklus

Definition

Bei geschlechtsreifen Frauen gibt es eine periodische, sich alle 28 +/- 3 Tage wiederholende, charakteristische Schwankung im Hormonhaushalt. Diese hormonellen Veränderungen bedingen zyklische Veränderungen der Geschlechtsorgane. Den Zyklus teilt man in 3 Phasen ein: Menstruationsphase (*Desquamationsphase*) v. 1.–4. Tag, Proliferationsphase v. 5.–14. Tag, Sekretionsphase v. 15.–28. Tag.

Beteiligte Organe

Hormonelle Steuerzentren:
- Hypothalamus wirkt auf Hypophysen-vorderlappen

Hormone LH u. FSH wirken auf:
- Eierstöcke: produzieren Östrogene u. Progesteron

Uterusendometrium baut sich während Zyklus um:
- *Menstruationsphase*: Durchblutung d. Funktionalis nimmt ab → wird *ischämisch* u. wird abgestoßen
- *Proliferationsphase*: Funktionalis wird regeneriert, Arterien u. Drüsen entstehen neu
- *Sekretionsphase*: Drüsenzellen bilden Sekret, lagern Glykogen ein

Funktionsmechanismen

Auslöser aller Veränderungen: Hormonschwankungen
- Menstruationsphase: Östrogen u. Progesteron sinken ab → *Endometrium* wird abgestoßen
- Proliferationsphase: Endometrium proliferiert unter Östrogen-Einfluss; FSH bewirkt Follikelreifung; LH steigt kurz vor *Ovulation* an, bewirkt Eisprung
- Sekretionsphase: dominiert v. Progesteron-Einfluss: bereitet Uterus für Einnistung befruchteter Eizelle vor, verfestigt Zervixschleim

Betrachtet man die Veränderungen am Ovar, kann man auch v. Follikelphase u. Lutealphase sprechen:
- *Follikelphase*: 1. Zyklushälfte; Follikelreifung unter FSH-Einfluss; Tertiärfollikel mit meisten FSH-Rezeptoren entwickelt sich als dominanter Follikel zu Graaf-Follikel, die anderen gehen zugrunde
- *Lutealphase*: 2. Zyklushälfte; nach Eisprung wird Graaf-Follikel zum Gelbkörper (*Corpus luteum*), produziert Östrogene u.v.a. Progesteron; erfolgt keine Befruchtung sinken Östrogen- u. Progesteron-Spiegel ab Tag 22 wieder ab; erfolgt Befruchtung bleibt Gelbkörper unter Einfluss v. HCG weiter bestehen

Wichtige Erkrankungen

Menstruationsschmerzen (*Dysmenorrhoea*) werden durch starke Uteruskontraktionen (durch plötzlich absinkenden Progesteronspiegel) ausgelöst. Prostaglandine spielen wohl ebenfalls eine Rolle.

> Das Auftreten d. ersten Menstruation heißt *Menarche* (mit 11–15 Jahren), das Aufhören d. Regelblutung *Menopause* (mit 45–50 Jahren).

Besondere Information

Die basale Körpertemperatur steigt mit der Ovulation um ca. 0,5 °C.

Gesichtsmuskulatur

Definition

Die G. bilden die mimische Muskulatur.
Im Gegensatz zu normalen Skelettmuskeln ziehen sie nicht über Gelenke hinweg, sondern setzen direkt an der Haut an.

Bau (› Abb. 21)

Alle G. werden vom VII. Hirnnerven
(*N. facialis*) innerviert. Die 6 wichtigsten sind:
- Stirnmuskel (*M. frontalis*): runzelt Stirn
- Augenringmuskel (*M. orbicularis oculi*): schließt Augen
- Mundringmuskel (*M. orbicularis oris*): schließt Mund, presst Lippen aufeinander
- Jochbeinmuskel (*M. zygomaticus*): Lächeln

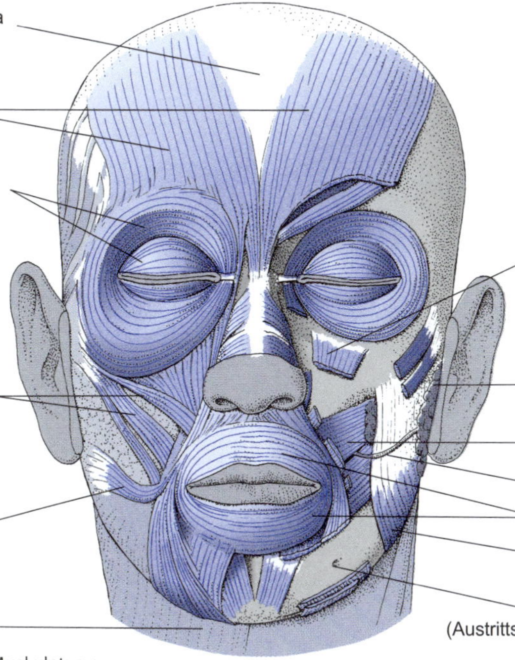

Abb. 21: Mimische Muskulatur

- Wangenmuskel (*M. buccinator*): plustert Wangen auf
- Lachmuskel (*M. risorius*): zieht Mundwinkel zur Seite, macht Grübchen

Funktionen

Die G. sind wichtige Werkzeuge der Kommunikation. Sie erzeugen Gesichtsausdrücke, die vom Gegenüber interpretiert werden u. sie schließen Lippen u. Augen.

Wichtige Erkrankungen

Fazialparese z. B. nach Schädeltrauma → einseitiger Ausfall des N. facialis → Lähmung der G. der betroffenen Seite → z. B. herabhängender Mundwinkel.

Gewebe

Definition

G. sind Gruppen v. ☞ Zellen gleicher
od. zumindest ähnlicher Funktion u.
Bauart u. der sie umgebenden Interzellulärsubstanz. Der Zusammenschluss
eines od. mehrerer G. zu einer Funktionseinheit heißt *Organ*, das für die
Funktion zuständige Organgewebe *Parenchym*.

Bau

Es gibt 4 Grundgewebetypen, die sich in
Aufbau, Funktionen u. Art der Interzel-
lulärsubstanz unterscheiden:
- Epithelgewebe: bildet Oberflächen
- Binde- u. Stützgewebe (in Organen: Stroma)
- Muskelgewebe
- Nervengewebe

Funktionen

Da der ganze Körper aus unterschiedlichen G. besteht, können sie auch alle
Funktionen ausüben. Jedes einzelne
Gewebe ist in seiner Funktion sehr spezifisch.

Besondere Informationen

Der menschliche Körper besteht aus
etwa 10^{14} Zellen.

Hals – Muskulatur

Definition

Der H. (*Collum*) verbindet den Kopf mit dem Rumpf. Seine Muskeln bewegen den Kopf, bilden den Mundboden u. spielen beim Schluckakt eine Rolle. Zur Nackenmuskulatur, die hinter der Halswirbelsäule verläuft, siehe ☞ Rückenmuskulatur.

Bau

Strukturen in Tiefe d. Halsmuskulatur:
- ☞ Kehlkopf
- Zungenbein (*Os hyoideum*): hufeisenförmiger Knochen, in Zungenmuskulatur eingeschaltet

4 Gruppen v. Halsmuskeln:
- Oberflächliche Halsmuskeln:
  - Halshautmuskel (*Platysma*): direkt unter Haut, v. Unterrand Unterkiefer bis Faszie d. Brustmuskeln
  - Kopfwender (*M. sternocleidomastoideus*): entspringt v. Brust- u.- Schlüsselbein, setzt an Proc. mastoideus d. Schädelbasis an
- Obere Zungenbeinmuskulatur (*suprahyale M.*):
  - Unterkiefer-Zungenbein-Muskel (*M. mylohyoideus*)
  - Zweibäuchiger Muskel (*M. digastricus*): Ursprung am Schläfenbein, 2 Muskelbäuche mit 1 Zwischensehne; Zwischensehne ist am Zungenbein befestigt; 2. Muskelbauch zieht wieder aufwärts zum Unterkiefer
  - Griffelfortsatz-Zungenbein-Muskel (*M. stylohyoideus*): v. Griffelfortsatz (*Proc. styloideus*) d. Schädelbasis zum Zungenbein
  - Kinn-Zungenbein-Muskel (*M. geniohyoideus*)
- Untere Zungenbeinmuskulatur (*infrahyale M.*):
  - Brustbein-Zungenbein-Muskel (*M. sternohyoideus*)
  - Brustbein-Schildknorpel-Muskel (*M. sternothyroideus*)
  - Schildknorpel-Zungenbein-Muskel (*M. thyrohyoideus*)
  - Schulterblatt-Zungenbein-Muskel (*M. omohyoideus*): 2 Bäuche
- Treppenmuskeln (Skalenus-Gruppe): ziehen alle v. Halswirbeln zur 1. bzw. 2. Rippe:
  - *M. scalenus ant.*
  - *M. scalenus med.*
  - *M. scalenus post.*

Funktionen

Oberflächliche Halsmuskeln:
- Platysma: Hautmuskel, spannt Haut d. Halses
- M. sternocleidomastoideus: bei Anspannung d. Muskels nur einer

Seite: Drehung d. Kopfes zur ange-
spannten Seite hin; bei beidseitiger
Anspannung beugt HWS nach vorne
Obere Zungenbeinmuskulatur: bildet
Mundboden (Abschluss d. Mundhöhle
n. unten) u. hebt Zungenbein beim
Schlucken
- M. mylohyoideus: Hauptteil d. Mund-
bodens, öffnet Kiefer
- M. digastricus: öffnet Kiefer
- M. geniohyoideus: zieht Zungenbein
nach vorne
Untere Zungenbeinmuskulatur: senkt
beim Schlucken Zungenbein, wirkt
außerdem tw. auf Kehlkopf:
- M. sternothyroideus: senkt Kehlkopf
- M. thyrohyoideus: hebt Kehlkopf
Skalenus-Gruppe: hebt Rippen, Atem-
hilfsmuskeln

Besondere Information

Das Zungenbein ist der einzige Knochen, der nicht über ein Gelenk mit
einem anderen Knochen verbunden,
sondern lediglich an Muskeln u. Bändern aufgehängt ist.

Hals – Nerven und Gefäße

Definition

Die großen Gefäße zur Blutversorgung des Kopfes laufen am H. in einer Gefäß-Nerven-Straße. Außerdem liegen die Wurzeln des Halsgeflechts (*Plexus cervicalis*) u. des Armgeflechts (*Plexus brachialis*) am H.

Bau

Gefäß-Nerven-Straße:
- *A. carotis communis* (gemeinsame Halsschlagader): entspringt rechts aus *Truncus brachiocephalicus*, links aus Aortenbogen
- *V. jugularis interna* (innere Drosselvene): vereinigt sich etwa hinter Schlüsselbein mit *V. subclavia* zur *V. brachiocephalica*
- X. Hirnnerv (*N. vagus*)
- Laufen zusammen; A. carotis communis teilt sich auf Höhe Schildknorpel in *A. carotis ext.* u. *int.* (*Carotissinus*)

Nicht in Gefäß-Nerven-Straße, sondern oberflächlicher, am Rand d. M. sternocleidomastoideus, läuft äußere Drosselvene (*V. jugularis ext.*)

Plexus cervicalis:
- Aus ventralen Ästen d. ☞ Spinalnerven C1–C4
- Tritt zw. *M. scalenus ant.* u. *M. scalenus med.* hervor

Plexus brachialis:
- Aus ventralen Ästen d. Spinalnerven C5–Th4
- Tritt durch sog. Skalenuslücke zw. M. scalenus ant., med. u. 1. Rippe

Funktionen

- A. carotis communis: Versorgung v. Kopf u. Hirn
- X. Hirnnerv: Teil d. Parasympathikus
- Plexus cervicalis: innerviert Muskeln am Hals sowie Haut am Hals u. an Teilen d. Kopfes
- Plexus brachialis: zieht weiter zur ☞ oberen Extremität

> Im Carotissinus liegen Pressorezeptoren, die wichtig für Regulation d. Blutdrucks sind.

Ableitende Harnwege – Von den Nierenkelchen bis zur Harnblase

Definition

Teile d. ☞ Niere (*Ren*) – Nierenkelche (*Calices renales*) u. Nierenbecken (*Pelvis renales*) – Harnleiter (*Urether*), Harnblase (*Vesica urinaria*) u. Harnröhre (*Urethra*) fasst man als ableitende H. zusammen. Die Harnblase speichert den Harn u. gibt ihn bei der *Miktion* ab. Die anderen Teile der Harnwege leiten den Harn. Die ableitenden H. sind bis zum Anfang der Harnröhre mit Übergangsepithel ausgekleidet.

Bau

Nierenkelche:
- Umgreifen wie kleine Trichter Nierenpapillen
- 8–10 pro Niere

Nierenbecken:
- 1 pro Niere
- Sammeln Harn

Harnleiter:
- Verbinden Nierenbecken u. Harnblase
- Ca. 30 cm lang
- Laufen in hintere Bauchwand
- Treten v. hinten schräg in Harnblase ein
- Einmündungsstelle: Rückflussventil verhindert, dass Harn aus Blase zurück fließt

Harnblase:
- Hohlorgan, v. glatter Muskulatur (in Gesamtheit: *M. detrusor vesicae*) umgeben
- Liegt im kleinen Becken (bei Füllung tritt sie nach oben heraus), zw. Symphyse u. Mastdarm (Mann) bzw. Vagina (Frau)
- Fassungsvermögen ca. 500 ml
- In Falten liegende Schleimhaut, nur dreieckiges Gebiet (*Trigonum vesicae*) zw. Harnleitermündungen ist faltenfrei

- 4 Abschnitte:
  - Blasenspitze (*Apex vesicae*), mit Peritoneum bedeckt
  - Blasenkörper (*Corpus vesicae*)
  - Blasengrund (*Fundus vesicae*), hier münden Harnleiter
  - Blasenhals (*Collum vesicae*), v. dem Harnröhre abgeht
- Am Beginn d. Harnröhre: innerer Schließmuskel (*M. sphincter internus*) aus glatter Muskulatur

Funktionen

Leiten u. Sammeln (in der Blase) des Harns.

Wichtige Erkrankungen

Die ableitenden Harnwege (mit Ausnahme d. letzten Harnröhrenabschnitte) sind normalerweise keimfrei. Harnwegsinfektionen durch aufsteigende Bakterien kommen bes. bei Frauen (kürzere Harnröhre) oft vor. Häufig ist die Blasenentzündung (*Zystitis*). Es lassen sich Zusammenhänge zur sexuellen Aktivität erkennen („Honeymoon-Zystitis"). Steigt die Infektion über die Blase hinaus, kann es zur Nierenbeckenentzündung (*Pyelonephritis*) kommen.

> Das Risiko für einen Harnwegsinfekt bei Patienten mit Blasendauerkatheter im Krankenhaus ist sehr hoch.

Daneben haben auch Diabetiker, alte Menschen u. Patienten mit Nierensteinen ein signifikant erhöhtes Risiko für eine Blaseninfektion.

Besondere Information

Ist in einer Urinprobe mehr als ein Keim nachzuweisen, ist v. einer Kontamination d. Probe auszugehen.

Ableitende Harnwege – Harnröhre bei Mann und Frau

Definition

Die Harnröhre verbindet die Harnblase mit der Körperoberfläche. Ihr Verlauf ist bei Frau u. Mann recht unterschiedlich: Bei der Frau mündet die Harnröhre schon nach kurzer Strecke (4 cm), beim Mann dient sie als Harnsamenröhre.

Bau

Bei beiden Geschlechtern:
- Äußerer Schließmuskel (*M. sphincter externus*) mit glatten u. gestreiften Anteilen; umgreift Harnröhre im Beckenboden

Bei der Frau:
- Ca. 4 cm lang
- Mündet in Scheidenvorhof

Beim Mann:
- *Pars prostatica*: ca. 3,5 cm, durchläuft Vorsteherdrüse, dort Einmündung Samenleiter, ab hier Harnsamenröhre
- *Pars membranacea*: ca. 1–2 cm, läuft im Beckenboden zum Penis
- *Pars spongiosa*: ca. 15 cm, läuft im Harnröhrenschwellkörper (*Corpus spongiosum*)

Funktionen

Beim Mann: Mündung Samenleiter u. Cowper-Drüsen (neutralisieren Harn, bereiten Harnsamenröhre für Durchtritt d. Spermien vor.

Wichtige Erkrankungen

Wegen der viel kürzeren Harnröhre treten Harnwegsinfekte durch aufsteigende Bakterien bei Frauen wesentlich häufiger auf.

Urin ist normalerweise steril, bei der Gewinnung einer Urinprobe kann es aber leicht zu Verunreinigungen durch Keime d. Haut bzw. der Harnröhrenmündung kommen. Deshalb muss vor Abgabe d. Urinprobe die Harnröhrenmündung gesäubert, bei Männern die Vorhaut zurückgezogen, bei Frauen die äußeren Schamlippen gespreizt werden. Außerdem wird der Mittelstrahlurin gewonnen, d.h. die erste Urinportion wird verworfen.

Haut – Aufbau

Definition

Die H. (*Cutis*) hat eine Fläche v. 1,5–2 m² u. ein Gewicht v. 3,5–10 kg. Damit ist sie das größte Organ des Körpers. Man unterscheidet Leistenhaut (Hand- u. Fußflächen, Innenseiten v. Fingern u. Zehen) u. Felderhaut (restl. Körper).

Bau (> Abb. 22)

Im wissenschaftlichen Sprachgebrauch gelten nur die beiden obersten Hautschichten Oberhaut (*Epidermis*) u. Lederhaut (*Dermis, Corium*) als Kutis. Klinisch zählt die Unterhaut (*Subcutis, Hypodermis*) dazu.

Oberhaut:
- Mehrschichtiges verhorntes Plattenepithel
- Schichten:
  - Basalzellschicht (*Stratum basale*): Sitz d. sich teilenden Stammzellen, die Haut ständig erneuern; enthält *Melanozyten* (Pigmentzellen)
  - Stachelzellschicht (*Stratum spinosum*): m. Melanozyten
  - Körnerschicht (*Stratum granulosum*): Beginn d. Verhornung
  - Helle Schicht (*Stratum lucidum*): nur in Leistenhaut
  - Hornschicht (*Stratum corneum*): tote, verhornte Zellen
- Keine Blutgefäße

Lederhaut:
- Schichten:
  - Papillarschicht (*Stratum papillare*): lockeres Bindegewebe, Papillen ragen wie kleine Finger in Ober-

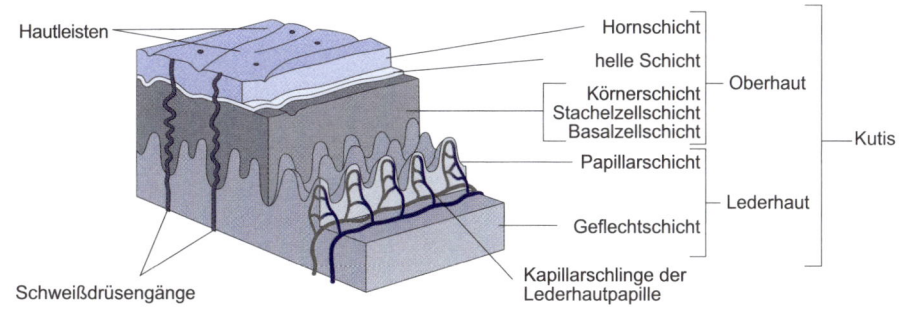

Abb. 22: Aufbau der Haut (hier Leistenhaut)

haut hinein; in Papillen: Kapillaren, Nervenendigungen
- Geflechtschicht (*Stratum reticulare*): straffes Bindegewebe m. elastischen Fasern

Unterhaut:
- V.a. Fett: Baufett; u.a. an Gesäß u. Bauch Depotfett
- V. Bindegewebssepten in Läppchen unterteilt

Felderhaut:
- Durch Furchen in kleine Felder untergliedert
- ☞ Hautanhangsgebilde kommen vor

Leistenhaut:
- Oberhaut bildet Leisten (→ Fingerabdrücke) aus
- Außer Schweißdrüsen keine Anhangsgebilde

Funktionen

- Schutz v. Wasser- u. Wärmeverlust, Krankheitserregern; Sinneswahrnehmung; Regulation d. Körpertemperatur
- Hautzellen wandern n. oben, sterben ab u. werden abgeschilfert. Kompletterneuerung ca. alle 4 Wochen
- Stratum reticulare d. Lederhaut ist für mechanische Festigkeit verantwortlich

Wichtige Erkrankungen

Hautkrankheiten stehen häufig in Verbindung mit psychischer Belastung (z.B: Schuppenflechte, Neurodermitis).

> Das Betrachten d. H. ist ein wichtiges diagnostisches Instrument. Ist sie blass (z.B. Anämie) od. rot (z.B. Hypertonus), trocken od. feucht, warm od. kalt?

Haut – Hautanhangsgebilde

Definition

Haare (*Pili*), Finger- u. Fußnägel, Hautdrüsen aber auch die Brustdrüsen sind Hautanhangsgebilde.

Bau

Haare:
- Langhaare (*Terminalhaare*): Kopf-, Scham-, Bart-, Brust-, Achselhaare, Naseneingang, äußerer Gehörgang, Wimpern, Augenbrauen
- Wollhaare (*Vellushaare*): als feiner Flaum überall auf Felderhaut
- Aufbau:
  - Haarschaft: eigentliches Haar, größter Teil ragt aus Haut
  - Teil d. Haarschafts, d. in Haut steckt ist v. Wurzelscheiden umgeben
  - Haarschaft + Wurzelscheiden = Haarfollikel
  - Unterer Abschnitt: Haarwurzel mit Auftreibung (Haarzwiebel)
  - In Haarzwiebel findet Wachstum statt
  - Ernährung d. Haarzwiebel v. Haarpapille aus
  - Jedes Haar hat Talgdrüse u. Haaraufrichter-Muskel (*M. arrector pili*)

Nägel:
- Nagel wächst v. Zellen d. Nagelmatrix aus, die unter *Lunula* (halbmondförmige helle Stelle) liegt
- Sichtbarer Teil ist Nagelplatte, liegt auf Nagelbett auf

Drüsen:
- Schweißdrüsen
- Talgdrüsen
- Duftdrüsen
- Weibl. Brustdrüse

Funktionen

- Haare: Schutz (v. Sonneneinstrahlung; Kälte am Kopf, v. Fremdkörpern an Auge, Nase, Ohr), als Speicher für Sexualduftstoffe (Scham-, Achselhaare)
- Nägel: mechanischer Schutz d. Fingerkuppen, Rolle b. Tasten u. Greifen
- Schweißdrüsen: Temperaturregulation, saurer ph-Wert → Bildung Säureschutzmantel
- Talgdrüsen: fetthaltiges Sekret

Wichtige Erkrankungen

Ein gesunder Mensch verliert tägl. bis zu 100 Haare. Bedeutend größere Mengen sind ein Zeichen v. Haarausfall (*Alopezie*).

Haut – Sinnesrezeptoren

Definition

Die H. verfügt über Sinnesrezeptoren, die Schmerz-, Berührungs- u. Temperaturreize aufnehmen u. in Nervenimpulse umwandeln.

Bau

Freie Nervenendigungen:
- Enden v. Nervenfasern; ohne Markscheide
- Können Temperatur, Schmerz, mechanische Reize aufnehmen

Außerdem kommen in Haut Mechanorezeptoren vor:
- Merkel-Zellen:
  - In Oberhaut
  - Bes. zahlreich an Finger- u. Zehenspitzen
- Ruffini-Körperchen:
  - In Lederhaut
  - Mit Kollagenfasern d. Bindegewebes verbunden → erkennen Dehnung d. Bindegewebes
- Meissner-Tastkörperchen:
  - In Lederhaut
  - Schraubenförmig aufgedrehte Endigung v. Nervenfasern umhüllt v. Markscheiden
- Vater-Pacini-Körperchen:
  - In Leder- u. Unterhaut (unbehaarter Haut)
  - Große (bis 2 mm), zwiebelartige Strukturen
- Haarfollikelsensoren:
  - Nervengeflecht um Haarwurzeln

Funktionen

- Sensoren, die sich langsam an mechanische Reize gewöhnen (slow adapting, SA): Merkel-Zellen, Ruffini-Körperchen → reagieren am besten auf Druck
- Sensoren, die sich schnell an mechanische Reize gewöhnen (rapid adapting, RA): Meissner-Tastkörperchen, Vater-Pacini-Körperchen, Haarfollikelsensoren → reagieren am besten auf Vibrationen, Berührungen

> Da die Kuppe v. Zeigefinger u. Daumen bes. gut mit Nervenfasern versorgt ist, empfiehlt es sich zur Gewinnung einer kapillären Blutprobe (z.B. zur Blutglukosemessung) entweder in d. Seite eines anderen Fingers zu stechen od. aufs Ohrläppchen auszuweichen.

Herz – Lage

Definition

Das H. (*Cor*) ist ein etwa faustgroßer, ca. 300 g schwerer Hohlmuskel, der als Pumpe in den Blutkreislauf eingeschaltet ist. Es liegt hinter dem Brustbein in der ☞ Brusthöhle im Mediastinum.

Bau

Das H. ist weniger herz- als vielmehr kegelförmig, wobei Spitze d. Kegels schräg nach links unten ragt u. an Basis d. Kegels die großen Gefäße ins Herz ein- u. austreten.
Spitze d. H. projiziert sich etwa auf Höhe der linken *Medioclavicularlinie* (Linie, die v. Mitte d. Schlüsselbeins aus senkrecht n. unten gezogen wird).
In der Draufsicht wird Silhouette d. H. gebildet v.:

- Linker Rand:
  - Oben: obere Hohlvene (*V. cava superior*)
  - Darunter rechter Vorhof (*Atrium*)
- Rechter Rand:
  - Ganz oben: Aortenbogen
  - Darunter: Lungenarterien- (Pulmonalis-)Bogen
  - Darunter linke Kammer (*Ventrikel*), die auch Herzspitze bildet
- Unterer Rand:
  - Rechte Kammer, liegt dem Zwerchfell auf

Funktionen

Rhythmische Kontraktionen des H. gewährleisten Blutfluss.

Wichtige Erkrankungen

Ein deutlich vergrößertes H. kann z. B. Anzeichen einer Herzinsuffizienz, einer Lungenembolie, od. einer Herzmuskelerkrankung sein.

> Die Bewegung d. Herzspitze lässt sich als Herzspitzenstoß zw. 5. u. 6. Rippe in Medioclavicularlinie tasten.

Besondere Information

Auch bei Sportlern ist das H. vergrößert. Das hat aber keinerlei Krankheitswert.

Herz – Binnenarchitektur

Definition

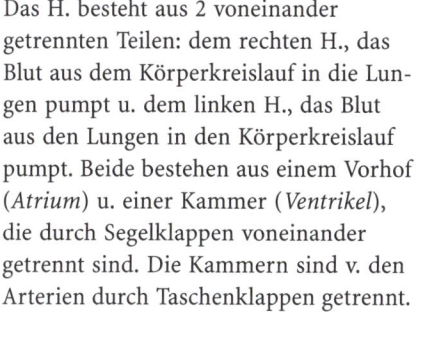

Das H. besteht aus 2 voneinander getrennten Teilen: dem rechten H., das Blut aus dem Körperkreislauf in die Lungen pumpt u. dem linken H., das Blut aus den Lungen in den Körperkreislauf pumpt. Beide bestehen aus einem Vorhof (*Atrium*) u. einer Kammer (*Ventrikel*), die durch Segelklappen voneinander getrennt sind. Die Kammern sind v. den Arterien durch Taschenklappen getrennt.

Bau (> Abb. 23)

Linker u. rechter Vorhof sind durch *Vorhofseptum* voneinander getrennt, die Kammern durch Kammerseptum.
Rechter Vorhof:
- Nimmt obere u. untere Hohlvene (*V. cava sup.* u. *inf.*) sowie *Sinus coronarius* (leitet venöses Blut aus Koronargefäßen) auf

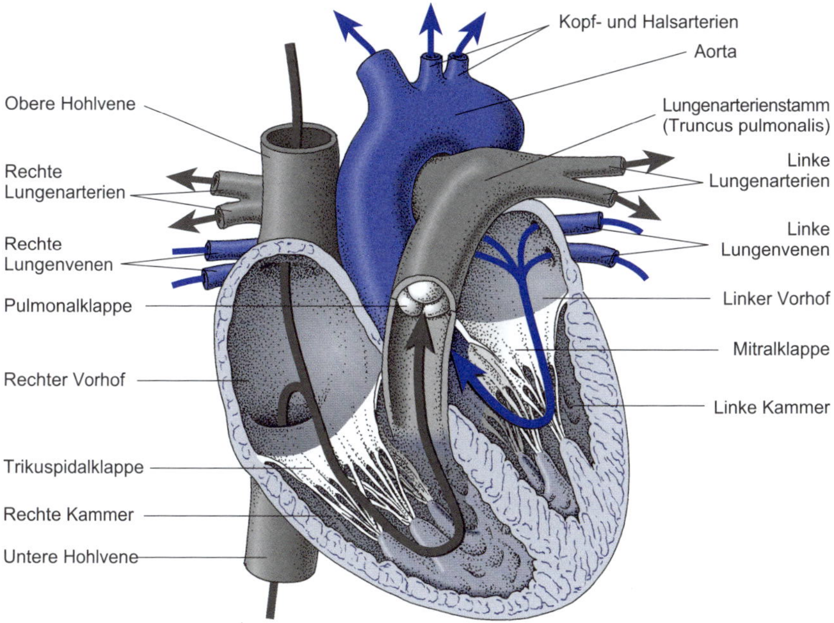

Abb. 23: Längsschnitt durch das Herz

- In Vorhofseptum: *Fossa ovalis* (verschlossenes fötales *Foramen ovale*)
- Zipfelige Ausbuchtung: rechtes Herzohr

Rechte Kammer:
- Liegt linker Kammer halbmondförmig auf
- Viele Muskelvorsprünge an Wand (*Trabekel*)
- 3 Papillarmuskeln

Linker Vorhof:
- Nimmt Lungenvenen auf
- Auch mit Herzohr

Linke Kammer:
- Wand dicker als in rechter Kammer
- Trabekel
- 2 Papillarmuskeln

Klappen:
- Segelklappen:
  - Zw. Vorhöfen u. Kammern (*Atrioventrikular/AV-Klappen*)
  - Rechtes H.: 3 Segel (*Trikuspidalklappe*)
  - Linkes H.: 2 Segel (*Bikuspidalklappe, Mitralklappe*)
  - Durch Sehnenfäden an Papillarmuskeln befestigt
- Taschenklappen:
  - Aus je 3 taschenförmigen Mulden
  - Zw. rechter Kammer u. Pulmonalarterie: *Pulmonalklappe*
  - Zw. linker Kammer u. Aorta: *Aortenklappe*

Die Klappen befinden sich alle auf Ventilebene u. sind in bindegewebige Platte eingelassen, die Vorhöfe u. Kammern voneinander trennt, d. Herzskelett.

Funktionen

- Stromrichtung Blut: Vene → Vorhof → Kammer → Arterie
- Papillarmuskeln, Sehnenfäden: verhindern Umschlagen d. Segelklappen in Vorhof
- Herzskelett: isoliert Vorhöfe elektrisch v. Kammern
- Klappen: Ventile; sorgen dafür, dass Blut nur in eine Richtung fließt

Wichtige Erkrankungen

Alle Klappen können Fehler (*Vitien, Einzahl Vitium*) haben. Man unterscheidet *Stenosen* (Klappen öffnen sich nicht richtig → weniger Blut strömt hindurch) u. *Insuffizienzen* (Klappen schließen nicht richtig → Blut fließt zurück).

> Klappenfehler verursachen Turbulenzen im Blutfluss, die man mit dem Stethoskop hören kann.

Herz – Binnenarchitektur

Herz – Koronargefäße

Definition

Die Blutversorgung des H. erfolgt über 2 Arterien, die rechte u. die linke Koronararterie (*A. coronaria dextra* u. *sinistra*, klinisch RCA u. LCA), die direkt oberhalb der Aortenklappe aus der Aorta abzweigen. Sie winden sich wie ein Kranz um das H. → Herzkranzgefäße, *Koronargefäße*. Der venöse Abfluss erfolgt durch den *Sinus coronarius* in den rechten Vorhof od. direkt durch kleine Venen ins Herzinnere.

Bau

Rechte Koronararterie:
- Gibt Äste z. rechtem Vorhof u. Kammer ab
- Endast: *Ramus interventricularis post.* läuft auf Rückseite d. H. zw. linker u. rechter Kammer

Linke Koronararterie: teilt sich auf in
- *Ramus circumflexus* (klin. RCX)
- *Ramus interventricularis ant.* (klin. RIVA)
- Versorgen linken Vorhof, Kammer u. größten Teil d. Vorhof- u. Kammerseptums

Funktionen

Blutversorgung erfolgt in erster Linie während *Diastole*, nicht während *Systole*. Grund: hoher Druck, der während Systole in Herzmuskulatur herrscht, drückt Arterien zu.

Wichtige Erkrankungen

Ablagerungen in Koronararterien (*Arteriosklerose*) können Blutfluss u. damit Sauerstoffversorgung d. H. beeinträchtigen → *koronare Herzkrankheit* (KHK).

Akute Minderversorgung d. Herzmuskels führt zu Brustenge (*Angina pectoris*).

> 4-Punkteplan bei Patienten mit akuter Angina pectoris: 1. Alarm auslösen/Notarztruf. 2. Patient ruhig u. mit erhöhtem Oberkörper lagern, beengende Kleidung entfernen. 3. Vitalparameter ermitteln u. kontrollieren. 4. O_2-Gabe nur bei SpO_2 von unter 90 %.

Herz – Herzwand, Herzmuskulatur

Definition

Die Herzwand besteht aus 3 Schichten u. umgibt die Binnenräume des H. In der mittleren Schicht der Herzwand kommen funktionstragende Herzmuskelzellen vor.

Bau

3 Schichten d. Herzwand:
- Herzinnenhaut (*Endokard*): innerste Schicht mit Endothel; Herzklappen sind Bildungen d. Endokards (*Endokardduplikaturen*)
- Herzmuskelschicht (*Myokard*): Herzmuskelzellen, sehr gut mit Kapillaren versorgt, unterschiedl. Dicke: Vorhöfe 1–2 mm, rechte Kammer 2–4 mm, linke Kammer bis 10 mm
- Herzaußenhaut (*Epikard*): Bindegewebsschicht an Außenseite d. Myokards; bedeckt mit flachem Epithel (→ inneres Blatt d. Herzbeutels)

Herzmuskelzellen:
- Spezieller (nicht willkürlich steuerbarer) Typ quergestreifter Muskulatur

Funktionen

Herzmuskelzellen:
- Verantwortlich für Kontraktion d. Herzens: Arbeitsmyokard
- Kleiner Teil: spezialisiert auf ☞ Erregungsbildung u. -leitung

Wichtige Erkrankungen

Bakterielle Infekte (v. a. Staphylokokken u. Streptokokken) können v. a. bei vorgeschädigten Herzen zu einer Entzündung d. Epikards (*Epikarditis*) mit resultierender Klappenschädigung werden.

Auch Myokard kann sich entzünden (*Myokarditis*). Folge kann Pumpschwäche des H. sein.

> Eine Myokarditis verläuft oftmals sehr unspezifisch, sodass sie zunächst nicht erkannt wird. Typische Symptome sind:
> – Müdigkeit
> – Fieber
> – Brustschmerz
> – Herzklopfen
> – Atemnot (insbesondere bei Belastungen)

Herz – Pumpfunktion

Definition

Das H. kontrahiert u. entspannt sich rhythmisch. Eine Folge v. An- u. Entspannung bezeichnet man als Herzzyklus.

Beteiligte Strukturen

- Herzvorhöfe: pumpen Blut in Kammern
- Herzkammern: werfen Blut aus
- Herzklappen: wirken als Ventile

Funktionsmechanismen

- Herzfrequenz (HF): Anzahl Herzzyklen pro Minute (in Ruhe 60–100)
- Schlagvolumen (SV): Menge Blut, die H. pro Schlag pumpt (in Ruhe ca. 80 ml)
- Herzzeitvolumen (HZV): Menge Blut, die H. in einer best. Zeit (meist in 1 Minute) pumpt, SV × HF = HZV;

Bsp.: 80 ml × 70/min = 5 600 ml/min (entspricht in etwa gesamter Blutmenge im Kreislauf)

Ein Herzzyklus besteht aus *Systole* (Anspannungsphase, gefolgt v. Austreibungsphase) u. *Diastole* (Entspannungsphase, gefolgt v. Füllungsphase).

- Systole:
  - Kammern sind mit Blut gefüllt
  - Aorten- u. Pulmonalklappen sind geschlossen
  - Anspannungsphase: Herzmuskulatur kontrahiert sich, Druck in Kammern steigt → Mitral- u. Trikuspidalklappe schließen sich
  - Austreibungsphase: Druck in Kammern übersteigt diastolischen Blutdruck in *Aorta* bzw. in *Truncus pulmonalis* → Aorten- u. Pulmonalklappe öffnen sich, Blut wird ausgepresst
  - Drücke in Austreibungsphase: rechter Vorhof ca. 5 mmHg (entspricht

zentralem Venendruck, ZVD), rechte Kammer ca. 32 mmHG; linker Vorhof ca. 12 mmHg, linke Kammer ca. 120 mmHg
  - Kammern werden nicht vollständig geleert, es verbleibt Blut im H. (Anteil d. ausgeworfenen Blutes = Ejektionsfraktion (EF) liegt normalerweise b. 55–70 %)

- Diastole:
  - Druck in Kammern sinkt unter diastolischen arteriellen Druck ab → Aorten- u. Pulmonalklappe schließen sich → Entspannungsphase
  - Wenn Druck in Vorhöfen Kammerdruck übersteigt, öffnen sich Mitral- u. Trikuspidalklappe, Blut strömt in Kammern → Füllungsphase
  - Am Ende d. *Diastole* kontrahieren Vorhöfe u. pumpen noch etw. Blut in Kammern

– Drücke in Füllungsphase: rechter Vorhof ca. 5 mmHg, rechte Kammer ca. 2 mmHg; linker Vorhof ca. 12 mmHg, linke Kammer ca. 5 mmHg

Einfluss d. Ventilebene auf Füllung v. Vorhöfen u. Kammern:
- *Systole*: Ventilebene wird Richtung Herzspitze gezogen → Blut wird in Vorhöfe gesaugt
- *Diastole*: Ventilebene springt wieder Richtung Herzbasis, stülpt sich über Blutsäule in Vorhöfen → bes. effektive Kammerfüllung

> Während d. Herzzyklus entstehen 2 Töne, die mit dem Stethoskop gehört werden können: 1. Herzton: Blut im H. gerät während Anspannungsphase in Schwingung (Anspannungston). 2. Herzton: b. Schluss v. Aorten- u. Pulmonalklappen (Klappenton).

Besondere Information

Damit Schlagvolumen d. rechten Herzens nicht größer ist als das d. linken, erhöht sich die Schlagkraft einer Kammer automatisch, wenn mehr Blut hinein fließt → Frank-Starling-Mechanismus.

Herz – Erregungsbildung und -leitung

Definition

Die Herzmuskelzellen sind in der Lage, selbstständig rhythmische Aktionspotenziale, die eine Kontraktion der Herzmuskulatur bewirken, zu erzeugen. Das H. arbeitet *autonom*, d.h. es wird vom Nervensystem nur indirekt beeinflusst, aber nicht direkt gesteuert. Alle Herzmuskelzellen können Aktionspotenziale erzeugen u. leiten, es gibt jedoch spezialisierte Herzmuskelzellen, die diese Aufgaben vorrangig übernehmen.

Beteiligte Strukturen

Strukturen, die Erregungen bilden können:

Sinusknoten:
- Ansammlung spez. Schrittmacherzellen
- Im rechten Vorhof, an Mündung d. *V. cava sup.*

Vorhofmyokard:
- Leitet Erregung v. Sinus- z. AV-Knoten

AV-Knoten:
- An Boden d. rechten Vorhofs

His-Bündel:
- Fortsetzung d. AV-Knotens
- Durchbricht Herzskelett zw. Vorhof u. Kammer

Tawara-Schenkel (Kammerschenkel):
- His-Bündel teilt sich in linken u. rechten Kammerschenkel

Purkinje-Fasern:
- Anschließend a. Tawara-Schenkel, durchziehen Myokard

Vegetatives Nervensystem: nimmt über Sympathikus, Parasympathikus u. Adrenalin aus Blut, Einfluss auf H.

Funktionsmechanismen

Prinzip d. spontanen *Depolarisation*:
- Membranpotenzial v. Muskelzellen ist norm. stabil
- Kontraktion erfolgt bei Depolarisation (→ Spannungsunterschied zw. Zellinnerem u. -äußerem wird kleiner)
- Membranpotenzial in Herzmuskelzellen ist nicht stabil, sondern steigt kontinuierlich an → spontane Depolarisation
- Frequenz Aktionspotenziale:
  - Sinusknoten: in Ruhe 60–80/min (aber auch bis zu 200/min)
  - AV-Knoten: 40–50/min
  - His-Bündel, Kammerschenkel, Purkinje-Fasern: 30–40/min
  - Arbeitsmyokard noch langsamer
- Sinusknoten ist norm. d. tonangebende Schrittmacher, fällt er aus, übernimmt d. nächst schnellste

Reizleitung:
- Alle Herzmuskelzellen sind elektrisch miteinander verbunden → alle können Erregung leiten
- Spezialisierte Bündel u. Fasern leiten aber bes. schnell u. damit vorrangig

Einflussnahme vegetatives Nervensystem auf:
- Schlagkraft (*Inotropie*)
- Herzfrequenz (*Chronotropie*)
- Schnelligkeit d. Erregungsleitung (*Dromotropie*)
- Reizschwelle (*Bathmotropie*)
- Sympathikus u. Adrenalin: positiv *inotrop*, positiv *chronotrop*, positiv *dromotrop*, negativ *bathmotrop* (verringert Reizschwelle); Parasympathikus umgekehrt

Wichtige Erkrankungen

Läuft die Erregungsleitung in Kammer nicht mehr geordnet ab u. agieren Herzmuskelzellen nicht mehr koordiniert, kann es zum Kammerflimmern kommen. Im ☞ EKG ist noch Aktivität zu sehen, H. wirft aber kein Blut aus → Kreislaufstillstand.

> Kammerflimmern lässt sich durch einen Stromstoß (*Defibrillation*) durch d. Herzmuskelgewebe beenden. Dabei werden alle Zellen gleichzeitig depolarisiert, in der Hoffnung, dass sich wieder ein geregelter Rhythmus bildet.

Herz – Erregungsbildung und -leitung

Herz – EKG

Definition

Die Erregung der Herzmuskelzellen breitet sich v. der Herzbasis zur Herzspitze aus u. bildet sich in umgekehrter Richtung zurück. Dabei entstehen Spannungsunterschiede zw. erregten u. nicht erregten Teilen des H. Sie lassen sich an der Körperoberfläche messen. Eine Aufzeichnung dieser Spannungsunterschiede ist ein *Elektrokardiogramm* (EKG).

Beteiligte Strukturen

Herzmuskelzellen:
- Während Ausbreitung (bzw. Rückbildung) d. Erregung übers H. gibt es ständig einen Spannungsunterschied zw. erregten u. nicht erregten Anteilen
- Der Spannungsunterschied setzt sich an Körperoberfläche fort u. kann mit Elektroden gemessen werden

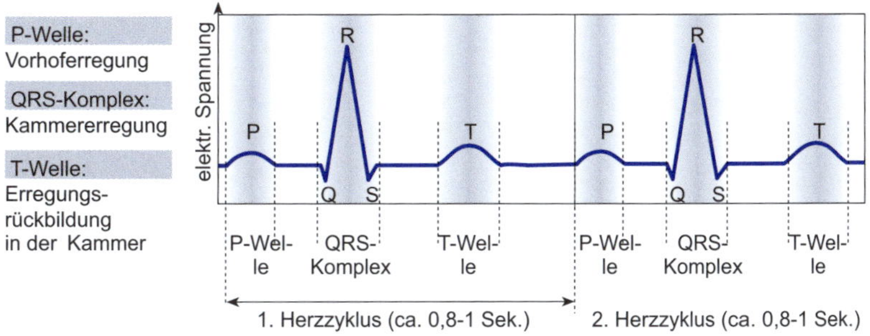

Funktionsmechanismen

Im EKG gibt es Wellen, Zacken, Komplexe u. Strecken.
Im EKG setzt sich ein Herzzyklus zusammen aus (am Beispiel d. Ableitung II, > Abb. 24):
- P-Welle: Ausbreitung d. Erregung über Vorhöfe ausgehend v. Sinus-Knoten
- PQ-Strecke: Zeit v. Ende d. P-Welle bis zum ersten negativen Ausschlag; völlige Erregung d. Vorhöfe
- QRS-Komplex: Abfolge eines Ausschlags n. unten (Q-Zacke), eines nach oben (R-Zacke) u. eines nach unten (S-Zacke): Ausbreitung d. Erregung über die Kammern
- ST-Strecke: Zeit v. S-Zacke bis z. Beginn T-Welle: vollständige Erregung d. Kammern
- T-Welle: Rückbildung d. Erregung d. Kammern

Abb. 24: Standard-EKG (Extremitätenableitung)

EKG-Ableitungen:
- Extremitätenableitung n. Einthoven: I, II, III
- Unipolare Extremitätenableitung n. Goldberger: aVR, aVl, aVF
- Brustwandableitungen n. Wilson (12-Kanal-EKG): V1–V6

Wichtige Erkrankungen

Viele Erkrankungen des H. können im EKG erkannt werden, z. B. Rhythmusstörungen od. Herzinfarkt (nach gewisser Ischämiezeit evtl. Veränderungen d. ST-Strecke).

> Die Extremitätenableitungen werden nach dem Ampelschema angebracht: rot: rechter Arm; gelb: linker Arm; grün linker Fuß; schwarz (Erdung) rechter Fuß. Anstatt auf die Extremitäten können Klebeelektroden auch auf den Rumpf, möglichst weit in Richtung d. Extremität, geklebt werden.

Herz-Kreislauf-System – Aufbau des Blutkreislaufs

Definition

Blutgefäße u. Herz bilden zusammen das Herz-Kreislauf-System (*kardiovaskuläres System*). Es gibt 2 Kreisläufe: Der kleine od. Lungen-Kreislauf ins rechte Herz, der Blut aus dem Körper in die Lungen pumpt, u. den großen od. Körper-Kreislauf, in dem das linke Herz Blut aus den Lungen in den Körper pumpt.

Bau

Grundsätzlicher Aufbau beider Kreisläufe:

- Herz → ☞ Arterien → Arteriolen → Kapillarbett → Venolen → ☞ Venen → Herz
- Arterien führen v. Herzen weg, Venen z. Herz hin
- Blut durchläuft Kleinen u. Großen Kreislauf nacheinander, niemals vermischt sich Blut aus beiden Kreisläufen

- Im Herz kommen sich beide Kreisläufe am nächsten: nur durch Herzscheidewand (*Septum*) getrennt

Kleiner Kreislauf:
- Rechtes Herz pumpt O_2-armes Blut in Truncus pulmonalis u. weiter in Lungenarterien
- Blut wird im Kapillarbett d. Lungen mit O_2 angereichert
- O_2-reiches Blut fließt über Lungenvenen z. linken Herzen

Großer Kreislauf:
- Linkes Herz pumpt O_2-reiches Blut in Aorta
- Aorta gibt Äste z. Kopf, Armen, Bauch- u. Becken-Organen ab, verzweigt sich schließlich u. versorgt Beine
- Im jeweiligen Kapillarbett wird Blut O_2 entzogen
- O_2-armes Blut fließt in obere u. untere Hohlvene (*V. cava sup.* u. *inf.*)
- Hohlvenen münden in rechten Vorhof

Funktionen

- Kleiner Kreislauf: führt O_2-armes Blut in Lungen
- Großer Kreislauf: führt O_2-reiches Blut zu Muskeln, Organen, Gehirn

Wichtige Erkrankungen

Herz-Kreislauf-Erkrankungen sind in Industrienationen die wichtigste Todesursache. Dazu gehören Schlaganfälle, Lungenembolien, Herzinfarkte.

> Die Mehrzahl d. Herz-Kreislauf-Erkrankungen sind Zivilisationskrankheiten, d.h. das Risiko an ihnen zu erkranken lässt sich durch gesunde Lebensführung entscheidend verringern.

Besondere Information

Der Blutkreislauf d. Fötus unterscheidet sich v. dem Erwachsener:
- Lungen sind nicht belüftet u. kaum durchblutet
- Nährstoff- u. O_2-Versorgung erfolgt über Plazenta
- Blut aus Plazenta (O_2-reich) fließt über Nabelvene (*V. umbilicalis*) Richtung Leber,
- Umgeht Leber zum Großteil, fließt über *Ductus venosus Arantii* direkt in V. cava inf.
- Größter Teil d. Blutes fließt direkt v. rechten Herzvorhof in linken (über *Foramen ovale*)
- Blut, das trotzdem durchs rechte Herz in Truncus pulmonalis fließt, wird größtenteils durch einen Kurzschluss (*Ductus arteriosus Botalli*) in Aorta abgeleitet
- Nabelarterien (*Aa. umbilicales*) gehen v. Aa. iliacae communes ab u. bringen O_2-armes Blut zur Plazenta
- Aa. umbilicales, Ductus venosus Arantii, Ductus arteriosus Botalli verkümmern nach Geburt, Foramen ovale schließt sich

Herz-Kreislauf-System – Blutdruck

Definition

Das Blut übt in allen Gefäßen Druck auf die Gefäßwand aus → Blutdruck (im klin. Sprachgebrauch ist Blutdruck meist der *arterielle* Blutdruck). Es existiert ein ausgeklügeltes System zur Regulation des Blutdrucks. Der arterielle Blutdruck beträgt idealerweise 120 (*systolisch*)/80 (*diastolisch*) mmHg, bei Kindern je nach Alter weniger.

Beteiligte Strukturen

Einflussgrößen:
- Herz: Herzfrequenz u. Schlagvolumen legen die in einer best. Zeitspanne ausgeworfene Menge Blut fest (Herzzeitvolumen, HZV)
- Blut:
  - Blutmenge
  - Zähigkeit (*Viskosität*) d. Blutes, bedingt durch Anteil fester Teilchen am Blutvolumen
- Gefäße: Weite v. a. d. Arteriolen

Steuerelemente:
- Druck- (Presso-)Rezeptoren in: Aortenbogen, *A. carotis communis* u. bes. Aufgabelung d. *A. carotis* (Carotissinus)
- IX. u. X. ☞ Hirnnerv leiten Signale d. Pressorezeptoren in:
- Kreislaufzentrum in *Medulla oblongata* im ☞ Hirnstamm
- Hypothalamus: sezerniert Antidiuretisches Hormon (ADH)
- Zellen in Herzvorhöfen sezernieren Atriales Natriuretisches Peptid (ANP)
- ☞ Niere

Funktionsmechanismen

2 Faktoren bestimmen Blutdruck: HZV u. peripherer Widerstand (= Strömungswiderstand)
- HZV: nimmt in Ruhe ab; nimmt b. geringer Blutmenge, die aus Venen einströmt, ab
- *Peripherer* Widerstand (→ Widerstand in Gefäßen, gegen den Herz anpumpen muss): bei einer Halbierung d. Gefäßradius versechzehnfacht sich Widerstand, Widerstand erhöht sich b. Erhöhung d. Blutviskosität

Kurzfristige Blutdruckregulation:
- Blutdruckabfall → Aktivierung Pressorezeptoren → Sympathikus-Aktivierung
- Sympathikus erhöht HZV, stellt Arteriolen d. Magen-Darm-Trakts u. d. Haut eng

Mittel- u. langfristige Blutdruckregulation:
- Niedriger Blutdruck (z.B. wg. zu wenig Blutvolumen) → Niere sezerniert Renin → Renin führt zur Aktivierung v. Angiotensinogen in Angiotensin I → Angiotensin I wird zu Angiotensin II aktiviert → wirkt vasokonstriktorisch, führt zur Freisetzung v. ADH u. Aldosteron
- Niedriger Blutdruck: Hypothalamus scheidet mehr ADH aus
- Niere scheidet unter Einfluss v. ADH u. Aldosteron weniger Wasser u. Salz aus, ANP bewirkt Gegenteil

Wichtige Erkrankungen

- Zu hoher Blutdruck (*Hypertonus*) mit Werten v. über 140 mmHg systolisch u./od. über 90 mmHg diastolisch bei mehreren Messungen sollte behandelt werden
- Zu niedriger Blutdruck (*Hypotonus*) (unter 100 mmHg systolisch) muss nur behandelt werden, wenn Symptome auftreten (z.B. Schwindel, Bewusstseinsverlust).

Blutdruckmessung erfolgt mit Manschette u. Stethoskop. Der *systolische* („obere") Blutdruckwert ist d. maximale Druck, der während Auswurfphase d. Herzens erreicht wird. Der *diastolische* („untere") Wert ist d. minimale Druck während Diastole d. Herzens. Die Blutdruckamplitude ist der Unterschied beider Werte. Berechnung d. arteriellen Mitteldrucks: diastolischer Blutdruck + 1/3 d. systolischen Blutdrucks.

Hirnanhangdrüse

Definition

Die H. (*Hypophyse*) ist eine endokrine Drüse, die aus 2 Lappen (Vorder- u. Hinterlappen, HVL u. HHL) besteht: Die H. steht unter dem Einfluss des Hypothalamus u. produziert zahlreiche ☞ Hormone.

Bau

Die H. liegt im Türkensattel (*Sella turcica*) der → Schädelbasis u. ist durch Hypophysenstiel (Teil des HHL) mit d. Gehirn verbunden.

- HVL (*Adenohypophyse*):
  - Besteht aus Drüsengewebe
  - Kapillaren sind zweiter Teil eines Pfortadersystems: Vene aus dem Hypothalamus verjüngt sich nochmal zu Kapillaren
- HHL (*Neurohypophyse*):
  - Größtenteils Axone d. Hypothalamus
  - Hormone werden im Hypothalamus erzeugt, über Axone in HHL transportiert u. bei Bedarf ins Blut abgegeben

Funktionen

- HVL: Erzeugung u. Abgabe v: TSH (Stimulation der ☞ Schilddrüse), ACTH (Stimulation der Nebennierenrinde), LH u. FSH (Einfluss auf ☞ Geschlechtsorgane), Wachstumshormon, Prolaktin (u. a. Milchproduktion in Mamma), MSH (u. a. Einfluss auf die Hautpigmentierung); Steuerung über Releasing- u. Inhibiting-Hormone aus Hypothalamus
- HHL: Freisetzung v. Oxytocin (Wehentätigkeit, Milcheinschuss) u. ADH

Wichtige Erkrankungen

Bei Schädelbasisbrüchen kann der Hypophysenstiel reißen.

> Wegen ihres Einflusses auf andere endokrine Drüsen hat die H. eine zentrale Stellung im Hormonhaushalt.

Besondere Informationen

Ein Pfortadersystem gibt es beim Menschen sonst nur noch in der Leber.

Hirnhäute

Definition

Die H. (*Meningen*) umgeben Gehirn u. Rückenmark. V. außen nach innen: harte H. (*Dura mater*), Spinnwebenhaut (*Arachnoidea*) u. innere H. (*Pia mater*).

Bau

- Dura mater besteht aus 2 Blättern → zw. den Blättern: Epiduralraum
  - Im Schädelbereich: beide Blätter größtenteils fest miteinander u. mit Schädelknochen verwachsen → Epiduralraum praktisch nicht vorhanden, nur an manchen Stellen mit venösem Blut gefüllte Hohlräume (*Sinus*)
  - Im Rückenmarkbereich: äußeres Blatt liegt Wirbelkanal innen an; inneres Blatt umgibt ☞ Rückenmark u. Spinalnervenwurzel → dazwischen Epiduralraum mit Fett u. Bindegewebe
- Arachnoidea: spinnwebartiges Aussehen, Ausstülpungen in Sinus (*Arachnoidalzotten*)
- Zw. Dura u. Arachnoidea: *Subduralraum* (schmal)
- Pia mater: folgt Gehirn u. Rückenmark in alle Furchen, viele Blutgefäße
- zw. Arachnoidea u. Pia mater: *Subarachnoidalraum* = ☞ *Liquorraum*

Funktionen

- Dura mater: bindegewebige Ausstülpungen (*Septen*) halten Gehirn bei Bewegung in Position
- Arachnoidalzotten resorbieren Liquor
- Arachnoidea u. Pia mater mit Fasern verbunden u. durch Liquor getrennt → stoßsichere Aufhängung d. Gehirns

Wichtige Erkrankungen

Entzündungen der Hirnhäute (*Meningitiden*) äußern sich durch Kopfschmerzen, Nackensteife u. Fieber. Ursachen: Bakterien (z. B. Meningokokken) od. Viren.

> Meningokokken sind hoch ansteckend. Bei Kontakt muss dringend direkt ein Arzt aufgesucht werden, um das weitere Vorgehen zu besprechen. Das Gehirn selbst ist nicht schmerzempfindlich, die Hirnhäute schon.

Hirnnerven – Grundlagen

Definition

H. treten, im Gegensatz zu ☞ Spinalnerven, nicht aus dem Rückenmark, sondern aus dem Gehirn selbst aus. Es gibt 12 H., die v. kranial nach kaudal mit römischen Ziffern v. I bis XII durchnummeriert sind. Sie nehmen ihren Ausgang v. Nervenkernen im Hirn. Ausnahmen sind die H. I u. II, die ihren Ausgang v. primären Sinneszellen der Riechschleimhaut (N. I) bzw. Ganglienzellen der Netzhaut (N. II) nehmen.

Bau

Aufteilung nach dem Hirnteil, in dem Nervenkern liegt:

- I: *N. olfactorius*: Großhirn, Riechsinneszellen sind erstes Neuron
- II: *N. opticus*: Zwischenhirn (*Thalamus*), Neurone liegen in Ganglienzellschicht d. Netzhaut
- Aus Hirnstamm:
  - III: *N. oculomotorius*
  - IV: *N. trochlearis*
  - V: *N. trigeminus*
  - VI: *N. abducens*
  - VII: *N. facialis*
  - VIII: *N. vestibulocochlearis*
  - IX: *N. glossopharyngeus*
  - X: *N. vagus*
  - XII: *N. hypoglossus*
- XI: *N. accessorius*: aus oberem Rückenmark

Funktionen

- Sensorisch Hirnnerven leiten Empfindungen aus Sinnesorganen: N. I, N. II, N. VIII
- Willkürmotorische Nerven: N. III, N. IV, N. VI, N. XI, N. XII
- Gemischte Nerven: N. V, N. VII, N. IX, N. X

H. versorgen ausschließlich Kopf u. Hals. Ausnahme: N. X

> Merkspruch für die Anfangsbuchstaben der Hirnnerven in richtiger Reihenfolge: Onkel Otto orgelt tag-täglich, außer Freitag Vormittags. „Ganz vernünftig", argumentiert Heinz.

Hirnnerven – I–III

Definition

Der *N. olfactorius* (N. I) ist der sensorische Nerv für den Geruchssinn.
Der *N. opticus* (N. II) ist der sensorische Nerv für den Sehsinn.
Der *N. oculomotorius* (N. III) bewegt den größten Teil der ☞ Augenmuskeln willkürlich u. innerviert die Pupillenmuskeln parasympathisch.

Bau

N. olfactorius:
- Beginnt als einzelne Fäden (*Fila olfactoria*), die v. Sinneszellen d. Riechschleimhaut ausgehen
- Fila olfactoria ziehen durch Löcher d. Siebbeinplatte (*Lamina cribrosa*) des Siebbeins (*Os ethmoidale*)
- Enden an Nervenzellen d. *Bulbus olfactorius* im Großhirn

N. opticus:
- Gebildet v. Fortsätzen d. Ganglienzellen d. Retina
- Fasern der inneren Netzhauthälfte kreuzen an Sehnervenkreuzung (*Chiasma opticum*) zur Gegenseite
- Endet am äußeren Kniehöcker (*Corpus geniculatum laterale*) d. Thalamus

N. oculomotorius:
- Entspringt v. 2 Nervenkernen (einem für Willkürmotorik, einem für parasympathische Anteile) im Mittelhirn d. ☞ Hirnstamms
- Gelangt in Augenhöhle

Funktionen

- N. olfactorius: leitet Information für ☞ Geruchssinn
- N. opticus: leitet optische Information
- N. oculomotorius:
  - Willkürmotorisch: hebt Lid; bewegt Augapfel nasenwärts, n. unten, n. oben u. n. oben schläfenwärts
  - Parasympathisch: verstärkt Linsenkrümmung (sehen in Nähe), verengt Pupille

Wichtige Erkrankungen

Bei Schädelbasisbrüchen können die Fila olfactoria abreißen → Verlust d. Geruchssinns.

Hirnnerven – IV–VI

Definition

Der *N. trochlearis* (N. IV) innerviert den *M. trochlearis* am Auge motorisch. Der *N. trigeminus* (N. V) versorgt Gesicht u. Zähne sensorisch, Kau- u. Mundbodenmuskeln motorisch. Der *N. abducens* (N. VI) versorgt den *M. rectus lateralis* am Auge motorisch.

Bau

N. trochlearis:
- Entspringt v. Nervenkern im Mittelhirn d. Hirnstamms
- Gelangt in Augenhöhle

N. trigeminus:
- Entspringt v. 3 Kernen im oberen Rückenmark, in Brücke u. in Mittelhirn
- Teilt sich in 3 Äste:
  - Augenhöhlennerv (*N. ophtalmicus*): gelangt in Augenhöhle, gibt Ast z. Haut d. Stirn ab
  - Oberkiefernerv (*N. maxillaris*): Äste z. Oberkieferzähnen u. Gesichtshaut
  - Unterkiefernerv (*N. mandibularis*): Äste z. Kau- u. Mundbodenmuskeln; Ast z. Zähnen d. Unterkiefers u. Haut am Kinn, läuft durch d. Unterkieferknochen

N. abducens:
- Entspringt v. Nervenkern in Brücke
- Gelangt in Augenhöhle

Funktionen

- N. trochlearis: bewegt Auge n. schläfenwärts unten
- N. trigeminus:
  - N. ophtalmicus: innerviert sensorisch Augapfel, Haut über Stirn u. Nasenrücken
  - N. maxillaris: innerviert sensorisch Haut über Wangen, d. Schläfen, Zähne des Oberkiefers
  - N. mandibularis: innerviert sensorisch Haut über Unterkiefer, Zähne d. Unterkiefers, vordere 2/3 d. Zunge, motorisch Kau- u. Mundbodenmuskeln
- N. abducens: bewegt Auge n. schläfenwärts

Wichtige Erkrankungen

Eine Reizung d. N. trigeminus kann zu stärksten Schmerzen in seinem Versorgungsgebiet führen (*Trigeminusneuralgie*).

Hirnnerven – VII–IX

Definition

Der *N. facialis* (N. VII) innerviert motorisch die Gesichtsmuskulatur u. parasympathisch Tränen- u. Speicheldrüsen.
Der *N. vestibulocochlearis* (N. VIII) führt Informationen aus dem Hör- u. Gleichgewichtsorgan.
Der *N. glossopharyngeus* (N. IX) innerviert den Rachen sensorisch, die Rachenmuskeln motorisch u. die Ohrspeicheldrüse parasympathisch.

Bau

N. facialis:
- Entspringt v. 3 Nervenkernen im Hirnstamm
- Motorische Anteile laufen durch Ohrspeicheldrüse u. teilen sich dort auf

N. vestibulocochlearis:
- Eigtl. 2 Nerven: 1 für Hören, 1 für Gleichgewichtssinn → 2 Nervenkerne im Hirnstamm
- Läuft durch inneren Gehörgang zu Schnecke u. Bogengängen im ☞ Innenohr

N. glossopharyngeus:
- 4 Nervenkerne im Hirnstamm
- Gibt Äste z. Schleimhaut u. Muskulatur des Rachens, zur Ohrspeicheldrüse u. zur Karotisgabel ab

Funktionen

- N. facialis: versorgt mimische Muskulatur; erhöht Tränenproduktion, Speichelproduktion aus Unterkiefer- u. Unterzungenspeicheldrüse; Geschmacksinformationen aus vorderen 2/3 d. Zunge
- N. vestibulocochlearis: leitet Informationen für Gehör- u. Gleichgewichtssinn
- N. glossopharyngeus: erhöht Speichelproduktion in Ohrspeicheldrüse, leitet Informationen über Blutdruck aus Karotisgabel, Geschmacksinformationen aus hinterem 1/3 d. Zunge, innerviert motorisch Rachenmuskulatur (Schlucken)

Hirnnerven – X–XII

Definition

Der *N. vagus* (N. X) ist der parasympathische Nerv. Er läuft bis in die Bauchhöhle u. versorgt die inneren Organe.
Der *N. accessorius* (N. XI) versorgt motorisch einige Rücken u. Halsmuskeln.
Der *N. hypoglossus* (N. XII) versorgt motorisch Zungenmuskeln.

Bau

N. vagus:
- 4 Nervenkerne im Hirnstamm
- Zieht in einer Gefäß-Nerven-Straße mit *A. carotis* u. *V. jugularis int.* nach unten
- Gibt Äste z. Kehlkopf ab
- Zieht durch Thorax
- Durchbricht Zwerchfell gemeinsam mit Speiseröhre, erreicht Bauchraum

N. accessorius:
- 1 Nervenkern im oberen Rückenmark
- 6 Faserbündel treten aus Rückenmark aus, vereinigen sich z. *N. accessorius*
- Gibt Äste z. Hals- u. Rückenmuskeln ab

N. hypoglossus:
- 1 Nervenkern im verlängerten Mark im Hirnstamm
- Tritt v. unten an Zungengrund heran

Funktionen

- N. vagus:
  - Motorisch: Teil d. Rachenmuskulatur, alle Kehlkopfmuskeln (Stimmbildung)
  - Sensorisch: Kehlkopf- u. untere Rachenschleimhaut; Informationen v. Blutdrucksensoren im Aortenbogen
  - Parasympathisch: Herz, Speiseröhre, Bronchien, Magen, Darm-Trakt, Niere, Leber, Pamkreas
- N. accessorius: innerviert *M. sternocleidomastoideus* (am Hals) u. *M. trapezius* (am Rücken)
- N. hypoglossus: versorgt Muskeln d. Zunge → sprechen, schlucken

> Der N. vagus ist der einzige Anteil d. Parasympathikus, der auf Herz, Bronchien u. Baucheingeweide wirkt.

Hormone – Grundlagen

Definition

H. sind ein Kommunikationsmittel für Zellen u. Organe des Körpers. Im Vergleich zum Nervensystem ist die Kommunikation über H. eher langsam. H. wirken an ihren Zielzellen über spezielle Rezeptoren. H. sind v.a. für die Steuerung des inneren Milieus des Körpers zuständig.

Beteiligte Strukturen

- Hypophyse
- Schilddrüse
- Nebenschilddrüse
- Nebenniere
- Zellgruppen, bzw. einzelne Zellen in:
  - Hypothalamus, Epiphyse
  - C-Zellen d. Schilddrüse
  - Schleimhäute d. Atemwege u. d. Verdauungssystems
  - Pankreas
  - Niere
  - Eierstöcke u. Hoden
- Bestimmte Abwehrzellen

Funktionsmechanismen

Einteilung v. Hormonen:
- Nach Entfernung v. Produktions- u. Wirkungsort:
  - *Endokrin*: H. wird über Blutbahn z. Zielzelle gebracht
  - *Parakrin*: hormonproduzierende Zelle u. Zielzelle liegen nebeneinander
  - *Autokrin*: H. beeinflusst Zelle, die es produziert
- Nach chemischer Beschaffenheit:
  - Steroidhormone: hergeleitet v. Cholesterin, fettlöslich
  - Aminosäureabkömmlinge: veränderte Aminosäuren, überwiegend wasserlöslich
  - Proteo-/Peptidhormone: längere, bzw. kürzere Ketten v. Aminosäuren, i.d.R. wasserlöslich
  - Arachidonsäureabkömmlinge: v. Fettsäure Arachidonsäure, fettlöslich
- Nach Ort ihrer Produktion:
  - Drüsenhormone: werden in endokrinen Drüsen gebildet
  - Gewebshormone: werden in einzelnen Zellen im Gewebe produziert

Viele H. werden im Blut an Transportproteine gebunden transportiert. Das betrifft alle fettlöslichen u. viele wasserlösliche H.

Arten v. Hormonrezeptoren:
- *Extrazelluläre* Rezeptoren (auf Zellmembran): H. bindet an Rezeptor → aktiviert Adenylatcyclase → macht in Zelle aus ATP cAMP („zweiter Botenstoff": second messenger) → weitere Zwischenschritte → Hormonwirkung

- *Intrazelluläre* Rezeptoren: fettlösliche H. können durch Zellmembran diffundieren → binden an frei in Zelle schwimmende Rezeptoren → Hormon-Rezeptor-Komplex aktiviert best. DNA-Abschnitte → Hormon kurbelt Proteinproduktion an

Steuerung d. Hormonproduktion:

- Regelkreise: übergeschaltetes Zentrum (i.d.R. Hypothalamus) gibt fördernde Releasing- u. hemmende Inhibiting-H. frei → Einfluss auf Hormonproduktion direkt od. über Hypophysenvorderlappen → meist hemmt große Menge zirkulierendes H. die Releasing-Hormon-Produktion im Hypothalamus (negatives Feedback)

Wichtige Erkrankungen

Die Steuerung d. Hormonproduktion ist bei vielen Krankheiten gestört. Möglich ist eine Hormonüberproduktion (z.B. durch hormonproduzierende Tumore) wie auch die ungenügende Produktion v. H. (z.B. durch Zerstörung d. betreffenden endokrinen Zellen).

> Peptidhormone (z.B. Insulin) werden im Magen-Darm-Trakt verdaut u. zerstört, sie können also nicht oral eingenommen werden. Steroidhormone (z.B. „Pille") u. Aminosäureabkömmlinge (z.B. T_4) überstehen die Magen-Darm-Passage, sie können oral eingenommen werden.

Hormone – Hypophysenhormone

Definition

Die *Adenohypophyse* setzt unter Einfluss v. Releasing- u. Inhibiting-Hormonen des Hypothalamus H. frei, die entweder untergeordnete endokrine Drüsen zur Hormonausschüttung bewegen, od. direkt wirken. Die *Neurohypophyse* enthält Axone v. Nervenzellen des Hypothalamus, die Oxytocin u. ADH freisetzen.

Beteiligte Strukturen

Hypothalamus:
- Setzt Releasing-Hormone frei:
  - TRH (Thyreotropin-Releasing-Hormon, fördert TSH-Sekretion)
  - CRH (Corticotropin-Releasing-Hormon, fördert ACTH-Sekretion)
  - Gn-RH (Gonadotropin-Releasing-Hormon, fördert LH u. FSH-Sekretion)
  - GH-RH (Growth-Hormone-Releasing-Hormon, fördert HGH-Sekretion)
  - PRL-RH (Prolaktin-Releasing-Hormon, fördert Prolaktin-Sekretion, Existenz nicht zweifelsfrei bewiesen)
- Setzt Inhibiting-Hormone frei:
  - Somatostatin (GH-IH, Growth-Hormone-Inhibiting-Hormon)
  - PRL-IH (Prolaktin-Inhibiting-Hormon, identisch mit Dopamin)

Adenohypophyse:
- Setzt glandotrope (stimulieren andere Drüsen) H. frei:
  - TSH (Thyroidea-stimulierendes Hormon)
  - ACTH (adrenocorticotropes Hormon)
  - FSH (follikelstimulierendes Hormon)
  - LH (luteinisierendes Hormon)
- Setzt H. frei, die direkt wirken:
  - HGH (Human Growth Hormone, Wachstumshormon)
  - Prolaktin
  - MSH (Melanozyten-stimulierendes Hormon)

Neurohypophyse setzt Neurohormone frei:
- ADH (antidiuretisches Hormon, auch Vasopressin)
- Oxytocin

Funktionsmechanismen

Hypothalamus: steuert Hormonausschüttung in Hypophyse:
- Releasing-Hormone verstärken Hormonausschüttung
- Inhibiting-Hormone hemmen Hormonausschüttung

Adenohypophyse:
- Wirkmechanismen glandotroper H.:
  - TSH: erhöht Ausschüttung d. ☞ Schilddrüsenhormone T_3 u. T_4
  - ACTH: erhöht Ausschüttung d. ☞ Glukokortikoide in Nebennierenrinde

- FSH: stimuliert b. d. Frau Östrogenbildung u. Entwicklung d. Follikel im Eierstock; beim Mann Spermienreifung
- LH: fördert b. d. Frau Reifung d. Eis, Eisprung, Bildung d. Gelbkörpers; fördert beim Mann Testosteronsynthese
- Wirkmechanismen direkt wirkender H.:
  - HGH: Kinder u. Jugendliche: kontrolliert Körperwachstum; in jedem Alter: stimuliert Fett- u. Glykogenabbau
  - Prolaktin: u. a. Förderung Milchproduktion
  - MSH: beeinflusst u. a. Melanozyten d. Haut → stärkere Hautpigmentierung

Neurohypophyse:
- Oxytocin: unterhält Wehentätigkeit während ☞ Geburt, stimuliert Milcheinschuss; ist „Glückshormon", freigesetzt u. a. beim Orgasmus, entspannend, angstlösend, euphorisierend
- ADH: fördert Wasserrückresorption in ☞ Niere → weniger Harn wird ausgeschieden

Wichtige Erkrankungen

Häufigster Tumor d. Adenohypophyse ist d. *Prolaktinom* (ausgehend v. Prolaktin produzierenden Zellen). Der Tumor produziert Prolaktin im Übermaß, was bei beiden Geschlechtern u. a. zu Milchfluss (*Galaktorrhö*) führen kann.

Hormone – Schilddrüsen- und Nebenschilddrüsenhormone

Definition

Die ☞ Schilddrüse setzt die H. Thyroxin (T_4) u. Trijodthyronin (T_3) sowie Calcitonin frei.
Die Nebenschilddrüsen sezernieren Parathormon.

Beteiligte Strukturen

Schilddrüse:
- Follikelzellen:
  - Bilden Thyreoglobulin (TG)
  - TG enthält Aminosäure Tyrosin, an die Jodid angelagert wird
  - Bei Stimulierung durch TSH spalten Follikelzellen T4 (enthält 4 Jodatome) u. T3 (enthält 3 Jodatome) v. TG ab u. sezernieren sie
- C-Zellen: sezernieren Calcitonin

Nebenschilddrüsen (*Gll. parathyroideae*):
- 4 getreidekorngroße Knötchen an Hinterseite d. Schilddrüse
- Sezernieren Parathormon (PTH)

Funktionen

Follikelzellen:
- T4 wandelt sich im Blut in T3
- T3 ist deutl. wirksamer als T4
- Beide bewirken:
  - Erhöhung v. Herzarbeit u. Körpertemperatur, vermehrter Fett- u. Glykogenabbau → Energieumsatz erhöht sich
  - Körperwachstum u. Gehirnreifung
  - Aktivitätszunahme d. Nervensystems

C-Zellen:
- Calcitonin fördert Einbau v. Kalzium in Knochen → senkt Serumkalzium-Spiegel

Nebenschilddrüsen:
- PTH-Sekretion wird direkt v. Kalziumspiegel im Blut gesteuert
- PTH erhöht Kalziumfreisetzung aus Knochen
- Senkt Kalziumausscheidung in Niere, erhöht Phosphatausscheidung
- Steigert indirekt (in Zusammenspiel mit Vitamin D) Kalziumaufnahme im Darm
- Erhöht Serumkalzium-Spiegel

Wichtige Erkrankungen

- Schilddrüsenüberfunktion (*Hyperthyreose*): Unruhe; warme, feuchte Haut; Wärmeintoleranz
- Schilddrüsenunterfunktion (*Hypothyreose*): Antriebslosigkeit; kühle, trockene Haut; Kälteempfindlichkeit

Hormone – Renin-Angiotensin-Aldosteron-System (RAAS)

Definition

Das Renin-Angiotensin-Aldosteron-System (RAAS) hat als Ausgangsstoffe das in der ☞ Niere gebildete Renin, das in der Leber gebildete Angiotensinogen u. das Mineralokortikoid Aldosteron aus der Niere. Es bewirkt eine Steigerung v. Blutdruck u. -volumen.

Beteiligte Strukturen

Niere:
- Renin wird v. Zellen d. juxtaglomerulären Apparats b. Blutdruckabfall u. Kochsalzmangel ausgeschüttet

Nebennierenrinde:
- Zellen d. *Zona glomerulosa* schütten Aldosteron aus
- Aldosteron ist Abkömmling v. Cholesterin

Funktionsmechanismen

- Renin-sezernierende Zellen erkennen Kochsalzmangel, geringe Nierendurchblutung (niedriger Blutdruck) u. zu geringes Blutvolumen → verstärkte Renin-Abgabe
- Renin spaltet Angiotensinogen in Angiotensin I
- Angiotensin-Converting-Enzyme (ACE) spalten Angiotensin I in Angiotensin II
- Angiotensin II erhöht Abgabe v. Aldosteron aus Zona glomerulosa u. Abgabe v. ADH
- Angiotensin II wirkt gefäßverengend, durststeigernd, macht Salzhunger
- Aldosteronwirkung: Niere hält Natrium u. Wasser zurück, scheidet mehr Kalium aus

Wichtige Erkrankungen

Bei einer Stenose d. Nierenarterie wird Renin-sezernierenden Zellen ein zu geringer Blutdruck vorgegaukelt → sezernieren verstärkt Renin → Blutdruck steigt → Hypertonus.

Hormone – Glukokortikoide

Definition

Glukokortikoide werden in der *Zona fasciculata* u. der *Zona reticularis* der Nebennierenrinde gebildet. Sie sind Stresshormone, die den Körper auf physische Leistung vorbereiten. Die Freisetzung v. Glukokortikoiden steht unter dem Einfluss v. ACTH.

Beteiligte Strukturen

Hypothalamus:
- Schüttet CRH (Corticotropin-Releasing-Hormon) aus
- Tageszeitliche Schwankung: Minimum gegen Mitternacht, Maximum in frühen Morgenstunden

Adenohypophyse:
- Schüttet ACTH (adrenocorticotropes Hormon) aus

Nebennierenrinde:
- Zona fasciculata u. Zona reticularis bilden Glukokortikoide aus Cholesterin
- Wirksamstes körpereigenes Glukokortikoid: Cortisol
- Andere: u. a. Cortison, Corticosteron

Funktionsmechanismen

Steuerung CRH-Freisetzung:
- Stress steigert Freisetzung; Großhirnrinde meldet Stress an Hypothalamus
- Hohe Glukokortikoidspiegel hemmen Freisetzung (negatives Feedback)

Wirkung Glukokortikoide in natürlichen Dosen:
- Steigerung Glukosekonzentration im Blut:
  - In Leber wird vermehrt Glukose aus Aminosäuren hergestellt
  - Glukoseabbau in Zellen wird gehemmt
  - Aufnahme v. Glukose in Fett- u. Muskelzellen wird gehemmt
- Kataboler Effekt (Reserven werden abgebaut):
  - Eiweißabbau u. a. in Muskulatur
  - Fettabbau (*Lipolyse*) im Fettgewebe → Fettsäuren gelangen ins Blut
- → Reaktion auf Stress: Körper hat jetzt genug Energie, um auf Stress zu reagieren
- Außerdem auch mineralokortikoide Wirkung

Wirkung Glukokortikoide in hohen (therapeutischen) Dosen:
- *Immunsuppression*: Abwehrzellen werden gehemmt → Entzündungshemmung, antiallergener Effekt
- *Osteoporose*: Knochensubstanz wird ausgedünnt
- Wundheilung wird gehemmt

Wichtige Erkrankungen

- Nebennierenunterfunktion: Morbus Addison (z.B. nach Zerstörung d. Nebennierenrinde d. Autoimmunprozess; u.a. lebensbedrohliche Hypoglykämie, Austrocknung (*Exsikkose*), Blutdruckabfall
- Nebennierenüberfunktion: Cushing-Syndrom; u.a. Gewichtszunahme, Fettverteilungsstörung mit charakt. Vollmondgesicht, Osteoporose, Antriebslosigkeit, Muskelschwund

> Wegen des Tagesrhythmus d. Glukokortikoid-Produktion sollte bei einer längerfristigen Therapie mit Glukokortikoiden die Einnahme frühmorgens erfolgen, um den natürlichen Rhythmus nachzuahmen.

Besondere Information

Häufigster Grund für ein Cushing-Syndrom ist die Dauertherapie mit Glukokortikoiden in Dosierungen über d. sog. Cushing-Schwelle (entspricht 40 mg Cortison/Tag).

Hormone – Sexualhormone

Definition

Sexualhormone werden in der Zona reticularis der Nebennierenrinde, den Hoden u. den Ovarien hergestellt. Es gibt primär männliche (*Androgene*) u. primär weibliche (*Östrogene* u. *Gestagene*) Sexualhormone. Jedoch kommen sie in kleinerer Menge auch beim jeweils anderen Geschlecht vor.

Beteiligte Strukturen

Hypothalamus:
- Schüttet Gn-RH (Gonadotropin-Releasing-Hormon) aus

Hypophyse:
- Schüttet stimuliert v. Gn-RH LH (luteinisierendes Hormon) u. FSH (follikelstimulierendes Hormon) aus

Nebennierenrinde:
- *Zona glomerulosa* ist b. d. Frau hauptsächlicher Produktionsort v. Androgenen
- Auch Östrogene werden gebildet
- Wichtigstes Androgen: Dehydroepiandrosteron (DHEA), wird in Ovar u. Hoden zu Testosteron u. Östrogenen umgewandelt

Ovar:
- Bildet unter Einfluss v. LH u. FSH:
  - Östrogene (v. a. Östradiol)
  - Im Gelbkörper: Progesteron (Gestagen)
  - Androgene (Testosteron, Androstendion)

Hoden:
- Bilden v. a. unter LH-Einfluss in Leydig-Zellen Testosteron

Während d. Schwangerschaft bildet auch Plazenta Östrogene.

Alle Sexualhormone sind Steroidhormone, d. h. sie sind Abkömmlinge v. Cholesterin

Funktionen

Auslösen d. Pubertät: Beginn d. Gn-RH-Freisetzung

Östrogene:
- Bei Mädchen in Pubertät Ausbildung v. sekundären Geschlechtsmerkmalen (Brustentwicklung, weibl. Fettverteilung)
- Entwicklung d. Endometriums d. Uterus während d. Proliferationsphase d. Zyklus
- Einfluss auf Follikelreifung im Ovar
- Einfluss auf Knochen (Östrogenabfall in Wechseljahren → Osteoporose)
- Wirken aufs ZNS → beeinflussen Stimmung u. Verhalten

Progesteron:
- Bereitet in zweiter Zyklushälfte Uterus auf Einnistung d. Frucht vor
- Erhält Schwangerschaft
- Stellt Uterusmuskulatur während Schwangerschaft ruhig
- Bereitet Milchbildung in Brustdrüsen vor

Androgene:
- Abhängig v. LH u. FSH: Spermienreifung
- Geschlechtsdifferenzierung u. -entwicklung während Fötalzeit
- Hoden- u. Peniswachstum während Pubertät
- Entwicklung sekundärer Geschlechtsmerkmale (tiefe Stimme, Körperbehaarung, Bartwuchs, Geheimratsecken)
- Verantwortlich für Wachstumsschub während Pubertät
- Begünstigt Muskelwachstum (anaboler Effekt)
- Auslösen v. Geschlechtstrieb, Aggressivität

Wichtige Erkrankungen

Beim angeborenen Adrenogenitalen Syndrom (AGS) kann die Nebennierenrinde kein Cortisol u. Aldosteron bilden. Die daraus folgende ACTH-Überproduktion führt letzten Endes zu einer Überproduktion v. Androgenen. Folge: früher Schluss d. Wachstumsfugen → Kleinwuchs, bei Mädchen Vermännlichung.

Die „Pille" enthält meist eine Kombination aus Östrogenen u. Gestagenen. Es gibt auch Pillen, die nur Gestagen enthalten. Wirkprinzip ist die Unterdrückung d. Eisprungs.

Besondere Information

Androgene sind die aus dem Sport leider sehr bekannten „anabolen Steroide".

Hormone – Nebennierenmark

Definition

Das Nebennierenmark ist entwicklungsgeschichtlich eigentlich ein Teil des vegetativen Nervensystems. Es produziert die Katecholamine Noradrenalin u. Adrenalin.

Bau

Nebennierenmark:
- Besteht aus sog. chromaffinen Zellen (modifizierten sympathischen Neuronen)
- Wird v. sympathischen Neuronen innerviert; Freisetzung erfolgt auf Nervenimpuls
- Produziert v. a. Adrenalin, weniger Noradrenalin (Oberbegriff: *Katecholamine*)

Funktionen

Adrenalin u. Noradrenalin sind Vermittler d. kurzzeitigen Stressreaktion (kämpfen od. weglaufen; „fight or flight"):
- Herzfrequenz u. Schlagkraft steigen
- Gefäße in Haut u. inneren Organen werden eng gestellt
- Bronchien u. Gefäße in Muskulatur u. Lunge werden weit gestellt
- Leber setzt vermehrt Glukose ins Blut frei → Blutzuckerspiegel steigt

Wichtige Erkrankungen

Das Phäochromozytom ist ein gutartiger, katecholaminproduzierender Tumor. Die übermäßige Katecholaminausschüttung führt zu Herzrasen u. Bluthochdruckkrisen. Dabei ist das Gesicht d. Patienten durch d. Vasokonstriktion blass gefärbt u. nicht, wie es sonst bei hohem Blutdruck zu erwarten wäre, gerötet.

Kapillaren und Stoffaustausch

Definition

K. sind mit einem Durchmesser v.
6–12 μm (z. Vergleich: Erythrozyten-durchmesser 7,5 μm) die kleinsten Blut-gefäße. An ihnen findet der Austausch v. Gasen, Nähr-, Mineralstoffen u. Stoffwechselprodukten, sowie der Über-tritt v. Flüssigkeit statt.

Bau

Die Wand v. K. besteht nur aus einer sehr dünnen Lage v. Endothelzellen. Je nach Gewebe ist das Endothel unter-schiedlich dicht für wasserlösliche Sub-stanzen (sehr dicht im Gehirn, durchläs-sig z.B. in der Leber).

Funktionen

Die Durchblutung der K. regulieren vor-geschaltete Arteriolen u. nachgeschaltete Venolen. Stoffaustausch findet auch noch an den Venolen statt. Die Menge der ausgetauschten Stoffe u. Flüssigkei-ten hängt ab v.:
- Der Konzentration der Stoffe
- Dem *onkotischen* Druck (je mehr gelöste Teile, desto höher) in Kapil-lare u. Gewebe (je höher, desto mehr Wasser wird gebunden)
- Dem *hydrostatischen* Druck (Flüssig-keitsdruck)

Am Ende der Kapillarstrecke gleichen sich die Drücke an u. es findet fast kein Stoffaustausch mehr statt.

Wichtige Erkrankungen

Sinkt der onkotische Druck (z.B. durch Proteinverlust) od. steigt der hydrostati-sche Druck in den Gefäßen, wird mehr Flüssigkeit ins Gewebe filtriert. Es ent-stehen *Ödeme* (Wassereinlagerungen).

> Durch Hochlagern der v. Ödemen betroffenen Körperpartie kann man den hydrostatischen Druck in den Kapillaren verringern u. so die Rück-bildung der Ödeme fördern.

Kaumuskulatur und Kiefer

Definition

Die Kaumuskulatur bewegt den Unterkiefer (*Mandibula*) im Kiefergelenk. Der Oberkiefer (*Maxilla*) ist unbeweglich. Ober- u. Unterkiefer tragen die Zähne.

Bau

Der Oberkiefer ist Teil des knöchernen Schädels.
Der Unterkiefer ist hufeisenförmig gebogen. Die hinteren Enden tragen 2 Fortsätze, v. denen der Gelenkfortsatz (*Proc. condylaris*) im Kiefergelenk auf das Schläfenbein (*Os temporale*) trifft.
Das Kiefergelenk wird durch einen Diskus in 2 Teile geteilt. Im Kiefergelenk können der Unterkiefer geöffnet u. geschlossen, vor- u. zurück bewegt u. Mahlbewegungen ausgeführt werden.
Bei Bewegung rutscht der Unterkiefer in d. Unterkiefergrube (*Fossa mandibulae*) des Schläfenbeins nach vorne u. hinten.
Auf jeder Seite gibt es 4 Kaumuskeln. Sie entspringen am Schädel, werden über den Unterkiefernerv (*N. mandibularis*) des V. Hirnnerven (*N. trigeminus*) innerviert u. setzen am Unterkiefer an:
- Kaumuskel (*M. masseter*)
- Schläfenmuskel (*M. temporalis*)
- Mittlerer Flügelmuskel (*M. pterygoideus medialis*)
- Seitl. Flügelmuskel (*M. pterygoideus lateralis*)

Funktionen

Der seitl. Flügelmuskel bewirkt ein Verschieben des Unterkiefers nach vorne u. Mahlbewegungen. Die anderen Muskeln schließen den Kiefer. Geöffnet wird er durch Schwerkraft u. Mundbodenmuskulatur.

Wichtige Erkrankungen

Nächtliches Zähneknirschen (*Bruxismus*) durch unwillkürliche Kontraktion der Kaumuskulatur kann die Zähne schädigen.

Kehlkopf

Definition

Der K. (*Larynx*) liegt am Beginn der unteren Luftwege. Über ihm liegt der Rachen, unter ihm beginnt die Luftröhre (*Trachea*). Der K. besteht v.a. aus Knorpeln u. Muskeln u. enthält in den Stimmfalten (*Plicae vocales*) die Stimmbänder.

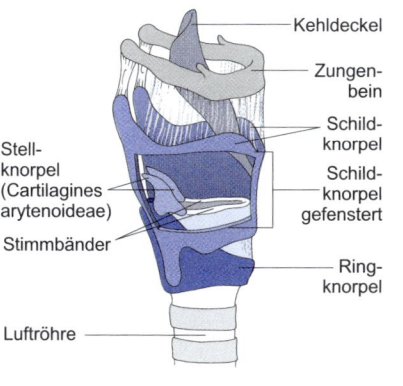

Abb. 25: Zungenbein und knorpeliges Kehlkopf-skelett

Bau (> Abb. 25)

Kehlkopfskelett:
- Kehldeckel (*Epiglottis*): ragt über Kehlkopfeingang
- Schildknorpel (*Cartilago thyroidea*): ragt wie Schiffsbug nach vorne, bildet Adamsapfel
- Ringknorpel (*Cartilago cricoidea*, „das Krikoid"): unter Schildknorpel, geformt wie Siegelring, breiterer Teil (Siegel) zeigt n. hinten
- Stellknorpel (*Cartilagines arytenoideae*, „die Ary-Knorpel"): im Inneren, stützen sich auf Siegel d. Ringknorpels auf; an ihnen sind Stimmbänder befestigt

Stimmbänder:
- Im Kehlkopf liegen 2 Paar Schleimhautfalten
- Oberes Paar: Taschenfalten (*Plicae vestibulares*); unteres Paar: Stimmfalten (*Plicae vocales*) → zusammen: *Glottis*
- In Stimmfalten: Stimmbänder (*Ligg. vocalia*)
- Stimmbänder verlaufen v. Stellknorpeln n. vorne zur Innenfläche Schildknorpel
- Spalt zw. Stimmbändern: Stimmritze (*Rima glottidis*)

Kehlkopfmuskulatur:
- Äußere u. innere Kehlkopfmuskulatur
- Wird v.a. v. *N. laryngeus recurrens* (aus dem X. Hirnnerv) innerviert

Kehlkopfinnenraum ist m. respiratorischem Epithel ausgekleidet. Ausnahme: auf Stimmfalten mehrschichtig unverhorntes Plattenepithel.

Funktionen

Stimmbildung (*Phonation*):
- Innere Kehlkopfmuskeln bewegen Stellknorpel → modulieren Anspannung d. Stimmbänder, schließen Stimmritze; einziger Öffner: *M. cricoarytenoideus posterior* („der Postikus")
- Luft strömt zw. geschlossenen Stimmritzen durch → gerät in Schwingung → Ton entsteht
- Starker Luftstrom → lauter Ton; leichter Luftstrom → leiser Ton
- Gespannte Stimmbänder → hoher Ton; entspannte Stimmbänder → tiefer Ton

Schlucken:
- Kehldeckel sichert Atemwege beim Schluckvorgang

Wichtige Erkrankungen

Kleinkinder können eine virale Kehlkopfentzündung, die auch Rachen u. Bronchien mit einschließt, bekommen. Symptome dieses Pseudo-Krupp genannten Krankheitsbildes sind nächtliche Anfälle bellenden Hustens, Heiserkeit u. Atemgeräusche beim Einatmen. Wichtig ist die Abgrenzung zur durch die Hib-Impfung inzwischen sehr selten gewordenen ist. Durch die Entzündung des Kehldeckels kann dieser so stark anschwellen, dass Betroffene ersticken können. Warnsymptome einer Epiglottitis sind:
- (Hohes) Fieber
- Starker Speichelfluss
- Kloßige Sprache
- Sehr kranker Gesamteindruck (schlaffes Kind)

> Die Phonation erfolgt im Kehlkopf; die Bildung v. Lauten/Sprache durch Zusammenspiel v. u.a. Lippen, Zunge, Gaumen.

Männliche Keimzellen

Definition

Die männlichen K. sind die Spermien, die im Hoden reifen. Aus einer Vorläuferzelle, der teilungsfähigen *Spermatogonie*, entwickeln sich primären *Spermatozyten*. Aus einer primären Spermatozyte mit *diploidem* (46 Chromosomen) werden 4 Spermien mit *haploidem* Chromosomensatz (23 Chromosomen).

Beteiligte Strukturen

Samenkanälchen d. Hoden:
- Epithelzellen d. Samenkanälchen. Sertoli-Zellen: bilden seitl. u. an ihrer Basis Taschen, in denen sich Spermien entwickeln
- Bei Reifung wandern Keimzellen v. unten n. oben → im Epithel d. Samenkanälchen sind unreife Vorstufen nahe d. Basalmembran zu finden, reife Spermien nahe d. Lumens

Spermien (*Spermatozoen*):
- Fertige Keimzellen
- Haploider Chromosomensatz
- Bestehen aus Kopf u. Schwanz:
  - Kopf: beinhaltet Kern, hat vorne eine Kappe (*Akrosom*) mit Enzymen, die beim Eindringen in Eizelle helfen
  - Schwanz: vorne Zone mit Mitochondrien u. hinten *Kinozilie* als Antrieb

Funktionsmechanismen

Spermienbildung (*Spermatogenese*):
- Dauert etwa 80 Tage
- Setzt mit Pubertät ein
- Unter Einfluss v. LH (wirkt auf Sertoli-Zellen) u. Testosteron (unter FSH-Einfluss v. Leydig-Zellen d. Hodens gebildet)
- Ablauf: Spermatogonie → primäre Spermatozyten → sekundäre Spermatozyten → Spermatiden → Spermatozoen

- Vermehrungsperiode: Spermatogonien teilen sich mitotisch
- Reifungsperiode:
  - Spermatogonien teilen sich in einen primären Spermatozyten u. eine Spermatogonie
  - Primäre Spermatozyten verdoppeln ihren Chromosomensatz (4n) u. treten in Meiose ein: 1. Reifeteilung → 2 sekundäre Spermatozyten mit *haploidem* Chromosomensatz, 2n; 2. Reifeteilung → 4 *Spermatiden* mit haploidem Chromosomensatz, 1n
- Differenzierungsperiode (*Spermiogenese*): Spermatiden entwickeln sich zu Spermien

Wichtige Erkrankungen

Beim Hodenhochstand bleiben Hoden in Leistenkanal od. Bauchhöhle stecken, wo es zu warm für Spermatogenese ist → bei beidseitigem Vorliegen Sterilität.

Weibliche Keimzellen

Definition

Die weiblichen K. sind die Eizellen. Sie reifen in den Eierstöcken, vollenden die *Meiose* aber erst, wenn ein Spermium eingedrungen ist. Aus einer *Oogonie* mit *diploidem* Chromosomensatz (46 Chromosomen) entstehen Eizelle u. 2 Polkörperchen.

Beteiligte Strukturen

Follikel im Eierstock:
- Pro Monat wird unter FSH-Einfluss ein Follikel ausgewählt, der zum Graaf-Follikel wird
- Graaf-Follikel setzt Eizelle in Eileiter frei, wo sie befruchtet werden kann

Eizelle:
- Verlässt Graaf-Follikel mit *Zona pellucida* (glykoproteinreiche Hülle) u. umgebenden Granulosazellen (zusammengefasst als *Corona radiata*, die Spermium b. Befruchtung passieren muss)

Funktionsmechanismen

Vor Geburt:
- Bis zur 10. SSW teilen sich Oogonien d. Fötus (Oogonien: diploider Chromosomensatz, DNA-Gehalt verdoppelt → 2n)
- 10.–11. SSW: Oogonien treten in 1. Reifeteilung d. Meiose ein → primäre *Oozyten* mit diploidem Chromosomensatz, 4n; bis zum 6. Schwangerschaftsmonat gibt es ca. 7 Millionen primäre Oozyten
- Bis zur Geburt sinkt Zahl der primären Oozyten auf ca. 1 Million, bis zur ersten Periode (*Menarche*) auf ca. 400 000
- Die primären Oozyten verharren in 1. Reifeteilung, sind v. Follikelepithelzellen umgeben → Primärfollikel

V. Menarche bis Menopause:
- Unter FHS-Einfluss während der ersten Zyklushälfte: Entwicklung mehrerer Primär- zu Sekundär- u. Tertiärfollikeln
- Ein dominanter Tertiärfollikel entwickelt sich z. Graaf-Follikel
- Kurz v. Eisprung: primäre Oozyte vollendet 1. Reifeteilung, wird zu einer sekundären Oozyte mit haploidem Chromosomensatz, 2n
- Sekundäre Oozyte hat fast gesamtes Zytoplasma u. alle Zellorganellen d. primären Oozyte behalten → statt 2. Oozyte entsteht b. 1. Reifeteilung Polkörperchen
- Im Follikel: Beginn 2. Reifeteilung
- Abschluss erst unmittelbar nach Befruchtung, bevor Kerne miteinander verschmelzen → reife Eizelle mit haploidem Chromosomensatz, 1n u. noch einem Polkörperchen

Wichtige Erkrankungen

Die Anzahl v. fehlerhaften Eizellen nimmt mit dem Alter d. Frau zu, z. B. Fehler der Chromosomenzahl.

Knochen – Aufbau

Definition

K. (*Os*, Mehrzahl *Ossa*) sind Teil des ☞
passiven Bewegungsapparats. Das
menschliche Skelett besteht aus über
200 verschiedenen K., die sich in
bestimmte Typen einteilen lassen.

Bau (› Abb. 26)

K. haben eine Knochenrinde (*Corticalis*,
Kompakta), die im mittleren Bereich d.
Röhrenknochen bes. dick ist. Im Inne-
ren findet sich ein Geflecht v. Knochen-
bälkchen, Schwammknochen (*Spongio-
sa*) genannt.
K. sind extrem materialsparend gebaut:
Knochenbälkchen bestehen nur dort, wo
Druck- u./od. Zugkräfte auftreten. Stel-
len, an denen keine mechanische Belas-
tung auftritt, bleiben hohl (*trajektorielle
Bauweise*).

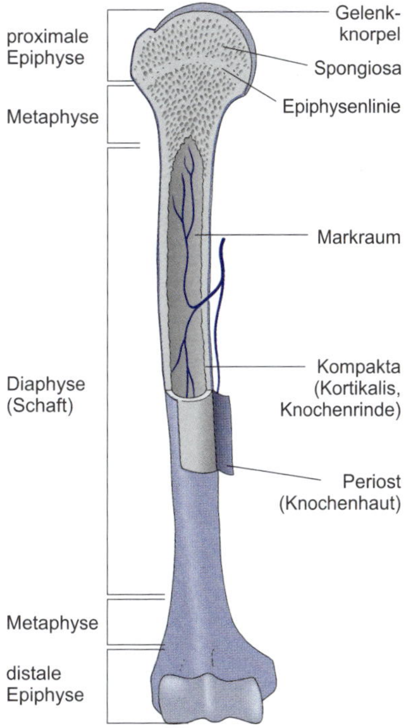

Abb. 26: Aufbau eines Röhrenknochens

Knochentypen:
- Platte K. (*Ossa plana*):
  - Flach, mit dicker Kompakta, dün-
    ner Schicht v. Spongiosa
  - Vorkommen: Schulterblatt, Rippen,
    Brust- u. Darmbein, Schädeldach
- Kurze K. (*Ossa brevia*):
  - Würfel-, quaderförmig; dünnere
    Kompakta, geht ohne scharfe
    Grenze in Spongiosa über
  - Vorkommen: Hand- u. Fußwurzel-
    knochen
- Sesambeine (*Ossa sesamoidea*): kleine
  K., in Sehnen eingelagert (Bsp.: Knie-
  scheiben)
- Unregelmäßige K. (*Ossa irregularia*):
  z. B. Wirbel
- Luftgefüllte (*pneumatisierte*) K. (*Ossa
  pneumatica*): enthalten luftgefüllte,
  mit Schleimhaut ausgekleidete Hohl-
  räume; z. B. Stirn-, Sieb-, Keilbein,
  Oberkiefer

- Lange K., Röhrenknochen (*Ossa longa*):
  - Langer Mittelteil (Schaft): *Diaphyse*
  - An d. Enden d. Diaphyse: *Metaphysen*, verbreitern sich zunehmend
  - An d. Metaphysen anschließend: *Epiphysen*; Endstück d. K., tragen Gelenkknorpel
  - Epiphysenfuge: Wachstumsplatte zw. Epi- u. Metaphyse; während Wachstum knorpelig, verknöchern danach
  - In Diaphyse: dicke Kompakta, im inneren Markraum (*Cavitas medullaris*) mit ☞ Knochenmark
  - In Epi- u. Metaphyse dünne Kompakta, innen Knochenbälkchen mit rotem Knochenmark
  - Vorkommen: lange K. d. Extremitäten

K. sind außen v. schmerzempfindlicher Knochenhaut (*Periost*) umgeben, aufgeteilt in 2 Schichten (nur während Wachstum zu unterscheiden):
- Außen: Faserschicht (Kollagen, elastische Fasern)
- Innen: Keimschicht (Knochenstammzellen, Nerven, Gefäße)

Funktionen

- K. u. Knorpelgewebe bilden stabiles Gerüst (Skelettsystem), beeinflussen äußere Körpergestalt
- Skelett schützt innere Organe vor Verletzungen, speichert Mineralien

Wichtige Erkrankungen

Bes. bei Frauen nach d. Menopause verlieren die K. an Substanz u. können schon bei alltäglichen Belastungen brechen (*Osteoporose*).

Knochen – Feinbau

Definition

Je nach Feinbau unterscheidet man Geflechtknochen u. Lamellenknochen. Im Lamellenknochen sind Kompakta u. Spongiosa aus Knochenlamellen aufgebaut. Geflechtknochen sind aus einem Netzwerk v. Knochenbälkchen u. Kollagen aufgebaut. Beim Neugeborenen besteht zunächst vorwiegend Geflechtknochen, der dann in Lamellenknochen umgewandelt wird. K. ist im ständigen Umbau begriffen, deswegen findet man in ihm Zellen, die K. aufbauen (*Osteoblasten*) u. solche, die ihn abbauen (*Osteoklasten*).

Bau (> Abb. 27)

Lamellen:
- Dünne Schicht verkalkter Knochensubstanz

- *Osteon*: mehrere Lamellen, die sich wie Jahresringe eines Baumes um Havers-Kanal legen
- Osteon misst ca. 100–400 µm im Durchmesser, enthält 4–20 Lamellen, kann einige cm lang werden

- Havers-Kanal: enthält ernährende Blutgefäße
- Volkmann-Kanäle: laufen senkrecht zu Havers-Kanälen, enthalten Blutgefäße
- General-Lammellen: umgeben ganzen Röhrenknochen unter Periost, bzw.

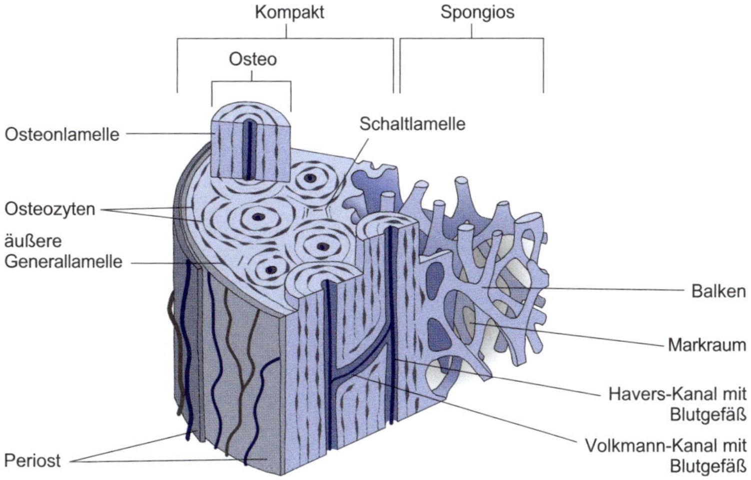

Abb. 27: Aufbau eines Lamellenknochens

die Markhöhle an innerer Grenze d. Kompakta
- Schalt-Lamellen: Reste alter Osteone, die keine vollständigen Ringe mehr bilden, liegen zw. Osteonen
- Kompakta u. Spongiosa d. Lamellenknochens sind aus Lamellen aufgebaut

Knochenmatrix u. Knochenzellen:
- Knochenmatrix:
  - 35% *organisches* Material (v.a. Kollagen)
  - 65% *anorganisches* Material (v.a. Kalziumphopsphat, Kalziumkarbonat) → „Verkalkung"
- Osteoblasten
- Wenn Osteoblasten in kleinen Hohlräumen zw. Lakunen eingemauert sind, heißen sie *Osteozyten*
- Osteoklasten

Funktionen

Arbeitsweise d. Zellen:
- Osteoblasten:
  - Scheiden organische Grundsubstanz aus (v.a Kollagen)
  - Scheiden Mineralien aus → Grundsubstanz verkalkt
  - Mauern sich selbst in Knochenmatrix ein → werden Osteozyten
  - Unter Einfluss v. Parathormon geben sie Osteoklasten Signale z. Knochenabbau
- Osteoklasten:
  - Lagern sich an K. an, bauen Matrix ab
- Durch ständigen Umbau hat K. auch wichtige metabolische Funktion, z.B. als Kalziumdepot

Wichtige Erkrankungen

Knochenbrüche (*Frakturen*). Heilung:
- Liegen Bruchenden direkt aneinander wächst sofort Lamellenknochen an
- Liegt Spalt zw. den Bruchenden (z.B. Bluterguss) bildet sich zuerst Geflechtknochen

K. ist auch nach d. Wachstum ständig im Umbau: An belasteten Stellen wird Knochenmatrix angefügt, an wenig belasteten abgebaut. Deswegen verlieren K. v. bettlägerigen Patienten an Masse.

Knochen – Knochenbildung

Definition

Die Knochenbildung heißt *Ossifikation*. Es gibt 2 Arten v. Knochenbildung: direkte (*desmale*) Ossifikation, bei der Knochengewebe direkt v. sog. Ossifikationspunkten aus entsteht u. indirekte (*chondrale*) Ossifikation, bei der zuerst eine Art Schablone aus Knorpel besteht, die nach u. nach verknöchert.

Beteiligte Strukturen

Ausgangspunkt d. desmalen wie d. chondralen Ossifikation sind Stränge embryonalen Bindegewebes (*Mesenchym*) an d. Stelle d. späteren Knochen:
- Desmale Ossifikation: an platten Schädelknochen, K. des Gesichtsschädels, Schlüsselbein; Ausgehend v. Anhäufungen v. *Osteoblasten* in Mesenchym

- Chondrale Ossifikation: an den meisten anderen K. im Körper; Skelettteil wird zunächst aus hyalinem Knorpel vorgeformt

Funktionsmechanismen

Desmale Ossifikation:
- Osteoblasten scheiden Knochengrundsubstanz aus (u. a. Kollagen, Glykoproteine)
- Knochengrundsubstanz verkalkt
- Bälkchen (*Trabekel*) d. Geflechtknochens entstehen
- Geflechtknochen bildet sich an meisten Stellen später in Lamellenknochen um

Chondrale Ossifikation:
- 2 Prozesse: perichondrale Ossifikation, enchondrale Ossifikation
- Perichondrale Ossifikation:
  - Außerhalb d. Knorpelkerns bildet sich Knochenmanschette um Diaphyse d. Knochens

  - Unter Manschette verkalkt Knorpel
  - Gefäße sprießen v. außen in Knorpel ein
- Enchondrale Ossifikation:
  - Es entstehen gefäßreiche Ossifikationszentren
  - Dort werden Knorpelzellen abgebaut
  - In Hohlräume, in denen vorher Knorpelzellen waren, wandern Vorläuferzellen v. Osteoblasten ein
  - Osteoblasten bilden Geflechtknochen
  - Vorgang läuft zuerst in *Diaphyse* ab, danach auch in *Epiphyse*
  - An Enden d. Epiphysen bleibt Knorpel erhalten (Gelenkknorpel)
  - An Grenze zw. Dia- u. Epiphyse bleibt ebenfalls Knorpel bestehen (*Epiphysenfuge*)

Knochenwachstum:
- Längenwachstum geht v. Epiphysenfuge aus

- Knorpelzellen d. Epiphysenfuge vermehren sich, sterben ab; in die dadurch entstandenen Hohlräume wachsen Blutgefäße u. Osteoblasten ein; Osteoblasten verkalken Knorpelmasse

Wichtige Erkrankungen

Kinder im Wachstum können bei einem Trauma (Sturz o.ä.) einen Epiphysenabriss erleiden. Dabei reißt Knorpel d. Epiphysenfuge. Damit keine Wachstumsstörungen eintreten, muss diese Verletzung chirurgisch versorgt werden.

> Auf einem Handröntgenbild d. linken Hand kann man bei Kindern u. Jugendlichen an d. Verknöcherung d. Handwurzelknochen u. am Zustand d. Epiphysenfugen d. Finger das Skelettalter d. Kindes abschätzen. So können Wachstumsstörungen diagnostiziert u. die voraussichtliche Endgröße vorhergesagt werden.

Knochenmark – Grundlagen

Definition

Das K. (*Medulla ossium*) füllt die Hohlräume zw. den Knochenbälkchen aus. Man unterscheidet rotes u. gelbes (*Fettmark*) K. Das rote K. ist Ort der Blutbildung.

Bau

Verteilung d. K.:
- Rotes K.: nach Geburt in fast allen Knochen; beim Erwachsenen in platten Knochen, in Epiphysen d. langen Röhrenknochen
- Gelbes K: beim Erwachsenen in Diaphysen d. langen Röhrenknochen

Rotes K.:
- Retikuläres Bindegewebe mit weiten Lücken
- In Lücken: Zellen d. Blutbildung
- Viele Blutgefäße

Gelbes K:
- Keine Stammzellen d. Blutbildung
- Viele Fettzellen

Funktionen

- Reicht beim Erwachsenen die Menge des roten K. zur Blutbildung nicht aus, kann sich gelbes K. wieder in rotes K. umwandeln
- Bindegewebszellen des roten K. schaffen günstige Umgebung für Blutbildung (binden z. B. Wachstumsfaktoren)

K.-Punktionen (z. B. zur Diagnose v. Erkrankungen d. blutbildenden Zellen) erfolgen unter Lokalanästhesie meist aus der Beckenschaufel.

Besondere Information

Rotes K. macht beim Erwachsenen ca. 5 % des Körpergewichts aus.
Die Blutbildung wird u. a. durch das Hormon Erythropoetin (EPO) bewirkt, welches in der Niere ausgeschüttet wird, wenn der Sauerstoffgehalt des Blutes sinkt.

Knochenmark – Blutbildung

Definition

Im roten K. erfolgt die Bildung v. Erythrozyten (*Erythropoese*), Leukozyten (*Leukopoese*) u. Thrombozyten (*Thrombopoese*). Im K. gibt es teilungsfähige Zellen, sog. pluripotente Stammzellen, die sich zu den verschiedenen Zellarten differenzieren können.

Beteiligte Strukturen

Knochenmark:
- Bindegewebe stellt Knochenmarkszellen optimale Vermehrungsbedingungen zur Verfügung
- Reife Blutzellen treten in den weiten Kapillaren (*Sinusoide*) in Blutbahn ein

Stammzellen:
- Pluripotente Stammzellen vermehren u. differenzieren sich zu den verschiedenen Reihen
- *Lymphatische* Reihe: Endprodukt Lymphozyten
- *Myeloische* Reihe: Endprodukte:
  - Makrophagen, Granulozyten
  - Erythrozyten (*Erythropoese*)
  - Thrombozyten (*Thrombopoese*)

Fötale Blutbildung:
- Ab d. zweiten Woche: Blutzellinseln im embryonalen Bindegewebe (*megaloblastische* Phase)
- Ab 6. Woche: Blutbildung in Leber u. Milz (*hepatolienale* Phase)
- Ab 5. Monat: Blutbildung in Knochenmark (*medulläre* Phase)

Funktionsmechanismen

Differenzierung u. Vermehrung d. Vorläuferzellen:
- Erster Differenzierungsschritt d. pluripotenten Stammzellen zu Vorläuferzellen (Colony Forming Units, CFUs)
- Unter Einfluss v. Wachstumsfaktoren (z. B. Colony stimulating Factors, CSF)
- Wachstumsfaktor d. *Erythrozyten*: Erythropoetin; Wachstumsfaktor d. *Thrombozyten*: Thrombopoetin; Wachstumsfaktor d. Granulozyten: G-CSF

Besonderheit d. Thrombozyten:
- Sind keine Zellen im eigentlichen Sinne (kein Zellkern)
- Sind kleine Bläschen, die sich v. großen Vorläuferzellen (*Megakaryozyt*) abschnüren

Wichtige Erkrankungen

Um sich vermehren zu können, brauchen die Vorläuferzellen d. roten Reihe u. a. Vitamin B_{12} u. Folsäure. Alkoholiker nehmen mit der Nahrung oft nicht genug Folsäure zu sich. Die Folge ist eine *megaloblastäre Anämie*: Es werden zu wenige rote Blutkörperchen gebildet, die ungewöhnlich groß sind.

> Knochenmarksstammzellen v. gesunden Spendern kommen bei d. Therapie v. Leukämien zum Einsatz. Die Stammzellen können entweder aus dem Beckenkamm mittels Punktion od. aus dem peripheren Blut entnommen werden.

Besondere Information

Pro Sekunde werden im Knochenmark etwa 2 Millionen Zellen neu gebildet.

Knorpel

Definition

K. ist ein blutgefäßarmes, kaum regenerationsfähiges Stützgewebe (Sonderform des ☞ Bindegewebes). K. wird in erster Linie v. der Knorpelhaut (*Perichondrium*) aus ernährt. Er lässt sich unterteilen in *hyalinen* K., Faser-K. u. *elastischen* K. Die den K. aufbauenden Zellen heißen *Chondroblasten*, die Zellen im fertigen K. sind *Chondrozyten*.

Bau

- Hyaliner K.: perlmuttartige Farbe, Interzellulärsubstanz aus Kollagenfasern, Glykosaminoglykanen, Proteoglykanen (→ können viel Wasser binden); Chondrozyten meist in Gruppen in Knorpelhöhlen
- Faser-K.: derb, gut für Druck- u. Zugbeanspruchungen; viele kollagene Fasern
- Elastischer K.: gelblich, biegsam; ähnlich hyalinem Knorpel, aber mit elastischen Fasern

Funktionen

- Hyaliner K.: häufigster Knorpel; bildet vor der Verknöcherung Teile des Skelettes (Knochenentwicklung); Gelenkknorpel, Knorpelspangen in Atemwegen, Nasenknorpel
- Faser-K.: Bandscheiben, Schambeinfuge, Menisken
- Elastischer K: Ohrknorpel, Kehldeckel

Wichtige Erkrankungen

Durch die schlechte Regenerationsfähigkeit des K. haben so gut wie alle Menschen im Alter Abnutzungserscheinungen am Gelenkknorpel v. a. der Knie u. der Hüften (*Gon-* bzw. *Coxarthrose*), die mehr od. weniger schmerzhaft sein können.

> Als Arthroseheilmittel beworbene Präparate mit Glykosaminoglykanen (v. a. Hyaluronsäure) sind teuer, im Falle der Injektion ins Gelenk nicht ungefährlich (Infektion) u. ihre Wirkung umstritten.

Kontinenz – Harnkontinenz

Definition

Harnkontinenz ist die Fähigkeit, den Inhalt der Blase willentlich zurückzuhalten. Daran beteiligt sind Schließmuskeln, Teile des vegetativen Nervensystems u. höhere Hirnzentren. Der Vorgang des Wasserlassens heißt *Miktion*.

Beteiligte Strukturen

Muskeln:
- *M. detrusor vesicae*: Summe glatter Muskulatur in Wand d. Harnblase
- Innerer Harnröhrenschließmuskel (*M. sphincter urethrae internus*): glatter Muskel um den Abgang d. Harnröhre aus d. Blase
- Äußerer Harnröhrenschließmuskel (*M. sphincter urethrae externus*): v. a. quergestreifter Muskel; umgreift Harnröhre

Nerven:
- *N. pudendus*: innerviert äußeren Harnröhrenschließmuskel
- *N. pelvinus*: innerviert M. detrusor vesicae

Teile d. vegetativen Nervensystems:
- Sympathische Zentren d. Thorakal- u. Lumbalmarks
- Parasympathische Zentren d. Sakralmarks

Höhere Hirnteile (bei Neugeborenen noch nicht beteiligt):
- Pontines Miktionszentrum im Hirnstamm
- Großhirn

Funktionen

Kontinenz:
- Blase hat dehnbare Wand → trotz stärkerer Füllung steigt Druck kaum an
- Schließmuskeln haben ständig tonische Aktivität → Harnröhre bleibt verschlossen

Miktion:
- Dehnungsrezeptoren in Blase melden Füllung ab ca. 350 ml an Sakralmark → Sakralmark leitet Impulse weiter zu Hirnstamm → Hirnstamm zum Großhirn → Harndrang wird bewusst
- Wird Druck zu groß od. Miktion bewusst eingeleitet: Schließmuskeln erschlaffen, M. detrusor vesicae kontrahiert sich, presst Blaseninhalt aus (gesteuert v. parasympathischen Fasern)
- Beim Kind (bis ca. 3 Jahre): Miktion läuft ohne willkürliche Einflussmöglichkeit über Reflexbogen im Sakralmark

Wichtige Erkrankungen

Harninkontinenz ist die tw. od. völlige Unfähigkeit, seine Blase willkürlich zu kontrollieren. Vorkommen u. a.:
- Bei Frauen kurz nach einer Geburt
- Bei Männer nach einer Prostata-OP
- Patienten mit multipler Sklerose od. Rückenmarksschädigungen (Störung d. Innervation)
- Überlaufblase: Abflusshindernis führt zu Harnstau, Blase wird überdehnt, M. detrusor vesicae kann seine Funktion nicht mehr ausüben

> Toilettentraining (*Kontinenztraining, Blasentraining*) kann bei manchen Formen d. Inkontinenz Linderung verschaffen. Ziel ist es, die Blase so zu trainieren, dass sie sich zu vorgegebenen Zeiten entleert.

Kontinenz – Stuhlkontinenz

Definition

Stuhlkontinenz ist die Fähigkeit, den Inhalt des ☞ Mastdarms willentlich zurückzuhalten. Daran beteiligt sind Schließmuskeln, Teile des vegetativen Nervensystems u. höhere Hirnzentren. Der Vorgang des Stuhlabsetzens heißt *Defäkation*.

Beteiligte Strukturen

Muskeln:
- Innerer Schließmuskel (*M. sphincter ani int.*): glatter Muskel
- Äußerer Schließmuskel (*M. sphincter ani ext.*): quergestreifter Muskel, Teil d. Beckenbodenmuskulatur
- Längsmuskulatur d. *Rektums*
- Bauchmuskulatur

Teile d. vegetativen Nervensystems:
- Parasympathische Zentren im Sakralmark

Höhere Hirnzentren ermöglichen bewusste Kontrolle d. Defäkation.

Funktionsmechanismen

Kontinenz:
- Schließmuskeln sind ständig tonisch angespannt → Darm ist verschlossen
- Stuhl sammelt sich nach u. nach

Defäkation:
- Parasympathische Fasern melden Dehnung d. vollen Rektumampulle → Reflex: innerer Schließmuskel erschlafft, Längsmuskulatur d. Rektums kontrahiert → treibt Stuhl Richtung Anus
- Bewusstes Erschlaffen d. äußeren Schließmuskels, aktive Bauchpresse → Defäkation
- Bei Kleinkindern noch keine bewusste Kontrolle möglich

Wichtige Erkrankungen

Stuhlinkontinenz ist die tw. od. völlige Unfähigkeit, die Defäkation willkürlich zu kontrollieren.

> Als normaler Defäkationsrhythmus zählt alles zw. 3 Stuhlgängen pro Woche u. 3 Stuhlgängen pro Tag. Selteneren Stuhlgang bezeichnet man als Verstopfung (*Obstipation*), häufigeren als Durchfall (*Diarrhö*).

Leber – Bau und Lage

Definition

Die L. (*Hepar*) ist die größte Drüse (Gewicht ca. 1 500 g) u. *das* Stoffwechselorgan des Körpers. Sie produziert Galle, hat aber auch zahlreiche andere Aufgaben.

Bau (> Abb. 28)

Lage:
- Im rechten Oberbauch
- Linker Lappen ragt bis auf linke Oberbauchseite
- Unter Zwerchfellkuppel

Bau:
- Zwerchfellfläche (oben u. vorne): konvex abgerundet
- Eingeweidefläche (unten): eher flach, leicht konvex

- V. vorne erkennt man 2 Lappen: größerer rechter (*Lobus hepaticus dexter*) u. kleinerer linker Leberlappen (*Lobus hepaticus sinister*)
- V. unten erkennt man 2 weitere Lappen: quadratischer Lappen (*Lobus quadratus*) u. Schweiflappen (*Lobus caudatus*)
- An Zwerchfellseite ungefähr an Grenze zw. rechtem u. linkem Lappen: Sichelband (*Lig. falciforme*)
- An Eingeweidefläche d. L. läuft zw. rechtem u. anderen Lappen *Lig. venosum* (Rest d. fötalen Ductus venosus Arantii); geht am Vorderrand d. L. in rundes Leberband (*Lig teres hepatis*) über (Rest d. Nabelvene)
- An Unterseite: Leberpforte (ein- u. austretende Gefäße, Gallenwege, Nerven) u. Gallenblase

Gefäße:
- Pfortader (*V. portae*): führt nährstoffreiches, sauerstoffarmes Blut aus Darm zur L.

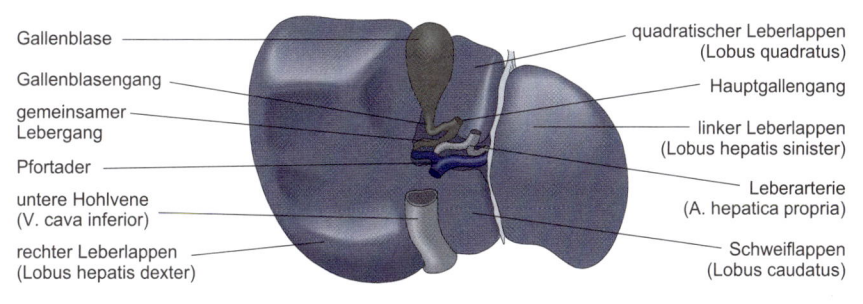

Abb. 28: Die Eingeweidefläche der Leber

- Leberarterie (*A. hepatica propria*): aus A. hepatica communis
- Gallengänge: *Ductus hepaticus dexter* u. *Ductus hepaticus sinister*
- Lebervenen (*Vv. hepaticae*): treten im Bereich d. Area nuda aus Leber aus, ziehen in untere Hohlvene (*V. cava inferior*)

Funktionen

- Beim Fötus: Teil d. Blutbildung in Leber
- Bildung Galle
- Zentrale Stelle im Eiweiß-, Kohlenhydrat-, Fettstoffwechsel
- Entgiftungsfunktionen (u.a. Alkohol, Medikamente)
- Speicher für Vitamine, Kohlenhydrate, Fette
- Synthese für Proteine (z.B. Albumin, Gerinnungsfaktoren)
- Bilirubinsekretion (*Bilirubin*: Abbauprodukt d. Blutfarbstoffs)
- Mitregulation pH-Wert

Wichtige Erkrankungen

Viele Gifte können d. L. schädigen u. zu Leberversagen führen, u.a. Gift d. Knollenblätterpilzes od. Paracetamol in extremer Überdosis (7–15 g).
Ein deutlich langsamer wirkendes Gift ist Alkohol. In der Regel muss ein regelmäßiger Konsum über Jahrzehnte erfolgen, bis es zu merklichen Einschränkungen der Leberfunktion kommt. Gemessen an den vielen Aufgaben der Leber, sind die Symptome entsprechend vielfältig u. schwerwiegend.

Wegen ihren vielen Stoffwechsel- u. Entgiftungsfunktionen ist die L. absolut lebenswichtig. Bei Leberversagen ist eine *Transplantation* die einzige Rettung.

Leber – Feinbau

Definition

Die L. besteht aus vielen tausend mikroskopisch kleinen Leberläppchen (*Lobuli hepatici*).

Bau (> Abb. 29)

Leberläppchen:
- Sechseckig, liegen wie Bienenwaben aneinander
- In Mitte: Zentralvene (*V. centralis*); Blut aus ihr fließt in Lebervenen ab
- V. Zentralvenen gehen wie Speichen eines Rades Platten aus Leberepithelzellen (*Hepatozyten*) aus
- Dazw.: Bluträume (*Sinusoide*)
- Sinusoide u. Hepatozyten grenzen nicht direkt aneinander: dazw. liegt schmaler Spalt (Dissé-Raum) → Plasmabestandteile aus Blut gelangen in Dissé-Raum

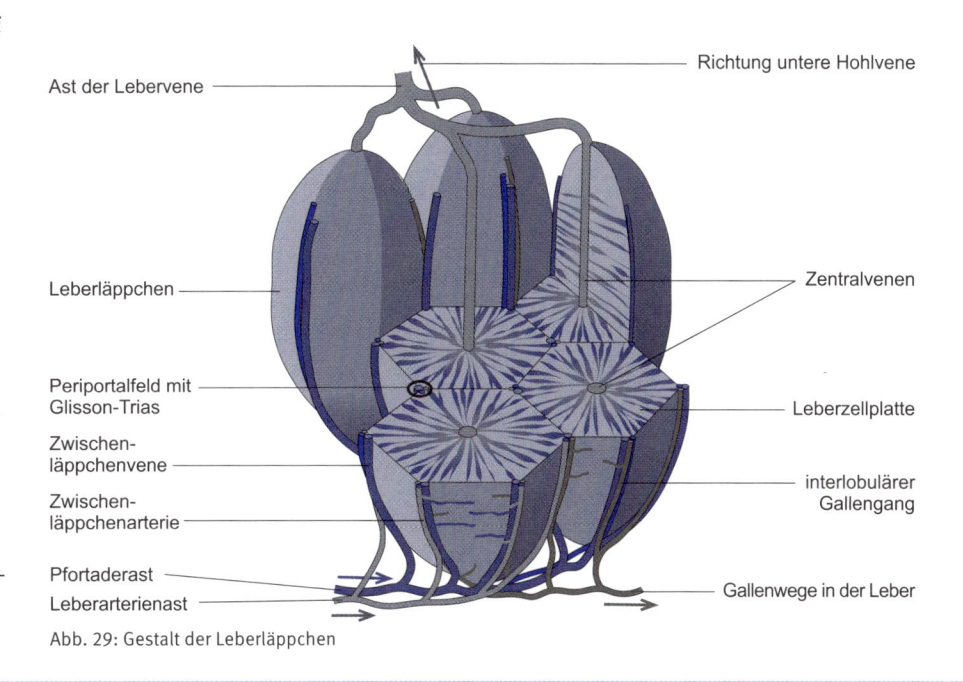

Abb. 29: Gestalt der Leberläppchen

- Hepatozyten grenzen mit einer Seite an Dissé-Raum, mit der anderen an Gallenkapillare

Periportalfeld:
- Im Zwickel zw. Lappen: Bindegewebe m. Arterie, Vene u. Gallengang (Glisson-Trias):
  - Zwischenläppchenarterie (*A. interlobularis*)
  - Zwischenläppchenvene (*V. interlobularis*): Ast d. Pfortader, führt nährstoffreiches Blut aus Darm
  - Interlobulärer Gallengang (*Ductus interlobularis*)

Blutströmung in Leberläppchen:
- Blut aus V. interlobularis u. A. interlobularis fließt in Sinusoide → arteriell-venöses Mischblut im Sinusoid
- Sinusoide münden in Zentralvene

Funktionen

Hepatozyten:
- Kommen als erste m. Nährstoffen aus Nahrung in Kontakt → können Stoffwechsel- u. Speicherfunktionen erfüllen
- Kommen als erste m. Giftstoffen/Medikamenten aus Nahrung in Kontakt → können Entgiftungsfunktion erfüllen
- Produzieren Galle, geben sie in Gallenkapillare ab
- Können sich teilen → L. ist begrenzt regenerationsfähig

Wichtige Erkrankungen

Einen bindegewebigen Umbau d. Läppchenstruktur nennt man *Leberzirrhose*. Ursache können u. a. chron. Alkoholmissbrauch, chron. virale Leberentzündung (*Hepatitis* B, C, D) od. eine medikamentös od. durch Giftstoffe hervorgerufene Leberschädigung sein.

Bevor sie im Körper ihre Wirkung entfalten können, werden best. Wirkstoffe aus oral eingenommenen Medikamenten in der L. abgebaut u. verlieren so einen Teil ihrer Wirkung: First-Pass-Effekt. Bei Patienten mit eingeschränkter Leberfunktion fällt er schwächer aus, Medikamentendosen müssen verringert werden.

Leber – Stoffwechselfunktionen

Definition

Die L. erfüllt eine lebenswichtige Rolle beim Stoffwechsel v. Kohlenhydraten, Eiweißen u. Fetten.

Beteiligte Strukturen

Alle *Hepatozyten* (Leberepithelzellen) besitzen spezielle Enzyme, um d. besonderen Stoffwechselfunktionen ausführen zu können.

Funktionsmechanismen

Kohlenhydratstoffwechsel:
- Hoher Blutglukosespiegel:
  – ☞ Bauchspeicheldrüse schüttet Insulin aus
  – Insulin bringt Hepatozyten dazu, Glukose aus Blut aufzunehmen
  – Glukose wird in große Glykogenmoleküle (Zuckerspeicher) eingebaut
- Niedriger Blutzuckerspiegel:
  – ☞ Nebenniere schüttet Adrenalin aus, Pankreas Glukagon
  – Hormone bringen Hepatozyten dazu, Glukose aus Glykogen freizusetzen u. ins Blut abzugeben
- In Fastenperioden: Hepatozyten können Glukose z.B aus Aminosäuren od. Laktat herstellen (*Glukoneogenese*)

Fettstoffwechsel:
- L. kann Chylomikronenreste sowie Lipoproteine HDL u. LDL aufnehmen u. Fettsäuren u. Cholesterin aus ihnen freisetzen
- L. speichert Triglyzeride

Eiweißstoffwechsel:
- L. erzeugt d. meisten Serumproteine (z.B. Gerinnungsfaktoren, Albumine)
- L. erzeugt aus beim Abbau v. Aminosäuren anfallenden, giftigem Ammoniak ungiftigen Harnstoff (wird in ☞ Niere ausgeschieden)

Wichtige Erkrankungen

Durch Alkoholmissbrauch od. als Folge d. *metabolischen Syndroms* (Fettleibigkeit, erhöhte Blutfettwerte, Bluthochdruck, Diabetes mellitus Typ-2) kann es zu Fetteinlagerungen in d. L. u. letzten Endes zur nichtinfektiösen Leberentzündung (Fettleberhepatitis) kommen.

Leber – Entgiftung und Ausscheidung

Definition

Die L. kann giftige Fremdstoffe, aber auch körpereigene Stoffwechselprodukte, durch chemische Veränderung entgiften. Die Abbauprodukte werden über ☞ Niere od. Galle ausgeschieden.

Beteiligte Strukturen

Alle *Hepatozyten* (Leberepithelzellen) besitzen spezielle Enzyme, die die notwendigen chemischen Reaktionen katalysieren.

Funktionsmechanismen

Ausscheidung über Niere:
- Stoffe müssen evtl. gut wasserlöslich gemacht werden
- Abbauprodukte werden in Sinusoide abgegeben → gelangen mit Blut zur Niere

Ausscheidung über Galle:
- Nicht wasserlösliche Abbauprodukte werden in Gallenkapillaren abgegeben
- Gallensäuren sorgen dafür, dass fettlösliche Stoffe in Galle gelöst bleiben

Bilirubin:
- Abbauprodukt d. Blutfarbstoffs *Hämoglobin*, schlecht wasserlöslich (*indirektes Bilirubin*)
- Wird in L. wasserlöslicher gemacht → Bilirubinglukoronid (*direktes Bilirubin*) u. in Galle ausgeschieden

L. wandelt giftiges Ammoniak in ungiftigen Harnstoff um (Harnstoffzyklus).

Wichtige Erkrankungen

Fällt zu viel Bilirubin an od. ist L. so geschädigt, dass sie es nicht ausscheiden kann, zeigt sich Bild d. Gelbsucht (*Ikterus*). Ab 2 mg Bilirubin pro dl Blut (normal: 1 mg/dl) färben sich Haut u. bes. Augen gelb.

Die maximale Menge Alkohol, die die Leber verarbeiten kann ohne auf Dauer Schaden zu nehmen, sind 40 g/Tag für Männer u. 20 g/Tag für Frauen. Zum Vergleich: Ein Liter Bier enthält ca. 50 g Alkohol.

Leber – Gallenwege und Gallenblase

Definition

Die L. produziert pro Tag ca. 0,7 l Galle. Diese gelangt über *intra-* u. *extrahepatische* Gallenwege ins Doudenum. Galle wird in Gallenblase (*Vesica fellea*) gespeichert u. bei Bedarf freigesetzt.

Bau (> Abb. 30)

Gallenblase:
- Birnenförmiges Hohlorgan
- An Eingeweidefläche (Unterseite) d. L.
- Ca. 8–11 cm lang, 3–4 cm breit, Fassungsvermögen 30–60 ml
- Feinbau: innere Oberfläche: Zylinderepithel m. Mikrovilli; unter Epithel: glatte Muskulatur

Intrahepatische Gallenwege:
- Galle wird in *Hepatozyten* produziert
- Gelangt in Gallenkapillare
- Fließt in interlobuläre Gallengänge im Periportalfeld
- Gallengänge vereinigen sich auf Weg zu Leberpforte
- An Leberpforte treten 2 Gallengänge (rechter u. linker) aus: *Ductus hepaticus dexter, Ductus hepaticus sinister*

Extrahepatische Gallenwege:
- Gallengänge vereinigen sich zu gemeinsamem Lebergang (*Ductus hepaticus communis*)
- V. Ductus hepaticus communis geht Aufzweigung zu Gallenblase ab, d. Gallenblasengang (*Ductus cysticus*)
- Nach Abgang d. Ductus cysticus heißt Ductus hepaticus communis Hauptgallengang (*Ductus choledochus*)
- Ductus choledochus durchquert Pankreaskopf, mündet gemeinsam mit Pankreasgang an Vater-Papille

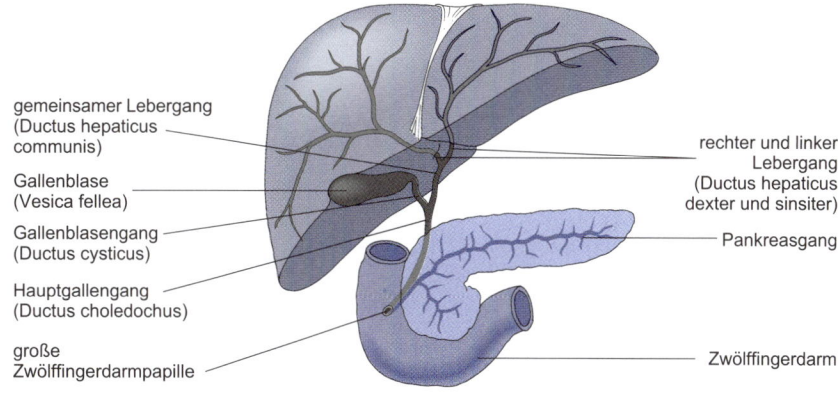

Abb. 30: Die Gallenwege außerhalb der Leber

(*Papilla doudeni major*) im Doudenum
- Schließmuskel an Mündung (*M. sphincter Oddi*)

Funktionen

Gallenflüssigkeit:
- Besteht aus Wasser, Elektrolyten, Gallensäuren u. auszuscheidenden Stoffen
- Funktion: Gallensäuren emulgieren bei der ☞ Verdauung Fettsäuren aus Nahrung (d.h. machen Fette in Wasser löslich)
- Gallensäuren werden im Ileum zum größten Teil wieder resorbiert, gelangen mit Pfortaderblut zur L. u. werden wiederverwendet (*enterohepatischer Kreislauf*)

Gallenblase:
- Speichert Galle, dickt Galle ein
- Bei Bedarf (Nahrungszufuhr) kontrahiert glatte Muskulatur → Galle wird ausgepresst

Wichtige Erkrankungen

Gallensteine entstehen, wenn schwer lösliche Bestandteile d. Galle (z.B. Cholesterin, Bilirubin) in zu großer Konzentration vorhanden sind u. auskristallisieren. Klemmen Steine im Gallengang, kommt es zur Gallenkolik: starke Schmerzen im Mittel- u. Oberbauch evtl. ausstrahlend in rechte Schulter.

Liquorraum

Definition

Der L. ist ein System aus miteinander verbundenen Hohlräumen im ZNS. Man unterscheidet äußeren u. inneren L.

Bau

Der äußere L.:
- Liegt zw. Arachnoidea u. Pia mater
- Ist an manchen Stellen zu Zisternen erweitert (Kleinhirnzisterne, *Cisterna cerebellomedullaris*; *Cisterna lumbalis* unterhalb des Rückenmarks)

Der innere L.:
- Besteht aus 2 Seitenventrikeln in den Großhirnhemisphären (I. u. II. Ventrikel), einem 3. Ventrikel im Bereich des Zwischenhirns – einem schmalen Übergang (*Aquädukt*, zieht durchs Mittelhirn) zum IV. Ventrikel, der zw. Kleinhirn, Brücke u. verlängertem Mark liegt – u. Zentralkanal im Rückenmark
- Vom IV. Ventrikel aus bestehen Verbindungen zum äußeren L.

Funktionen

- Enthält *Liquor* (wasserklare, eiweißarme, fast zellfreie Flüssigkeit)
- Liquor polstert das Gehirn (Stoßdämpfer)

Der Liquor wird in Ventrikeln im Adergeflecht des *Plexus choroideus* produziert u. in Arachnoidalzotten wieder aufgenommen.

Wichtige Erkrankungen

Kann der Liquor aus Ventrikeln nicht abfließen, entsteht das Krankheitsbild des Wasserkopfes (*Hydrocephalus*) → Ventrikel vergrößern sich auf Kosten des Hirngewebes.

> Durch eine Liquorpunktion aus dem Bereich der LWS unterhalb des Rückenmarks kann Liquor zu diagnostischen Zwecken gewonnen werden (z. B. bei Meningitis).

Lunge – Bau

Definition

Die L. (*Pulmones*, Einzahl *Pulmo*) dienen der ☞ Atmung. Die L. haben Strukturen, die der Gasleitung (Luftwege) u. solche, die dem Gasaustausch dienen.

Bau

Lage:
- Im Brustkorb
- L. grenzen an Mediastinum, unten an Zwerchfell
- Rechte L. ist etw. größer als linke
Aufbau (> Abb. 31)
- Gegliedert in:
  - Lappen (*Lobi*): rechts 3 (Ober-, Mittel- u. Unterlappen), links 2 (Ober- u. Unterlappen); durch Einschnitte (*Fissuren*) voneinander getrennt
  - Segmente: rechts 10, links 9; ein Segment ist Versorgungsgebiet

eines Segmentbronchus u. eines Arterienastes
- An zum Mediastinum zeigender Seite: Lungenwurzel (*Lungenhilum*), Ein- bzw. Austritt v.:
  - Hauptbronchus

- Lungenarterie (*A. pulmonalis*)
- Lungenvenen (*Vv. pulmonales*)
- Außerdem: Lymphknoten
- L. sind bedeckt v. Lungenfell (*Pleura visceralis*), geht am Lungenhilum in Rippenfell (*Pleura parietalis*) über

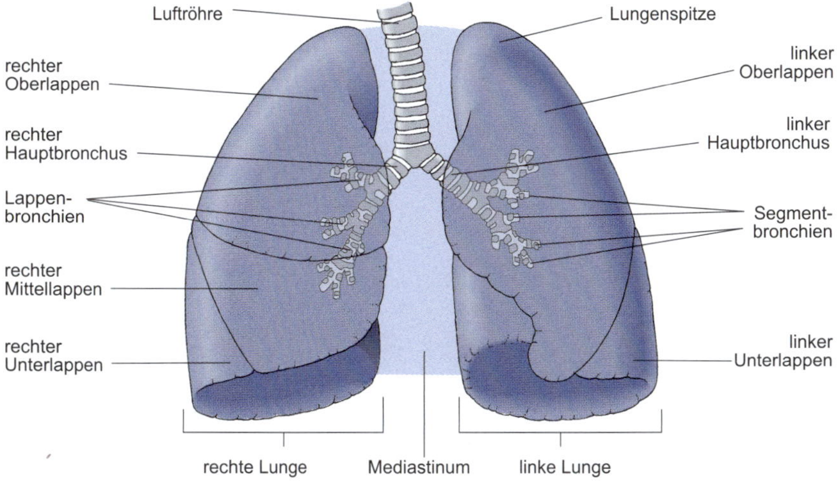

Abb. 31: Lungen

Feinbau:
- Schwammartiges Gewebe, besteht aus 300–400 Millionen Lungenbläschen (*Alveolen*)

Funktionen

- Alveolen: Ort d. Gasaustauschs

Wichtige Erkrankungen

Eine bakterielle Infektion d. L. dehnt sich häufig auf einen Lappen aus (*Lobärpneumonie*), der dann im Röntgenbild verschattet wirkt.

> Viele pflegerische Techniken können das Risiko für eine Pneumonie senken:
> – Atemgymnastik
> – Atmungsunterstützende Positionierung
> – Sekretlockerung
> – Bewegungsfähigkeit u. Beweglichkeit erhalten

Lunge – Luftwege

Definition

Die Luft- od. Atemwege reichen v. der ☞ Nase über den Rachen (obere Atemwege) über den ☞ Kehlkopf – an dem die unteren Atemwege beginnen –, die Luftröhre (*Trachea*), die Bronchien u. Bronchiolen bis in die Alveolen.

Bau

Obere Atemwege:
- Nase
- Nasennebenhöhlen
- Rachen

Untere Atemwege:
- Kehlkopf
- Geht über in Trachea:
  - Ca. 10 cm lang
  - Vor Speiseröhre
  - Offen gehalten v. hufeisenförmigen, n. hinten offenen Knorpelspangen
  - In Wand zw. Knorpelspangen elastisches Bindegewebe, glatte Muskulatur
  - Zweigt sich an *Bifurkation* (Höhe 4. Brustwirbel) auf in rechten u. linken Hauptbronchus (*Bronchus principalis dexter* u. *sinister*)
- Bronchialbaum in Lunge:
  - Hauptbronchien treten in Lungen ein, mit Knorpelspangen; verzweigen sich in
  - Lappenbronchien: versorgen je einen Lungenlappen, in der Wand Knorpelblättchen statt -spangen
  - Segmentbronchien versorgen je ein Lungensegment, teilen sich im Verlauf immer weiter auf, bis in die
  - Bronchiolen (*Bronchioli*): kein Knorpel in Wand, Durchmesser < 1 mm
  - *Bronchioli terminales*: letzte Aufzweigung d. Bronchiolen
  - *Bronchioli respiratorii*: Ende des rein leitenden Teils des Bronchialbaumes, münden in
  - Alveolargang (*Ductus alveolares*), v. dem gehen ab
  - *Alveolen*: kleine Säckchen, öffnen sich zum Alveolargang

Feinbau:
- Epithel mit Flimmer- u. schleimbildenden Becherzellen
- In Trachea: unter Epithel Trachealdrüsen
- In Bronchien liegen unter Epithel Bronchialdrüsen
- Ab Bronchiolen keine Drüsen mehr,
- Ab *Bronchioli respiratorii* keine Becherzellen mehr
- Alveolen: 2 Zelltypen:
  - Pneumozyten Typ 1: dünne Epithelzellen
  - Pneumozyten Typ 2: produzieren Surfactant

Funktionen

Trachea:
- Flimmerhärchen schlagen rachenwärts
- Schleim bindet kleine Fremdkörper (Pollen, Ruß, Staub o.ä)
- Flimmerhärchen transportieren Schleim u. Fremdkörper rachenwärts → Selbstreinigung

Alveolen:
- Pneumozyten Typ 1: bilden zusammen mit Endothel d. darunter liegenden Kapillare Blut-Luft-Schranke
- Pneumozyten Typ 2: bilden Surfactant (hält Alveolen offen)

Bis zu Bronchioli respiratorii: nur Luftleitung.
Bronchioli respiratorii, Alveolargang, Alveole: auch Gasaustausch.

Wichtige Erkrankungen

- Beim Asthma bronchiale reagieren Atemwege auf bestimmte Reize (z.B. Allergene) überempfindlich, schwellen an u. verursachen so Atemnot. Definitionsgemäß sind die Beschwerden spontan od. durch Behandlung voll reversibel.
- Die Beschwerden bei der chron. obstruktiven Lungenerkrankung (COPD) sind ähnlich, aber nicht reversibel. COPD entsteht meist infolge langjährigen Zigarettenkonsums.

Besondere Information

Der rechte Hauptbronchus ist weitlumiger u. geht steiler ab als d. linke. Darum gelangen Fremdkörper eher in d. rechten, als in d. linken Hauptbronchus.

Lunge – Blutversorgung

Definition

Die L. erhält Blut sowohl aus dem kleinen (Lungen-), als auch aus dem großen (Körper-)Kreislauf. Durch die Gefäße des kleinen Kreislaufs fließt das gesamte Herzzeitvolumen durch die Lunge.

Bau

Alle Gefäße laufen in d. Lunge immer zusammen mit d. Bronchien im peribronchialen Bindegewebe.
Körperkreislauf:
- *Rr. bronchiales* gehen aus Aorta bzw. 3. Zwischenrippenarterie hervor
- *Vv. bronchiales*

Lungenkreislauf:
- *Aa. pulmonales* treten am Lungenhilum in Lungen ein
- Verzweigen sich bis zu den Kapillaren
- Kapillaren umschlingen Alveolen
- *Vv. pulmonales* verlassen Lungen am Hilum

Funktionen

Körperkreislauf:
- Rr. bronchiales versorgen Wände d. Bronchien mit Nährstoffen, Sauerstoff
- Gasaustauschende Strukturen werden direkt aus Atemluft mit O_2 versorgt

Lungenkreislauf:
- Sauerstoffarmes Blut aus Aa. pulmonales wird an Alveolen mit O_2 angereichert (Gasaustausch)
- Sauerstoffreiches Blut fließt zum Herzen zurück
- Endothel d. Kapillaren ist Teil d. Blut-Luft-Schranke

In Teilen d. L., die nicht belüftet (*ventiliert*) werden, geht auch die Durchblutung aus d. Aa. pulmonales zurück (Euler-Liljestrand-Reflex).

Wichtige Erkrankungen

Gelangt ein Blutpfropfen (*Embolus*) in eine Lungenarterie u. verschließt sie, spricht man v. einer Lungenembolie.

> Lungenembolien sind nicht immer leicht zu diagnostizieren. Hinweisend können aber eine Tachykardie u. eine trotz Sauerstoffgabe verminderte Sauerstoffsättigung sein.

Lymphsystem – Lymphgefäße

Definition

Die Lymphgefäße transportieren die *Lymphe*, ein Filtrat des Blutes, aus den Kapillaren. In die Lymphgefäße sind als Filterstationen ☞ Lymphknoten eingeschaltet.

Bau

Systematik:
- Lymphkapillaren: beginnen blind im Gewebe
- Lymphbahnen vereinigen sich zu
- Lymphstämmen: glatte Muskelzellen in Wand, Klappen, die Zurückströmen d. Lymphe verhindern
- Lymphstämme d. unteren Körperhälfte münden in Lymphzisterne (*Cisterna chyli*)
- Milchbrustgang (*Ductus thoracicus*): zieht durch hinteres Mediastinum, nimmt Lymphstämme d. linken Armes u. d. linken Kopfhälfte auf, mündet im linken Venenwinkel (an Einmündungsstelle d. linken *V. jugularis int.*) in *V. subclavia*
- Rechter Hauptlymphgang (*Ductus lymphaticus dexter*): nimmt Lymphstämme aus rechtem Arm u. rechter Kopfhälfte auf, mündet in rechten Venenwinkel

Lymphe:
- Zusammensetzung entspricht Blutplasma
- Aber: niedrigerer Eiweißgehalt (20 g/l statt 80 g/l)

Funktionen

Lymphe:
- Aus Kapillaren wird Flüssigkeit ins Interstitium filtriert
- Ca. 10 % werden nicht wieder ins Kapillarsystem resorbiert → *Lymphe*
- Lymphgefäße aus Darmgebiet transportieren Großteil d. Fette aus Nahrung als Chylomikronen

Transport d. Lymphe:
- Lymphgefäße kontrahieren sich, Klappen dienen als Ventile → Lymphe bewegt sich

Wichtige Erkrankungen

Ansammlungen v. Lymphe im Gewebe (*Ödeme*) entstehen z.B. durch Zerstörung v. Lymphgefäßen durch OP.

> Lymphdrainage ist eine Massagetechnik, die den Lymphabfluss fördert.

Lymphsystem – Lymphknoten

Definition

Lymphknoten (*Nodi lymphoidei*) sind mit Abwehrzellen bestückte Filterstationen, die in die Lymphbahnen eingeschaltet sind.

Bau (› Abb. 32)

- Bohnenförmig, wenige mm – 1 cm Durchmesser
- Blutgefäße u. abführendes Lymphgefäß (*Vas efferens*) auf konkaver Seite
- Zuführende Lymphgefäße (*Vasa afferentia*) auf konvexer Seite

Feinbau:

- Umgebende Bindegewebskapsel
- Bindegewebsstränge (*Trabekel*) ziehen v. Kapsel n. innen
- Zw. Trabekeln: lymphatisches Gewebe
  - Rinde mit Sekundärfollikeln (Ansammlungen v. B-Lymphozyten)
  - Parakortikalzone mit T-Lymphozyten
  - Mark: Plasmazellen u. Makrophagen
- Spalten, in denen Lymphe fließt: *Randsinus* unter Kapsel, *Intermediärsinus, Marksinus*

Funktionen

- Fremdkörper u. Krankheitserreger treten durch zuführende Lymphgefäße ein
- Fließen durch Sinus
- Kommen mit Abwehrzellen in Kontakt

Wichtige Erkrankungen

Lymphknotenschwellungen können reaktiv (d.h. als Antwort auf eine Infektion), durch eine bösartige Vermehrung d. Abwehrzellen (*malignes Lymphom*) od. als Folge einer Absiedlung eines bösartigen Tumors (*lymphogene Metastasierung*) entstehen.

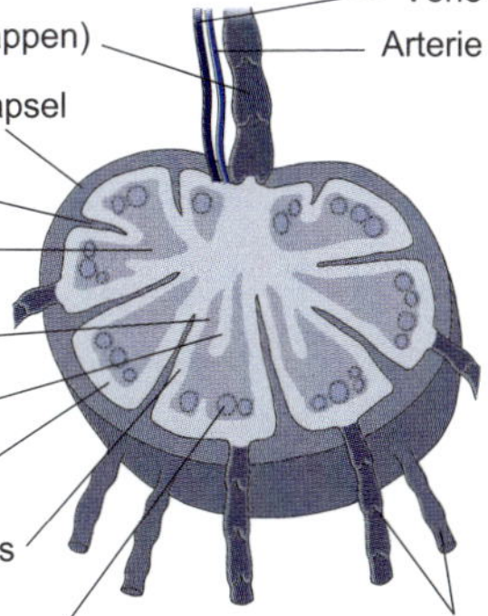

Abb. 32: Schnitt durch einen Lymphknoten

Magen-Darm-Trakt – Grundlagen

Definition

Der M. (*Gastrointestinaltrakt*) reicht als durchgehendes Rohr vom Mund bis zum After. Seine Aufgabe ist die mechanische Zerkleinerung v. Nahrung, ihre chemische ☞ Verdauung u. Aufnahme (*Resorption*).

Bau

Teile d. M.:
- ☞ Mund/Rachenhöhle
- ☞ Speiseröhre (*Oesophagus*)
- ☞ Magen (*Gaster*)
- ☞ Dünndarm (*Intestinum tenue*), besteht aus:
  - Zwölffingerdarm (*Duodenum*)
  - Leerdarm (*Jejunum*)
  - Krummdarm (*Ileum*)
- ☞ Dickdarm (*Intestinum crassum*), besteht aus:
  - Blinddarm (*Caecum*)
  - Grimmdarm (*Colon*)
  - Mastdarm (*Rectum*)
  - Analkanal (*Canalis analis*)
- ☞ Drüsen:
  - Speicheldrüsen
  - ☞ Leber (*Hepar*)
  - ☞ Bauchspeicheldrüse (*Pankreas*)

Wandbau (v. innen n. außen):
- Schleimhaut (*Tunica mucosa, Mukosa*):
  - Ganz innen: Epithel
  - Darunter: Bindegewebe
  - Darunter: dünne Schicht glatter Muskulatur (*Lamina muscularis mucosae*)
  - Oft mit Lymphozytenansammlungen → Mukosa-assoziiertes lymphatisches Gewebe (MALT)
- Submukosa (*Tela submucosa*):
  - Bindegewebsschicht zw. Mukosa u. Muskularis
  - Ab Speiseröhre mit Nervenzellen d. Meissner-Plexus (*Plexus submucosus*) d. Darmnervensystems
- Muskelschicht (*Tunica muscularis, Muskularis*):
  - In oberer Speiseröhre gestreifte, danach glatte Muskulatur
  - Innere Schicht: umgibt Magen-Darm-Rohr ringförmig
  - Äußere Längsmuskelschicht
  - Zw. d. Schichten: Nervenzellen d. Auerbach-Plexus (*Plexus myentericus*)
- Serosa (*Tunica serosa*): dünne Schicht mit Mesothelzellen, nur bei intraperitoneal gelegenen Organen, entspricht Peritoneum viscerale
- Bei Mundhöhle, Rachen, oberem Ösophagus besteht äußerste Schicht aus lockerem Bindegewebe u. heißt *Adventitia*

Peritoneum:
- Das Innere der Bauchwand u. viele Organe in ihr sind v. spiegelnder Haut (*Peritoneum*) bedeckt

- V. Peritoneum umgebener Raum: Bauchhöhle
- Teil d. Haut, die an Bauchwand angewachsen ist, heißt *Peritoneum parietale*
- Teil d. Haut, der Organe bedeckt, heißt *Peritoneum viscerale*
- Peritoneum parietale verlässt Bauchwand, wird z. Peritoneum viscerale, bedeckt ein Organ u. kehrt wieder zur Wand zurück → es entsteht eine Art Stiel (Meso genannt) zw. Wand u. Organ, in d. Gefäße u. Nerven laufen
- Organe, die mit Peritoneum überzogen sind, liegen *intraperitoneal*
- Organe, die nur vorne mit Peritoneum überzogen sind, liegen *retroperitoneal*
- Organe, die keinen Kontakt mit Peritoneum haben liegen, *extraperitoneal*

Funktionen

- Zähne, Wandbewegungen: mechanische Zerkleinerung d. Nahrung
- Durch Verdauungssäfte aus Magen u. Drüsen: chemische Verdauung
- Über Mukosa d. Wand v. a. in Dünn- u. Dickdarm: Aufnahme v. Nährstoffen

Wichtige Erkrankungen

Gelangen Bakterien (z. B. durch Loch in d. Darmwand) in d. Bauchhöhle, kann sich eine lebensgefährliche Bauchfellentzündung (*Peritonitis*) entwickeln.
Im Vergleich zu vielen anderen Magen-Darm-Erkrankungen ist diese jedoch eher selten. Für die tägliche Patientenversorgung sind v. a. Durchfallerkrankungen von Bedeutung, da diese nicht selten ansteckend sind.

Magen-Darm-Trakt – Mund-/Rachenraum

Definition

Der Mund-/Rachenraum ist der 1. Abschnitt des M. Er beginnt mit den Lippen u. endet am Beginn der Speiseröhre.

Bau

Mundhöhle:
- Begrenzungen:
  - N. unten: Mundboden (muskulär)
  - Seitl: Wangen
  - N. oben: harter Gaumen (vorderer Teil, knöchern) u. weicher Gaumen (hinterer Teil, Muskelplatte, mit Zäpfchen (*Uvula*))
  - N. vorne: Lippen
  - N. hinten: Schlundenge zw. Gaumenbögen (2 bogenförmige Schleimhautfalten, hintereinander gelegen, dazwischen: Gaumenmandeln)
- In Mundhöhle münden Speicheldrüsen
- An Zahnfortsätzen d. Kiefer ist Schleimhaut fest mit Knochen verwachsen → Zahnfleisch (*Gingiva*)
- In Mundhöhle: ☞ Zunge (*Lingua*)

Rachen (*Pharynx*):
- Muskelschlauch, d. Mundhöhle u. Speiseröhre verbindet
- Verbindet außerdem Nase u. Kehlkopf → Luftwege u. Weg d. Nahrung kreuzen im Rachen

Funktionen

- Zähne: Zerkleinerung d. Nahrung
- Speicheldrüsen: Speichel macht Nahrung gleitfähig; geben Enzyme z. geringen chemischen Verdauung ab

Schluckakt:
- Zunge formt aus eingespeichelter, zerkauter Nahrung einen Bissen u. schiebt ihn in Richtung Rachen → Schluckreflex wird ausgelöst
- Weicher Gaumen hebt sich, Rachenmuskulatur kontrahiert → Nasen-Rachenraum wird abgedichtet
- Mundbodenmuskulatur kontrahiert → Kehlkopf wird angehoben, Kehldeckel verschließt Eingang d. unteren Atemwege

Wichtige Erkrankungen

Bei Bewusstseinstrübung od. Narkotisierung kann Schluckreflex ausbleiben → Gefahr, dass Nahrung/Erbrochenes in Luftröhre gelangt (*Aspiration*).

Magen-Darm-Trakt – Speiseröhre

Definition

Die Speiseröhre (*Oesophagus*) ist ein muskulöser, mit Schleimhaut ausgekleideter Schlauch, der sich v. Rachen bis zum ☞ Magen erstreckt.

Bau

- Länge: ca. 25 cm
- Beginn: auf Höhe d. Ringknorpels d. ☞ Kehlkopfes, zw. Halswirbelsäule u. Kehlkopf
- Läuft durch Mediastinum
- Durchtritt durch Zwerchfell am *Hiatus oesophageus*
- Läuft kurz im Bauchraum, mündet in Magen
- In Ruhe liegen Wände einander an
- Muskulatur am oberen u. unteren Ende hat in Ruhe erhöhte Spannung → verschließt Speiseröhre: oberer u. unterer *Ösophagussphinkter*

- 3 physiologische Engstellen:
  - Ringknorpelenge: engste Stelle
  - Aortenenge: hervorgerufen durch Aortenbogen u. linken Hauptbronchus
  - Zwerchfellenge
- Muskulatur im oberen Teil quergestreift, sonst glatt

Funktionen

Schluckakt:
- Oberer Ösophagussphinkter erschlafft → Bissen kann in Speiseröhre
- Peristaltikwelle transportiert Bissen aktiv weiter:
  - Unterhalb d. Bissens kontrahiert Längsmuskulatur → Lumen erweitert sich
  - Oberhalb d. Bissens kontrahiert Ringmuskulatur → Bissen wird weitergeschoben
- Unterer Ösophagussphinkter erschlafft → Bissen gelangt in Magen

Wichtige Erkrankungen

Gelangt Magensäure in d. Speiseröhre, entzündet sich d. Schleimhaut (*Refluxösophagitis*).

> Fremdkörper u. zu große Bissen bleiben v.a. an d. Engstellen d. Speiseröhre stecken.

Magen-Darm-Trakt – Magen

Definition

Der Magen (*Gaster, Ventriculus*) ist ein hakenförmiges Hohlorgan mit muskulöser Wand. Er liegt im linken Oberbauch u. produziert einen stark sauren Magensaft.

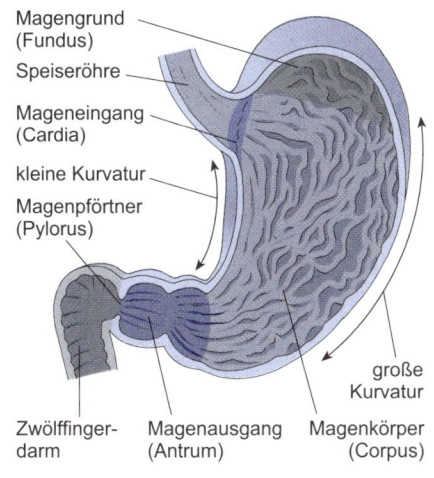

Abb. 33: Längsschnitt durch den Magen

Bau (› Abb. 33)

Aufbau:
- Magenmund (*Cardia*): Mageneingang
- Magengrund (*Fundus*): Teil, der oberhalb Mageneingang liegt
- Magenkörper (*Corpus*)
- Magenausgang (*Antrum, Pars pylorica*)
- Pförtner (*Pylorus*): Muskelring um Magenausgang
- Kleine Kurvatur
- Große Kurvatur
- Schleimhaut liegt in Falten

Muskelschichten in Muskularis:
- Ganz außen: Längsmuskelschicht
- Mittlere Schicht: ringförmige Muskulatur
- Ganz innen: schräg verlaufende Muskelfasern

Feinbau Magenschleimhaut:
- Viele Einsenkungen: Magengrübchen, (*Foveolae gastricae*); in Grübchen münden schlauchförmige Magendrüsen (*Gll. gastricae*)
- Spezialisierte Zellen d. Magenschleimhaut:
  - Belegzellen (*Parietalzellen*): v. a. im mittleren Abschnitt d. Drüsen, produzieren Salzsäure (HCl) u. Intrinsic factor; kommen nur im Korpus-/Fundusbereich vor
  - Hauptzellen: v. a. in unterem Drüsenabschnitt, produzieren Pepsin, Pepsinogen; kommen nur im Korpus-/Fundusbereich vor
  - Nebenzellen: Magenschleim, Bikarbonat (HCO_3^-), vorwiegend im oberen Drüsenabschnitt (Drüsenhals) u. an Oberfläche; kommen im ganzen Magen vor
  - G-Zellen: bilden Gastrin, kommen in Antrum u. Pars pylorica vor

Funktionen

- Muskelkontraktionen (*peristaltische Wellen*) durchlaufen Magen → durchmischen Speisebrei, zerkleinern Nahrungsbrocken
- Pylorus gibt Speisebrei portionsweise ins Duodenum ab

Magensaft:

- HCl (Belegzellen geben H^+- u. CL^--Ionen ab):
  - Desinfiziert Speisebrei
  - Denaturiert Eiweiße → können v. eiweißspaltenden Proteinen (*Proteasen*) leichter zerlegt werden
  - Senkt pH-Wert im Magen auf 2–4
- Pepsinogen, Pepsin:
  - Proteasen
  - Pepsinogen ist inaktiv, wird durch sauren pH zu aktivem Pepsin
- Magenschleim:
  - Enthält HCO_3^-
  - HCO_3^- puffert sauren pH ab → schützt Schleimhaut vor Magensäure
- Intrinsic factor: wird benötigt um Vitamin B_{12} aufzunehmen

Wichtige Erkrankungen

Eine Entzündung d. Magenschleimhaut (*Gastritis*) wird häufig v. Helicobacter-pylori-Bakterien ausgelöst (sog. B-Gastritis).

Eine Komplikation von Magenschleimhautentzündungen kann ein Magengeschwür (*Ulcus ventriculi*) sein. Dieser Defekt der Magenwand kann zu chronischen Blutungen mit folgender Anämie führen.

Magen-Darm-Trakt – Dünndarm

Definition

Der Dünndarm (*Intestinum tenue*) ist der längste Abschnitt des M. Er besteht aus Zwölffingerdarm (*Duodenum*), Leerdarm (*Jejunum*) u. Krummdarm (*Ileum*). Charakteristisch für den Dünndarm ist die durch Kerckring-Falten, Zotten u. Mikrovili extrem vergrößerte Oberfläche.

Bau

Duodenum:
- Erster u. kürzester (25–30 cm) Dünndarmabschnitt
- Beginnt am Pylorus d. ☞ Magens
- C-förmig gekrümmt
- Umgreift Pankreaskopf
- An Wand: Mündung v. Gallen- u. Pankreasgang: Vater-Papille (*Papilla duodeni major*)
- Geht n. scharfem Knick (*Flexura duodenojejunalis*) ins Jejunum über

Jejunum, Ileum:
- Längste Abschnitte d. Dünndarms (3–4 m)
- Gehen ohne scharfe Grenze ineinander über
- Sind mit Bauchwand durch Duplikatur d. *Peritoneums* verbunden (*Mesenterium*)
- Terminales Ileum mündet ins Zäkum
- An Mündung stehen 2 Schleimhautfalten vor: Ileozäkalklappe (Valva ileocaelis, Bauhin-Klappe)

Feinbau:
- Schleimhautepithelzellen: *Enterozyten*
- Z. Oberflächenvergrößerung: Kerckring-Falten in Schleimhaut, *Zotten* (ca. 1 mm hohe Fransen auf d. Falten) u. *Mikrovili* (Bürstensaum; härchenartige Ausstülpungen d. Zelloberfläche d. Enterozyten)
- Effekt: Kerckring-Falten vergrößern Oberfläche auf d. 3-fache (0,6–1 m^2); Zotten auf d. 6–14-fache (ca. 10 m^2), Mikrovili um d. 20–25-fache (200 m^2)
- In Zotten sind Blutkapillare u. ein Lymphgefäß
- Auf Zotten gibt es außer Ausstülpungen auch Einsenkungen (Lieberkuhn-Krypten); in Krypten: v.a. Becher- u. endokrine Zellen, Stammzellen d. Enterozyten
- Unterschiede:
  – Duodenum: viele hohe Kerckring-Falten; Brunner-Drüsen in Submukosa
  – Jejunum: „typische" Dünndarmschleimhaut
  – Ileum: nur noch wenige, flache Kerckring-Falten; Peyer-Plaques: Erhebungen mit lymphatischem Gewebe

Magen-Darm-Trakt – Dünndarm

Funktionen

- Pankreassaft u. Galle werden dem Speisebrei im Duodenum zugemischt
- Nährstoffe werden durch Verdauungssäfte aufgeschlossen
- Große Oberfläche erleichtert Aufnahme (*Resorption*) v. Nährstoffen in Enterozyten
- Größter Teil d. Verdauungssäfte (ca. 8 l/Tag) wird im Dünndarm rückresorbiert
- Brunner-Drüsen geben schleimhaltiges, bikarbonatreiches Sekret ab, neutralisiert Magensaft

Darmbewegungen:
- Bewegungen werden v. Darmnervensystem gesteuert
- Beweglichkeit wird v. vegetativem Nervensystem modifiziert
- Kontraktionen d. *Muscularis mucosae* führen zu Bewegungen d. Zotten → Kontakt mit Speisebrei wird verbessert
- Durch Zusammenspiel v. Rings- u. Längsmuskulatur entstehen Misch- u. Pendelbewegungen sowie peristaltische Wellen (befördern Speisebrei vorwärts)

Wichtige Erkrankungen

Wenn Darmbewegungen ausfallen, spricht man v. einem *Ileus*.
Tumore im Dünndarm sind äußerst selten. Allerdings manifestiert sich ein Morbus Crohn (entzündliche Darmerkrankung) oftmals zuerst im terminalen Ileum.

> Im Gegensatz zum Dickdarm ist der Dünndarm nur wenig v. Bakterien besiedelt.

Magen-Darm-Trakt – Dickdarm

Definition

Der Dickdarm (*Intestinum crassum*) besteht aus Blinddarm (*Caecum*) mit Wurmfortsatz (*Appendix vermiformis*) u. Grimmdarm (*Colon*) mit den 4 Abschnitten aufsteigender (*Colon ascendens*), querverlaufender (*Colon transversum*), Grimmdarm (*Colon descendens*) u. S-förmiger Grimmdarm (*Colon sigmoideum, Sigma*).

Bau (> Abb. 34)

Der Dickdarm umrahmt den Dünndarm wie ein umgedrehtes U.
V. außen zu erkennen ist Dickdarm an:
- *Taenien*: äußere Längsmuskulatur ist zu 3 Strängen zusammengefasst
- *Haustren*: Einschnürungen d. Wand durch Ringmuskulatur lassen Vorwölbungen (*Haustren*) entstehen → wandern über Dickdarm

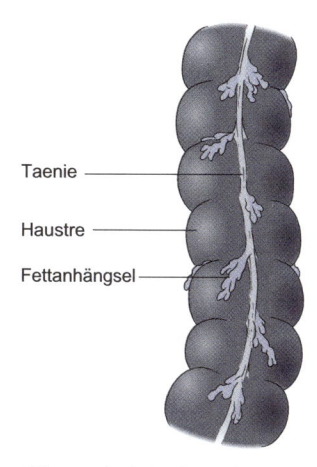

Abb. 34: Abschnitt des Dickdarms

- *Appendices epiploicae*: Fettanhängsel

Blinddarm:
- Teil d. linken unteren Schenkels des „U"
- Der Teil des Dickdarms, der unterhalb d. Einmündung d. Ileum liegt (6–8 cm lang)
- Liegt intraperitoneal → mit Bauchwand durch eine Duplikatur d. Peritoneums verbunden (*Mesokolon*) → beweglich
- Am unteren Pol hängt *Appendix*:
  - Im Durchschnitt ca. 10 cm lang
  - Schleimhaut ähnlich aufgebaut wie im Rest d. Dickdarms
  - In Wand zahlreiche Lymphfollikel (Ansammlungen v. Lymphozyten)

Colon ascendens:
- Liegt retroperitoneal (→ nur an Vorderseite mit Bauchfell bedeckt), wenig beweglich
- Macht in Nähe d. Leber einen Knick nach rechts (*Flexura coli dextra, rechte Kolonflexur*)

Colon transversum:
- Beginnt an rechter Kolonflexur
- Liegt intraperitoneal → mit Bauchwand durch Mesokolon verbunden
- Macht in Nähe d. Milz einen Knick nach unten (*Flexura coli sinistra, linke Kolonflexur*)

Colon descendens:
- Beginnt an linker Kolonflexur
- Liegt retroperitoneal
- Geht auf Höhe d. linken Darmbein-schaufel ins *Sigma* (Colon sigmoi-deum) über

Sigma:
- Beginnt am Ende d. Colon descen-dens mit S-förmiger Krümmung
- Liegt intraperitoneal → mit Bauch-wand durch Mesokolon verbunden
- Zieht ins kleine Becken, geht ins *Rektum* über

Aufbau Schleimhaut:
- Keine Zotten
- Tiefe Einstülpungen: Dickdarmkryp-ten
- In Krypten viele Becherzellen
- An Oberfläche auch resorbierende Enterozyten

Im Gegensatz zu den anderen Darmab-schnitten ist der Dickdarm v. vielen Bakterien besiedelt.

Funktionen

- Rückresorbtion v. Wasser u. Elektro-lyten
- Eindicken d. Darminhalts zum Kot
- Bakterien: machen etliche unverdauli-che Nährstoffe resorbierbar
- Becherzellen sondern Schleim ab, der Kot gleitfähig macht

Wichtige Erkrankungen

- Entzündung d. Wurmfortsatzes (*Appendizitis*, Blinddarmentzündung)
- Kolonkarzinom ist in Deutschland das zweithäufigste Karzinom

Darmspiegelungen zur Krebsfrüher-kennung werden ab einem Alter v. 55 Jahren im 10-Jahres-Rhythmus emp-fohlen.

Magen-Darm-Trakt – Mastdarm

Definition

Der Mastdarm (*Rektum*) ist der letzte Abschnitt des M. In ihm wird Kot gesammelt, um dann beim Stuhlgang (*Defäkation*) portionsweise abgegeben zu werden. Schließmuskeln dienen der ☞ Kontinenz.

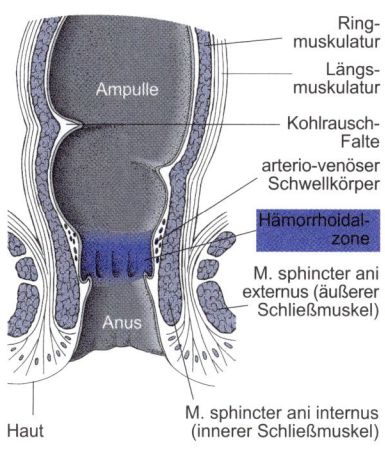

Abb. 35: Mastdarm

Bau (> Abb. 35)

- Liegt im kleinen Becken, außerhalb d. Bauchraums → nicht mit *Peritoneum* überzogen
- Längsmuskelschicht umgibt Rektum ganz → keine Taenien wie am Dickdarm
- Auch keine Haustren, keine *Appendices epiploicae*
- Läuft nicht gerade, sondern S-förmig
- Erweiterung am oberen Ende: Ampulle (*Ampulla recti*)
- Am After (*Anus*) mündet Rektum an Körperoberfläche: Übergang v. Schleimhaut zu äußerer Haut mit Haaren u. Talgdrüsen
- Öffnung d. Anus wird v. 2 Schließmuskeln verschlossen: innerer Afterschließmuskel (*M. sphincter ani int.*) u. äußerer Afterschließmuskel (*M. sphincter ani ext.*)
- Hämorrhoidalzone: Venengeflecht (*Plexus venosus rectalis*)

Funktionen

- In Ampulle sammelt sich Kot bis zur Defäkation
- Schließmuskeln verschließen Rektum aktiv
- Venenplexus trägt passiv zur Abdichtung bei

Wichtige Erkrankungen

Knotige Aussackungen d. venösen Schwellkörpers heißen *Hämorrhoiden*. Sie reißen leicht ein, was zu Blutungen u. Schmerzen führt.

Magen-Darm-Trakt – Gefäßverhältnisse

Definition

Die arteriellen Gefäße für die Organe des M. kommen v.a. aus d. Bauchaorta (*Aorta abdominalis*). Der venöse Abfluss d. unpaaren Bauchorgane hat eine Besonderheit: Er bildet ein Pfortadersystem.

Bau

Gefäße gelangen zu intraperitoneal gelegenen Organen durch Peritonealduplikaturen (*Mesos*), die wie eine Platte v. der Bauchwand zu den Organen ziehen.
Arterieller Zufluss:
- Bis etwa zum absteigenden Teil d. Duodenums aus *Truncus coeliacus*
- Ab absteigendem Teil d. Duodenums bis zur linken Kolonflexur aus *A. mesenterica sup.*
- V. linker Kolonflexur bis zum Rektum aus *A. mesenterica inf.*

Venöser Abfluss:
- Über Pfortader (*V. portae*) zur ☞ Leber
- Pfortadersystem: 2 Kapillargebiete hintereinander geschaltet; 1. Kapillarbett in Darmschleimhaut, Blut fließt dann in Leber u. in Sinusoide (2. Kapillarbett)
- V. Leber fließt das Blut in untere Hohlvene (*V. cava inf.*)

Funktionen

- Nährstoffe u. Giftstoffe fließen zuerst über Leber, um verstoffwechselt zu werden
- Größter Teil d. Fette aus d. Nahrung fließt über Lymphbahnen ab

Wichtige Erkrankungen

Erhöhter Druck in d. Pfortader (z.B. wegen Leberzirrhose) führt dazu, dass Wasser aus d. Gefäßen in d. Bauchhöhle abgepresst wird → Bauchwasser (*Aszites*).
Ein Verschluss der Mesenterialgefäße wird Mesenterialinfarkt genannt u. führt zu lebensbedrohlichen Darmnekrosen. Sein besonderes Zeichen ist d. „faule Friede", eine schmerzfreie Phase, die eintritt nachdem das Gewebe abgestorben ist u. bevor sich der Bauchraum als Folge entzündet.

Besondere Information

Ein Pfortadersystem findet man im menschlichen Körper sonst nur noch in d. ☞ Leber.

Milz

Definition

Die M. (*Splen*) ist ein lymphatisches Organ, sie steht v. a. im Dienst der ☞ Abwehr. Außerdem beseitigt sie überaltete Erythrozyten (*Erythrozytenmauser*). Sie liegt im rechten Oberbauch.

Bau

- Bohnenförmig, misst ca. 11 × 7 × 4 cm.
- Milz-Arterie (*A. splenica, A. lienalis*) u. Milz-Vene (*V. splenica, V. lienalis*) treten an Milzpforte (*Milzhilus*) ein bzw. aus
- V. Milz-Kapsel aus ziehen bindegewebige Balken (*Milztrabekel*) ins Milzinnere → stützendes Gerüst
- Das Innere der M. besteht aus weißer u. roter *Pulpa*
  - Weiße Pulpa: lymphatisches Gewebe, umgibt Zentralarterien
  - Rote Pulpa: durchzogen v. Milz-Sinus (weite Gefäße mit dünnen Wänden)
- Zw. Zentralarterie u. Sinus fließt Blut frei durch Gewebe u. tritt durch Wand d. Sinus wieder ins Gefäßsystem ein → alte Erythrozyten können sich nicht mehr genügend verformen, um durch Sinuswand zu treten

Funktionen

M. ist als Filter in Blutstrom eingeschaltet. Blut kommt in weißer Pulpa mit Abwehrzellen in Kontakt. In roter Pulpa beseitigen Makrophagen Fremdkörper u. überaltete Blutzellen.

Wichtige Erkrankungen

In Folge eines Traumas kann es zur Milzruptur kommen. Die dabei entstehende Blutung ist lebensbedrohlich → chirurgische Entfernung der M. Dadurch, dass die M. von ihrer derben Kapsel umgeben ist, kann zwischen Unfall u. vollständiger Ruptur ein mehrtägiger Zeitraum liegen. Die Kapsel füllt sich dabei so lange mit Blut, bis sie zerreißt. Liegt dieser Fall vor, wird auch von einer zweizeitigen Milzruptur gesprochen.

> Bei Patienten ohne M. findet die Erythrozytenmauser in der ☞ Leber statt.

Besondere Information

Einen offenen Kreislauf, bei dem Blut frei im Gewebe fließt, findet man nur in der M.

Glatte Muskulatur

Definition

Glatte Muskulatur ist willkürlich nicht zu steuern. Sie findet sich an vielen Stellen, v.a. in der Wand v. Hohlorganen, um Blut- u. Lymphgefäße sowie an Haaren.

Bau

- Spindelförmige Zellen, 5–10 µm lang → kleiner als Skelettmuskelfasern
- Zigarrenförmiger Kern in Mitte d. Zelle
- Keine Querstreifung erkennbar
- Verbunden durch *Nexus* (Gap junctions; „Kurzschlüsse" zw. d. Zellen)

Funktionen

- Glatte Muskulatur reguliert Weite v. Blutgefäßen, transportiert Inhalt d. ☞ Magen-Darm-Trakts, ist an ☞ Stuhl-

u. ☞ Harnkontinenz beteiligt, lässt Haare zu Berge stehen etc.
- Glatte Muskelzellen können u.a. durchs vegetative Nervensystem, Hormone od. auch lokale Faktoren (z.B. Dehnung, pH-Wert, Sauerstoffkonzentration) erregt werden
- Durch Gap junctions sind alle glatten Muskelzellen eines Netzwerks miteinander verbunden → Erregung einer Zelle führt zur Erregung aller Zellen d. Netzwerks (wichtig z.B. für Peristaltik im Magen-Darm-Trakt)

Wichtige Erkrankungen

Tumore, die v. der glatten Muskulatur ausgehen, heißen *Leiomyome*, wenn sie gutartig sind; *Leiomyosarkome*, wenn sie bösartig sind.

> Die Kontraktionen d. glatten Muskulatur sind langsamer u. dauern länger an, als die v. Skelettmuskeln. Außerdem ermüdet glatte Muskulatur nicht.

Quergestreifte Muskulatur

Definition

Quergestreifte Muskulatur ist die Muskulatur der Skelettmuskeln. Sie kann willkürlich kontrolliert werden u. ist Teil des ☞ aktiven Bewegungsapparats.

Bau

Quergestreifte Muskelzelle:
- Lange (bis 10 cm), schlauchförmige Zelle (heißt auch *Muskelfaser*)
- Viele (500–10 000) Zellkerne, ganz am Rand d. Zelle
- Im Zytoplasma liegen *Myofibrillen*:
  - Bündel aus Proteinen, die sich über ganze Länge d. Faser ziehen
  - Bestehen aus Myofilamenten: *Aktin* (dünner) u. *Myosin* (dicker)
  - Myofilamente sind regelmäßig angeordnet, überlappen sich tw. → überlappende Abschnitte erscheinen dunkler → Querstreifen
  - Die kleinste kontraktile Einheit heißt *Sarkomer* (jedes Sarkomer ist an genau einem Streifen beteiligt)

Hüllen d. Skelettmuskels:
- Viele Muskelfasern bilden einen Muskel
- Muskel ist v. Bindegewebshülle (*Faszie*) umgeben
- Unter Faszie liegt lockeres Bindegewebe (*Epimysium*)
- Bindegewebssepten (*Perimysium*) um einzelne Gruppen v. Muskelfasern
- Bindegewebshülle um jede einzelne Muskelfaser (*Endomysium*)

Funktionen

Kontraktion:
- Nervenreiz lässt Ca^{2+} einströmen
- auf Ca^{2+}-Reiz gleiten Filamente unter ATP-Verbrauch ineinander
- Myosinfilament hat kleine Köpfchen, die an Aktinfilamente binden u. mit einer Art Ruderschlag Filamente gegeneinander verschieben → Sarkomere verkürzen sich

Muskulatur – Steuerung

Definition

Die Kontraktion v. Muskelzellen wird durch verschiedene Einflüsse auf die Muskelzellen ausgelöst. Quergestreifte Muskeln können nur durch Aktionspotenziale v. Nerven erregt werden, glatte Muskulatur auch durch andere Reize. Herzmuskelzellen erzeugen die Erregung selbst.

Beteiligte Strukturen

Skelettmuskulatur:
- *Axon* eines Motoneurons (Nervenzelle, die Skelettmuskulatur steuert) bildet mit Muskelfaser spezielle *Synapse* (neuromuskuläre Endplatte):
  - Axon u. Muskelfaser berühren sich nicht (Zwischenraum: synaptischer Spalt)
  - Auf Axonseite d. neuromuskulären Endplatte: Überträgerstoff Acetylcholin in kleinen Bläschen (*Vesikeln*) gespeichert
  - Auf Muskelfaserseite: nikotinische Acetylcholin-Rezeptoren
- Jede Muskelfaser hat eigene muskuläre Endplatte
- Gruppe v. Muskelfasern, die v. Motoneuron versorgt wird, heißt motorische Einheit

Glatte Muskulatur:
- Steuerung durch vegetatives Nervensystem über Synapsen
- Steuerung durch lokale Faktoren über Rezeptoren in Zellmembran

Herzmuskulatur:
- Alle Zellen elektrisch gekoppelt
- Keine Synapsen o.ä. für direkten nervalen Einfluss → *autonome* Erregungsbildung

Funktionsmechanismen

Skelettmuskulatur:
- Ankommendes Aktionspotenzial im Axon führt zu Ca^{2+}-Einstrom ins Axon → Acetylcholin wird ausgeschüttet
- Acetylcholin bindet an Rezeptoren auf Muskelfaser → Kanäle für Natrium öffnen sich → Muskelzelle depolarisiert
- Spannungsgesteuerte Ca^{2+}-Kanäle öffnen sich → Kontraktion wird ausgelöst
- Acetylcholin in synaptischem Spalt wird v. Enzym (Acetylcholin-Esterase) gespalten → Ende d. Erregung
- Alles-oder-nichts-Regel: jedes Aktionspotenzial an neuromuskulärer Endplatte führt zu maximaler Kontraktion d. Muskelfaser → Stärke d. Muskelkontraktion wird nicht v. Stärke d. Erregung, sondern v. Zahl

der zum Einsatz kommenden motorischen Einheiten gesteuert

Glatte Muskulatur:
- Öffnung v. Kalzium-Kanälen kann durch verschiedene Reize erfolgen:
  - Durch Nerven d. Parasympathikus (Überträgerstoff Acetylcholin; bindet an muskarinische Acetylcholin-Rezeptoren) od. Sympathikus (Überträgerstoff Noradrenalin)
  - Durch Bindung v. Stoffen wie Histamin, Serotonin, ATP an Rezeptoren
  - Durch Dehnung d. Muskelzelle
- Multi-unit-Typ: Muskelzellen sind wenig elektrisch gekoppelt → Erregung springt nicht v. einer Zelle auf ganzen Zellverband über
- Single-unit-Typ: alle Zellen eines Verbandes sind elektrisch miteinander gekoppelt (durch Gap junctions) → wird eine Zelle erregt, springt die Erregung auf alle anderen Zellen über

Wichtige Erkrankungen

Die Myasthenia gravis ist eine Autoimmunerkrankung bei der Autoantikörper gegen nikotinischen Acetylcholin-Rezeptor gebildet werden → Zahl d. Rezeptoren verringert sich → Muskelschwäche, rasche Ermüdbarkeit.

> Bei Skelettmuskeln, die feine Bewegungen ausführen, besteht eine motorische Einheit aus wenigen Muskelfasern, bei Muskeln, die eher grobe Halteaufgaben haben, aus mehreren.

Muskulatur – Herzmuskelzellen

Definition

Die Zellen des Herzmuskels zeigen zwar eine Querstreifung wie die Skelettmuskelzellen, sie weisen aber auch einige Merkmale glatter Muskulatur auf. Da Herzmuskelzellen (*Kardiomyozyten*) auch Eigenschaften haben, die weder bei glatter noch bei Skelettmuskulatur vorkommen, ist es am sinnvollsten, sie als gesonderte Art v. Muskelzellen zu betrachten.

Bau

- Kleiner als Skelettmuskelzellen (40–100 µm lang, 10–20 µm im Durchmesser)
- Zellen verzweigen sich
- Kontraktiler Apparat: entspricht v. Anordnung d. Myofilaments weitgehend d. Skelettmuskel (→ Querstreifung)
- Zellkern ist längsoval, liegt mittig in Zelle
- Glanzstreifen: Zone, an d. eine Zelle an die andere stößt; mit Gap junctions
- Manche Zellen sind spezialisiert zu Zellen, die Erregung erzeugen od. leiten

Funktionen

- Ermüden nicht
- Zellen sind alle elektrisch miteinander gekoppelt (über die Glanzstreifen)
- Können Erregung selbst erzeugen
- Nach einer Kontraktion dauert es bis zu 300 ms, bis die Zelle erneut erregt werden kann (*Refraktärzeit*; Vergleich: Refraktärzeit d. Skelettmuskels 1 ms)

> Herzmuskelzellen könne sich nicht mehr teilen. Abgestorbene Zellen (z.B. nach Infarkt) werden durch bindegewebige Narben ersetzt. Narbengewebe am Herzmuskel kann Herzrhythmusstörungen begünstigen (Extrasystolen, Kammerflimmern, etc.)

Nase – Bau

Definition

Die N. ist der erste Teil der oberen Luftwege u. beherbergt das Riechorgan. Ihr Gerüst besteht aus Knorpeln u. Knochen. Mit der Nasenhöhle stehen die Nasennebenhöhlen (*Sinus paranasales*) in Verbindung.

Bau (> Abb. 36)

V. außen sichtbar:
- Nasenlöcher
- Nasenflügel
- Nasenrücken
- Nasenwurzel
- Nasenspitze

Knochen u. Knorpel:
- Oberer Teil d. Nasenrückens: Nasenbein (*Os nasale*)
- Rest d. v. außen sichtbaren Form: hyaliner Knorpel

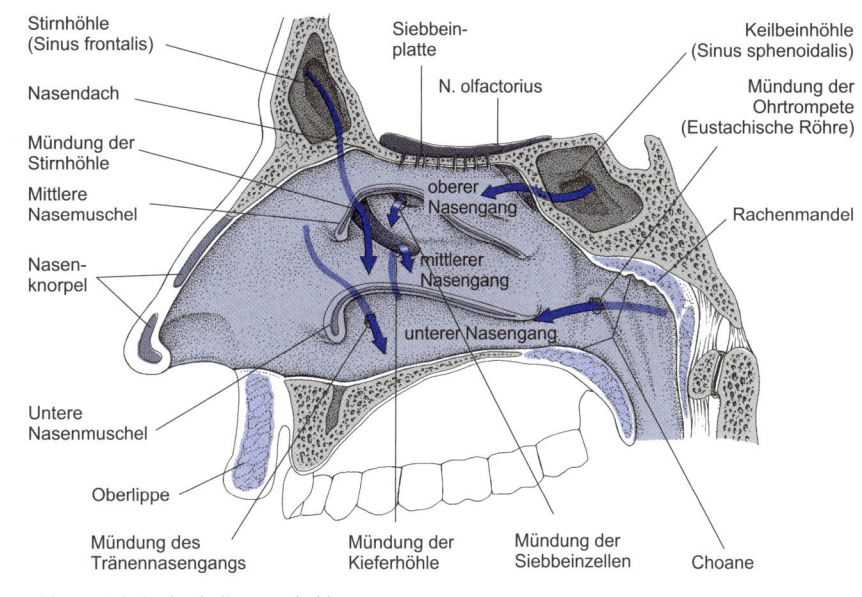

Abb. 36: Schnitt durch die Nasenhöhle

- Beteiligt an Begrenzung d. Nasenhöhle:
  - Nasenbein
  - Oberkiefer (*Maxilla*)
  - Siebbein (*Os ethmoidale*)
  - Pflugscharbein (*Vomer*)

Nasenhöhle:
- Dreieckiger Hohlraum, v. Nasenscheidewand (*Septum nasi*) in 2 Hälften geteilt
- Eingang: Nasenlöcher, geschützt v. Haaren (*Vibrissen*)
- Ausgang zum Rachen: Nasenmuscheln (*Conchae*); 3 mit Schleimhaut bedeckte Knochenlamellen, die in Nasenhöhle ragen
- Unter oberer Nasenmuschel (*Concha nasalis sup.*): oberer Nasengang (*Meatus nasi sup.*) mit Mündung d. hinteren Siebbeinzellen u. Keilbeinhöhle
- Unter mittlerer Nasenmuschel (*Concha nasalis med.*): mittlerer Nasengang (*Meatus nasi med.*) mit Mündung v. Kieferhöhle, Stirnhöhle, vorderen u. mittleren Siebbeinzellen

- Unter unterer Nasenmuschel (*Concha nasalis inf.*): unterer Nasengang (*Meatus nasi inf.*) mit Mündung Tränennasengang
- Unter Schleimhaut: Venenplexus mit Schwellkörperfunktion

Feinbau Schleimhaut:
- Mehrreihiges Flimmerepithel (mit *Kinozilien*)
- Schleimbildende Becherzellen

Nasennebenhöhlen:
- Hohlräume in Knochen:
  - Stirnhöhlen (*Sinus frontalis*)
  - Kieferhöhlen (*Sinus maxillaris*)
  - Siebbeinzellen (*Sinus ethmoidales*)
  - Keilbeinhöhlen (*Sinus sphenoidales*)
- Mit Schleimhaut ausgekleidet

Unter Dach d. Nasenhöhle (gebildet v. d. *Lamina cribrosa* d. *Os ethmoidale*) liegt Riechorgan.

Funktionen

Nasenhöhle:
- Reinigung Atemluft (Schleimhaut, Vibrissen)
- Anfeuchtung Atemluft (Schleimhaut)
- Anwärmung Atemluft (Schleimhaut, Venenplexus)
- Beherbergt d. Riechorgan

Nasennebenhöhlen:
- Gewichtsverminderung d. Schädelknochen
- Resonanzraum für Stimme

Wichtige Erkrankungen

- Schnupfen: Virusinfektion Schleimhaut → Anschwellen
- Schwillt Schleimhaut so an, dass die Eingänge d. Nebenhöhlen verschlossen werden, staut sich in ihnen Sekret, in dem sich Bakterien vermehren können → Nebenhöhlenentzündung (*Sinusitis*)

Nase – Geruchssinn

Definition

Der Geruchssinn ermöglicht es, Chemikalien in der Einatemluft zu identifizieren. Die Sinneszellen dafür liegen in der Riechschleimhaut im Dach der Nasenhöhle.

Beteiligte Strukturen

Riechschleimhaut:
- Im oberen Nasengang
- Mehrreihiges Epithel mit 3 Zelltypen
  - Säulenförmige Stützzellen
  - Tief liegende Basalzellen
  - Riechzellen: primäre Sinneszellen (→ erstes Neuron d. Riechbahn), mit 6–8 Riechhärchen
- Unter Epithel: schleimproduzierende Bowman-Drüsen

Alle Neurone, die Informationen d. Geruchssinns leiten u. verarbeiten, werden als Riechbahn zusammengefasst.

N. olfactorius:
- I. ☞ Hirnnerv
- Besteht aus Axonen d. Riechzellen
- Zieht durch Siebbeinplatte (*Lamina cribrosa*)

Im Großhirn:
- Riechkolben (*Bulbus olfactorius*): erste Verschaltungsstelle d. Riechbahn; an Unterseite d. Frontallappens
- Riechstrang (*Tractus olfactorius*): zieht an Unterseite d. Frontallappens zur Riechrinde

Funktionsmechanismen

Geruchssinn:
- Warnt vor chemischen Stoffen in Atemluft,
- Ist auch für Großteil d. Schmeckens verantwortlich
- Hat wahrscheinlich Einfluss auf Partnerwahl/Sexualität (über Sexualduftstoffe, Pheromone)

- Basalzellen: Stammzellen für Riechzellen
- Bowman-Drüsen: produzieren Schleim, d. Duftstoffe binden kann
- Riechzellen: Sinneszellen stecken im Schleim d. Bowman-Kapseln, haben Chemorezeptoren für Duftstoffe

> Riechzellen haben eine vergleichsweise kurze Lebenszeit u. werden ständig ausgetauscht.

Nebennieren

Definition

Die beiden N. (*Gll. suprarenales*) sind jeweils etwa 5 g schwere, endokrine Hormondrüsen, die den ☞ Nieren oben aufsitzen. Sie sind sowohl funktionell als auch entwicklungsgeschichtlich aufgeteilt in Nebennierenrinde u. Nebennierenmark. Die N. sind sehr stark durchblutet.

Bau

Nebennierenrinde ist aufgeteilt in 3 Zonen (v. außen n. innen):
- *Zona glomerulosa*: relativ schmal, bogen- bis knäuelförmige Zellformationen
- *Zona fasciculata*: Zellen mit vielen Lipidtropfen (mikroskopisch v. schaumigem Aussehen).
- *Zona reticularis*: verzweigte Zellstränge

Nebennierenmark:
- Besteht entwicklungsgeschichtlich aus Nervenzellen des Sympathikus.
- Hat 2 Zelltypen zur Produktion v. Adrenalin od. Noradrenalin

Funktionen

Die Nebennierenrinde stellt aus Cholesterin sog. Steroidhormone her.
- Zona glomerulosa: produziert Aldosteron (Mineralokortikoid)
- Zona fasciculata: produziert Glukokortikoide (v. a. Cortisol)
- Zona reticularis: produziert Sexualhormone (v. a. Androgene)

Das Nebennierenmark stellt v. a. die Katecholamine Adrenalin u. Noradrenalin aus d. Aminosäure Tyrosin her.

Wichtige Erkrankungen

Eine Überproduktion v. Glukokortikoiden (z. B. wg. eines Tumors) führt zum Cushing-Syndrom mit Stammfettsucht, Bluthochdruck, dem typ. Mondgesicht u. erhöhtem Blutzuckerspiegel.
Ein bestimmter Tumor des Nebennierenmarks heißt Phäochromozytom. Er produziert Adrenalin u. Noradrenalin u. führt so zu Blutdruckkrisen, Tachykardien u. Brustenge.

> Glukokortikoide wirken u. a. immunsuppressiv u. werden als Entzündungshemmer eingesetzt.

Nerven – Aufbau

Definition

Ein N. ist im *peripheren* Nervensystem (PNS) ein Bündel aus vielen Nervenfasern. Eine Nervenfaser ist das *Axon* (Fortsatz) einer Nervenzelle. Es gibt in N. *myelinisierte* (markhaltige) u. *nichtmyelinisierte* (marklose) Nervenfasern.

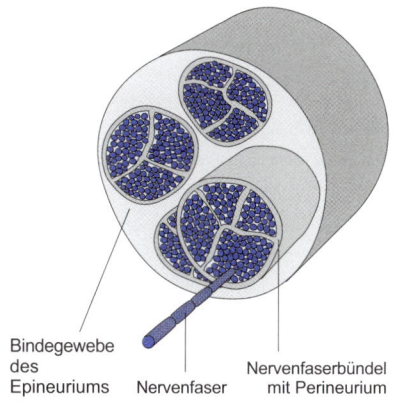

Abb. 37: Bau eines Nervs
- Bindegewebe des Epineuriums
- Nervenfaser
- Nervenfaserbündel mit Perineurium

Bau (› Abb. 37)

Nervenfaser:
- Axon einer Nervenzelle
- Nervenfasern werden v. *Gliazellen* umgeben (im PNS: Schwann-Zellen, im ZNS Oligodendrozyten), die die Fasern umhüllen
- Marklose Nervenfasern:
  – Mehrere Nervenfasern liegen in Einsenkungen d. Zellmembran einer Schwann-Zelle
  – Keine Markscheiden
- Markhaltige Nervenfasern:
  – Eine Gliazelle umhüllt einen Abschnitt nur einer Nervenfaser
  – Gliazelle bildet Markscheide um Nervenfaser
  – Markscheide: Gliazelle wickelt sich in mehreren Windungen um Faser → Nervenfaser wird umgeben v. mehreren Lagen Zellmembran mit *Myelin* (Fett-Eiweißgemisch)
  – In gewissen Abständen ist Markscheide unterbrochen → *Ranvier-Schnürringe*
- Markhaltige Nervenfasern kommen in PNS u. ZNS vor
- Marklose Nervenfasern kommen nur im PNS vor
- Nervenfasern, die vom ZNS in Peripherie ziehen: *efferente* Nervenfasern
- Nervenfasern, die v. Peripherie zum ZNS ziehen: *afferente* Nervenfasern

Nerv:
- Nur im PNS
- Viele Nervenfasern zusammengefasst durch Bindegewebe:
  – Bindegewebshülle um jede einzelne Nervenfaser: *Endoneurium*
  – Mehrere Nervenfasern werden v. Bindegewebe d. *Perineuriums* zu Bündeln zusammengefasst
  – Der ganze N. (bestehend aus mehreren Nervenbündeln) wird v. Bindegewebshülle d. *Epineuriums* umgeben u. im umgebenden Gewebe befestigt

Funktionen

Markscheiden:
- Beschleunigen Leitungsgeschwindigkeit d. Nerven
- Aktionspotenziale wandern an Nervenfaser entlang → wenn jeder Abschnitt d. Nervenfaser eigens erregt wird, dauert es ziemlich lange
- Markscheiden isolieren Nervenfaser zw. Schnürringen elektrisch → in diesem Bereich erreicht Spannungsunterschied d. Aktionspotenzials Nervenfaser nicht → Nervenfaser wird hier nicht erregt
- Nur an Ranvier-Schnürringen erreicht Spannungsunterschied d. Zelloberfläche → Erregung springt v. Schnürring zu Schnürring → saltatorische Erregungsleitung
- Marklose Nervenfasern leiten langsamer

Wichtige Erkrankungen

Bei der Multiplen Sklerose (MS) werden die Myelinscheiden im ZNS durch einen Autoimmunprozess zerstört u. die Erregungsleitung beeinträchtigt → Missempfindungen, Taubheitsgefühl, Lähmungen.
Eine ähnliche Erkrankung nur bezogen auf d. PNS ist d. Guillain-Barré-Syndrom.

> Die Myelinisierung v. Nervenfasern ist nach Geburt noch nicht abgeschlossen. Ihr Fortschreiten zeigt sich u.a. in den wachsenden motorischen Fähigkeiten d. Kindes.

Nerven – Aktionspotenzial und Erregungsleitung

Definition

Nervenzellen geben Informationen als elektrische Impulse weiter. Ein solcher Impuls heißt Aktionspotenzial. Ein Aktionspotenzial kann über die Nervenzelle u. ihre Fortsätze wandern (Erregungsleitung).

Beteiligte Strukturen

Kanäle u. Pumpen in Zellmembran d. Nervenzelle:
- Kanäle lassen bestimmte Ionen passiv entlang eines Konzentrationsgefälles durch Zellmembran fließen, z. B. Na^+-Kanäle, K^+-Kanäle
- Pumpen können Ionen unter Energieverbrauch gegen ein Konzentrationsgefälle befördern, z. B. Na^+-Ka^+-ATPase: verbraucht ATP als Energieträger

Funktionsmechanismen

Elektrische Verhältnisse an Zellmembran in Ruhe:
- Das Innere jeder Zelle ist im Vergleich zu ihrer Umgebung elektrisch geladen
- In Zelle sind mehr negative Ladungen, außerhalb mehr positive → es könnte zw. Zellinnerem u. -äußerem Strom fließen, wenn die isolierende Schicht d. Zellmembran nicht wäre (es gibt ein „Potenzial") → Ruhemembranpotenzial v. ca. $-70\,mV$
- Wegen Ungleichverteilung v. Ionen (außerhalb d. Zelle mehr Na^+, innerhalb mehr K^+), streben Na^+-Ionen ins Zellinnere, K^+-Ionen wollen Zelle verlassen

Aktionspotenzial:
- Wird Zelläußeres negativer geladen, wird Membranpotenzial kleiner
- Ab ca. $-60\,mV$ ist Schwelle für Auslösung eines Aktionspotenzials überschritten („Alles-oder-nichts-Regel") → viele Kanäle für Na^+-Ionen öffnen sich → schneller Einstrom v. Na^+-Ionen → Zellinneres wird positiver geladen (*Depolarisation*) → Membranpotenzial schießt auf Werte v. ca. $+20 - +30\,mV$ (jetzt ist Zellinneres positiver!)
- Währenddessen öffnen sich Kanäle für K^+; Na^+-Kanäle schließen sich wieder → Na^+-Einstrom stoppt, K^+ strömt aus Zelle aus → Zahl positiver Ladungen im Zellinneren nimmt ab → Membranpotenzial erreicht wieder Ausgangswerte (*Repolarisation*)
- Na^+-Ka^+-ATPase pumpt Na^+ aus Zelle u. K^+ in Zelle → Ausgangssituation wird hergestellt
- Nach jedem Aktionspotenzial können sich $Na+$-Kanäle eine kurze Zeit lang nicht mehr öffnen → kein neues Aktionspotenzial (*Refraktärperiode*)

Erregungsleitung:

- Zellinneres des Abschnitts, a. d. ein Aktionspotenzial abläuft, ist positiver geladen als Zellinneres benachbarter, nicht erregter Abschnitte → negative Ladungen fließen zum erregten Teil d. Zellinneren
- Ebenso verhält es sich am Zelläußeren mit positiven Ladungen
- Zellinneres d. nicht erregten Bereichs wird positiver, Zelläußeres negativer → Membranpotenzial wird kleiner
- Sinkt Membranpotenzial im noch nicht erregten Bereich d. Zelle unter Schwellenwert, wird auch hier ein Aktionspotenzial ausgelöst → Aktionspotenzial wandert über Nervenzelle
- Durch Refraktärperiode können gerade erregte Zellabschnitte nicht sofort noch einmal ein Aktionspotenzial auslösen → Erregung wandert nur in eine Richtung

> Ein Aktionspotenzial gibt es nicht nur bei Nerven-, sondern auch bei Muskelzellen.

Wichtige Erkrankungen

Entladen sich Nervenzellen unkoordiniert, kann es zu Krampfanfällen kommen. Diese können nur einzelne Bereiche des Körpers betreffen (fokale Anfälle) od. den ganzen Körper miteinbeziehen (generalisierte Anfälle).

Nerven – Erregungsübertragung an Synapsen

Definition

Für die Weitergabe v. Informationen bilden Nervenzellen spezielle Strukturen aus, die *Synapsen*.

Bau

Synapsenarten:
- Zw. Nervenzellen: *interneurale* Synapse
- Zw. Nerven- u. Muskelzellen: *neuromuskuläre* Synapse (neuromuskuläre Endplatte)
- Zw. Nerven- u. Drüsenzelle: *neuroglanduläre* Synapse
- Chemische Synapse: elektr. Signal wird durch Botenstoff (*Neurotransmitter*) weitergegeben
- Elektr. Synapse: elektr. Signal wird direkt über Gap junctions weitergegeben (selten)

Aufbau einer (chem.) Synapse (> Abb. 38):
- *Präsynaptisches* Neuron (Neuron, v. d. Information kommt):
  – Synaptisches Endknöpfchen: birnenförmige Auftreibung am Ende d. Axons
  – Synaptische Bläschen (*Vesikel*) mit Neurotransmitter
- *Postsynaptisches* Neuron (Neuron, das Information aufnimmt): postsynaptische Membran mit Rezeptoren für Neurotransmitter
- Zw. Neuronen: synaptischer Spalt

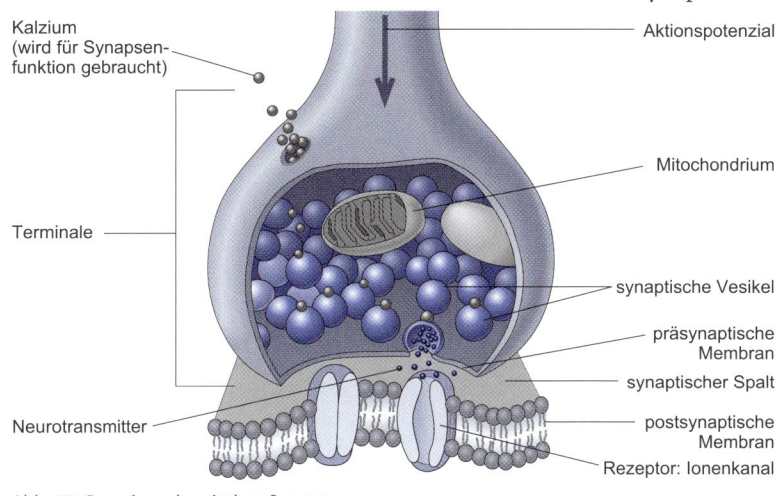

Abb. 38: Bau einer chemischen Synapse

Funktionen

Je nachdem, welcher Neurotransmitter ausgeschüttet wird, u. mit welchen Rezeptoren die postsynaptische Membran ausgestattet ist, kann man hemmende u. erregende Synapsen unterscheiden:

- Hemmende Synapsen: Membranpotenzial d. postsynaptischen Neurons wird erhöht, Neuron wird hyperpolarisiert (inhibitorisches postsynaptisches Potenzial, IPSP); typischer Transmitter: GABA
- Erregende Synapsen: Membranpotenzial d. postsynaptischen Neurons wird gesenkt, Neuron wird depolarisiert (erregendes postsynaptisches Potenzial, EPSP); typischer Transmitter: Glutamat

Ablauf Erregungsübertragung:

- Aktionspotenzial kommt am Endknöpfchen an → Vesikel verschmelzen mit Zellmembran, setzen Transmitter frei
- Transmitter bindet an Rezeptoren d. präsynaptischen Membran, die direkt od. indirekt Ionenkanäle öffnen
- Transmitter wird wieder aus synaptischem Spalt entfernt durch:
  - Wiederaufnahme ins präsynaptische Neuron
  - Aufnahme in umgebende Zellen
  - Spaltung durch Enzyme

Nervenzellen erhalten meist Eingänge v. mehr als einer Synapse. Je nachdem, wie schnell hintereinander Aktionspotenziale an d. Synapse ankommen u. ob mehr erregende od. hemmende Eingänge registriert werden, verändert die Nervenzelle die Frequenz ihrer Aktionspotenziale. Sie errechnet also aus ihren Eingängen ein neues Signal.

Nervensystem – Grundlagen

Definition

Die Gesamtheit des Nervengewebes bezeichnet man als N. Man kann es funktionell einteilen in willkürliches (*somatisches, animales*) u. unwillkürliches (*vegetatives, autonomes*) N. Rein topographisch lässt sich das *zentrale* N. (ZNS) vom *peripheren* N. (PNS) unterscheiden.

Bau

ZNS:
- ☞ Gehirn
- ☞ Rückenmark

PNS:
- Periphere Nerven
- *Afferenzen*: Nerven, die Informationen zum ZNS leiten; sensorische Nervenfasern; Informationen aus Gelenken, Haut, Sinnesorganen: Somatosensorik; Informationen aus inneren Organen: *Viszerosensorik*
- *Efferenzen*: Nerven, die Informationen vom ZNS in Peripherie leiten; motorische Nervenfasern; Innervation Skelettmuskulatur: Somatomotorik; Innervation glatter Muskulatur, Drüsen, Herzmuskulatur: *Viszeromotorik*

Autonomes Nervensystem:
- Viszeromotorik, Viszerosensorik
- Autonome Zentren im ZNS
- Intramurales Nervensystem (in Wänden v. Hohlorganen)

Somatisches Nervensystem:
- Somatosensorik, Somatomotorik

Funktionen

ZNS:
- Steuerzentrum
- Fasst Informationen zusammen (*integriert*), stimmt sie aufeinander ab (*koordiniert*), setzt sie zueinander in Beziehung (*assoziiert*)
- Entwirft Steuerbefehle u. schickt sie in Peripherie

PNS:
- Leitet Informationen v. ZNS in Peripherie u. v. Peripherie ins ZNS

Autonomes Nervensystem:
- Reguliert unbewusst Funktion innerer Organe

Somatisches Nervensystem:
- Leitet u. verarbeitet bewusste Sinnesreize
- Steuert willkürliche Muskulatur

Autonomes Nervensystem

Definition

Das *autonome* (od. *vegetative*) N. steuert unbewusst wichtige Körperfunktionen wie Atmung, Kreislauf, Stoffwechsel u. Wasserhaushalt. Funktionell kann man die beiden Gegenspieler Sympathikus u. Parasympathikus sowie das Darm- bzw. enterische Nervensystem unterscheiden.

Bau

Sympathikus u. Parasympathikus werden v. Nervenkernen in Rückenmark, Hirnstamm u. tw. auch höheren Gehirnanteilen gesteuert.
In d. Peripherie werden d. Nervenfasern auf ein 2. Neuron umgeschalten. Diese Neuronen liegen in Gruppen u. bilden Ganglien. Die peripheren Anteile v. Sympathikus u. Parasympathikus bestehen also aus einem *präganglionären* Neuron (Ursprung im Rückenmark) u. einem *postganglionären* Neuron.
Sympathikus:
- Sitz d. präganglionären Neurons: Nervenkerne in Seitenhörnern d. ☞ Rückenmarks (C8–L3 → *thorakolumbal*)
- Fasern verlassen Rückenmark mit ☞ Spinalnerven
- Umschaltung auf postganglionäres Neuron für Kopf, Hals u. Brustregion erfolgt im Grenzstrang (mehrere Ganglien, neben Wirbelsäule angeordnet, vertikal durch Nervenfasern perlschnurartig verbunden)
- Umschaltung auf postganglionäres Neuron für Bauch- u. Beckenorgane in prävertebralen Ganglien (in Umgebung d. großen Arterien), Nervenfasern bilden in ihrer Umgebung große Geflechte (u. a. *Plexus coeliacus* u. *Plexus aorticus abdominalis*)
- Transmitter d. präganglionären Neurons: Acetylcholin
- Transmitter d. postganglionären Neurons: Noradrenalin
- Sonderfall: Nebennierenmark ist funktionell sympathisches Ganglion, dessen Zellen Adrenalin u. Noradrenalin ausschütten → wird v. präganglionärem Neuron innerviert

Parasympathikus:
- Ursprung d. präganglionären Neurons: Nervenkerne d. ☞ Hirnnerven VII, IX, X im Hirnstamm, Seitenhörner des Rückenmarks v. S2–S4
- Ganglien liegen in Nähe od. in Wand d. Erfolgsorgane
- Transmitter beider Neurone: Acetylcholin

Darmnervensystem:
- Neurone liegen in Darmwand (Auerbach- u. Meissner-Plexus)

Funktionen

Sympathikus:
- U.a.: erweitert Pupille, vermindert Darmbewegungen, vermindert Sekretion d. Speicheldrüsen, verengt Blutgefäße im Magen-Darm-Bereich u. Haut, erweitert Bronchien → möglichst große körperliche Leistung

Parasympathikus:
- U.a.: verengt Pupille, erhöht Darmbewegungen, erhöht Sekretion d. Speicheldrüsen, erweitert Blutgefäße, verengt Bronchien → Ruhe, Verdauung

Darmnervensystem:
- Steuert Aktivität im Magen-Darm-Trakt (u.a. Wandbewegungen)
- Erhält modulierende Reize v. Sympathikus u. Parasympathikus

> Der Sympathikus macht den Körper bereit für „fight or flight", der Parasympathikus für Ruhe u. Erholung.

Nervenzellen

Definition

N. sind die funktionstragenden Einheiten des Nervensystems.

Bau

N. bestehen aus Fortsätzen u. einem Zellkörper (*Perykarion, Soma*). Es gibt Fortsätze, die Erregungen aufnehmen (*Dendriten*) u. solche, die sie weitergeben (*Axon*). N. können mehrere verzweigte Dendriten haben, aber nur ein Axon. Bei manchen N. ist das Axon v. Markscheiden umhüllt, die die Erregungsleitung beschleunigen.
Synapsen sind Kontakte, die N. untereinander od. mit anderen Strukturen (z. B. Muskeln, Drüsen) haben.
Verschiedene Typen v. N.:

- *Bipolare* N.: ein Dendrit, ein Axon
- *Pseudounipolare* N.: dem Perykarion entspringt nur ein Fortsatz, der sich in Axon u. Dendrit aufspaltet
- *Unipolare* N: nur ein Axon, Reiz wird über Perykarion aufgenommen (in Sinnesorganen, z. B. Riechschleimhaut)
- *Multipolare* N.: Häufigste N. im ZNS, viele Dendriten, ein Axon

Funktionen

N. leiten elektrische Reize (*Aktionspotenziale*) weiter u. können sie dabei verändern.
In manchen Sinnesorganen sind N. die primäre Sinneszellen, d. h. sie empfangen Sinnesreize u. verarbeiten sie selbst zu Aktionspotenzialen.

Wichtige Erkrankungen

Bei neurodegenerativen Erkrankungen wie der Alzheimer- od. Parkinson-Krankheit werden Nervenzellen zerstört. Das führt zu charakteristischen Ausfallserscheinungen (z. B. Demenz).

> Erst das Zusammenspiel der über 100 000 000 000 N. des Menschen ermöglicht die verschiedenen Leistungen des Nervensystems.

Niere – Grundlagen

Definition

Die beiden N. (*Renis, Nephri*; Einzahl: *Ren, Nephros*) liegen in der hinteren Bauchwand. Ihre Hauptaufgaben sind die Filtration des Blutes sowie Produktion u. Abgabe v. Harn.

Bau

Lage:
- In hinterer Bauchwand, unter Zwerchfell
- Retroperitoneal; hinter Bauchfell, vor Rückenmuskulatur

Bau (> Abb. 39):
- Bohnenförmig
- Größe: etwa 11 × 6 × 2,5 cm
- Medial: Nierenpforte (*Nierenhilum*), mit Nierenbecken u. Gefäßen
- Ins Nierenbecken münden 8–12 trichterförmige Nierenkelche (*Calices,* Einzahl *Calix*)

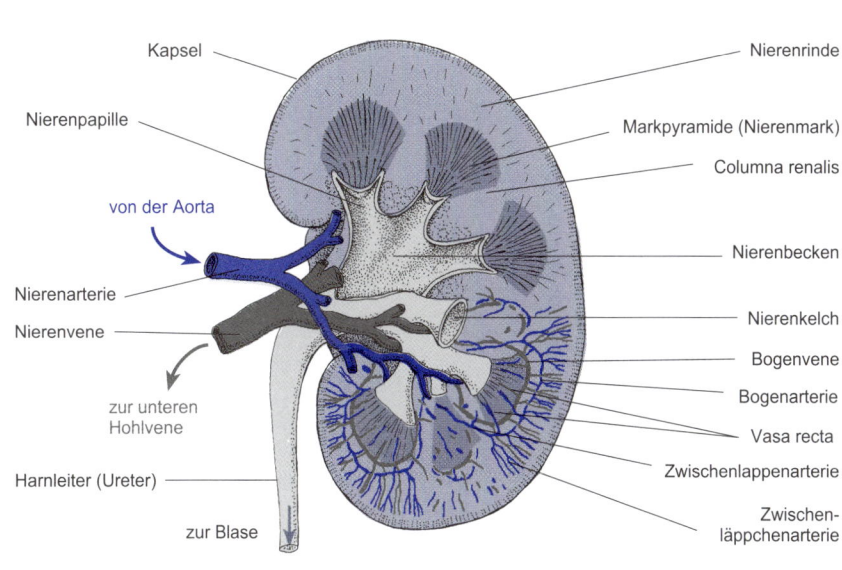

Abb. 39: Niere im Längsschnitt, oben Strukturen des Nierengewebes, unten Blutgefäßsystem

Niere – Grundlagen

- Im Längsschnitt: 3 Schichten:
  - Nierenbecken (*Pelvis renalis, Pyelon*)
  - Nierenmark (*Medulla renalis*): angeordnet in Pyramiden, deren Spitze (*Markpapille*) in Nierenkelch hineinragt
  - Nierenrinde (*Cortex renalis*): umgibt Pyramiden, Ausläufer (*Nierensäulen*) füllen auch Raum zw. ihnen
- Jede Markpyramide u. d. sie umgebende Nierenrinde sind ein Nierenlappen

Gefäße:
- Arterieller Zufluss: Nierenarterie (*A. renalis*)
- Verzweigt sich in Zwischenlappenarterien (*Aa. interlobares*), die in Nierensäulen Richtung Oberfläche ziehen
- Auf Höhe Basis d. Markpyramiden gehen Bogenarterien (*Aa. arcuatae*) ab
- Ziehen als Zwischenläppchenarterien (*Aa. interlobularis*) Richtung Kapsel
- Aus den Aa. interlobularis gehen Arteriolen hervor, die als Vas afferens zu ☞ Nierenkörperchen ziehen
- Am Nierenkörperchen bildet das Gefäß ein Knäuel (*Glomerulum*)
- *Vas efferens* verlässt Nierenkörperchen
- *Vasa efferentia* bilden entweder Kapillarnetz um Nierentubulus in d. Rinde od. steigen als gerade Gefäße (*Vasa recta*) tief ins Mark ab
- Venöser Abfluss: Nierenvene (*V. renalis*), v. dort in untere Hohlvene (*V. cava inf.*)

Funktionen

Niere:
- Bildet u. konzentriert Harn
- Reguliert Wasser- u. Elektrolythaushalt
- Ist beteiligt an Blutdruckregulation
- Reguliert Säure-Basen-Gleichgewicht
- Wandelt Vitamin-D-Vorstufe in aktives Vitamin D um
- Ist endokrin aktiv (Renin, Erythropoetin)

Autoregulation Durchblutung:
- Vas afferens u. Vas efferens regulieren ihre Weite u. damit Blutdruck u. Durchblutung d. Glomerulus

> Druck im Glomerulum bleibt bei arteriellem Mitteldruck zw. 80 mmHg u. 180 mmHg konstant.

Niere – Nierenkörperchen

Definition

Die kleinste funktionelle Einheit d. N. ist das Nephron. Es besteht aus dem Nierenkörperchen (*Corpusculum renale*), in dem der Primärharn abgefiltert wird, u. einem Harnkanälchen (*Tubulusapparat*), in dem der Harn konzentriert wird. Die Tubuli mehrere Nephrone münden in ein Sammelrohr, das den Harn zum Nierenbecken leitet.

Bau (› Abb. 40)

- Geformt wie Weinglas
- Am Gefäßpol (oben) tritt *Vas afferens* ein, *Vas efferens* aus
- Gefäßknäuel des Glomerulus senkt sich in „Glas" ein
- Wand des Kelchs: Bowman-Kapsel; 2 Schichten:
  – Äußere Schicht: Plattenepithel

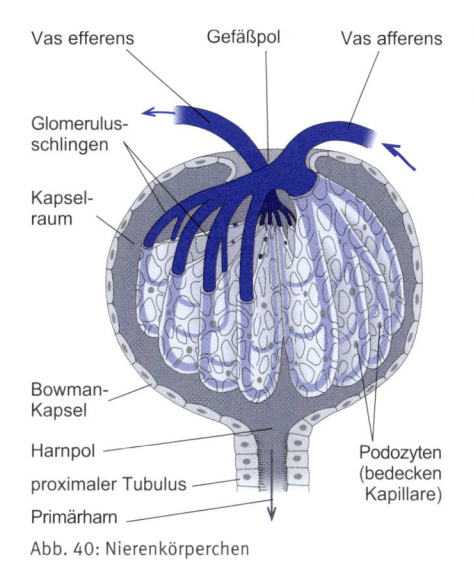

Abb. 40: Nierenkörperchen

  – Innerer Schicht: Podozyten; Zellen, deren füßchenartige Fortsätze Kapillaren des Glomerulus einhüllen
- Hohlraum zw. 2 Blättern der Bowman-Kapsel: Kapselraum
- In Kapselraum wird Primärharn abgepresst
- Am Harnpol (unten) tritt Primärharn in Tubulusapparat über

Juxtaglomerulärer Apparat:
- Distaler Tubulus tritt wieder an Gefäßpol seines Nierenkörperchens heran, bildet juxtaglomerulären Apparat mit:
  – Spezialisierten Tubuluszellen (*Macula densa*)
  – *Epitheloidzellen*: umgewandelte glatte Muskelzellen in Wand d. Vas afferens
  – *Mesangiumzellen* (hier: extraglomeruläre Masangiumzellen): sitzen zw. Tubulus u. Vas afferens

Funktionen

Glomerulärer Filtrationsdruck:
- Druck, mit d. Wasser u. gelöste Blutbestandteile in Kapselraum gepresst werden
- Resultiert aus:
  - *Hydrostatischem* (Blut-)Druck im Glomerulus (ca. 50 mmHg)
  - *Kolloidosmotischem* Druck v. a. der Bluteiweiße (wirkt entgegengesetzt, ca. 25 mmHg)
  - *Hydrostatischem* Druck im Kapselraum (ca. 15 mmHg)
- 50 mmHg – 25 mmHg – 15 mmHg = 10 mmHg glomerulärer Filtrationsdruck
- Als Primärharn abgepresst werden: Blutserum, alle gelösten Blutbestandteile
- Nicht abgepresst werden: Blutzellen, fast alle Serumproteine

Glomeruläre Filtrationsrate (GFR):
- Menge Glomerulusfiltrat, die in 1 Minute in beiden N. produziert wird
- Normalwert ca. 120 ml/min (→ ca. 180 l täglich!)
- Durch Autoregulation d. Nierendurchblutung werden glomerulärer Filtrationsdruck u. glomeruläre Filtrationsrate relativ konstant gehalten

Juxtaglomerulärer Apparat:
- *Macula densa*: misst NaCl-Konzentration im Harn (bei hoher Konzentration zieht sich Vas afferens zusammen → GFR sinkt)
- Epitheloid-Zellen: schütten bei Druckabfall im Vas efferens Renin aus (Teil d. ☞ RAAS)

Wichtige Erkrankungen

Nierenkörperchen können entzündlich geschädigt werden (*Glomerulonephritis*). Auslöser können z. B. Antigenen-Antikörper-Komplexe sein, die im Glomerulus hängen bleiben.

> Die Kreatininkonzentration im Blut ist ein Marker für die Nierenfunktion u. ermöglicht das grobe Abschätzen der GFR.

Niere – Tubulusapparat

Definition

Im Harnkanälchen (*Tubulusapparat*) wird der Harn konzentriert. Die Tubuli mehrerer Nephrone münden in ein Sammelrohr, das den Harn zum Nierenbecken leitet.

Bau

- Aus Nierenkörperchen entspringt proximaler Tubulus (am Harnpol); mit gewundenem u. geradem Teil (zieht hinunter ins Nierenmark)
- Daran anschließend: *intermediärer* Tubulus; macht eine Kurve (Henle-Schleife), zieht wieder Richtung Rinde
- *Distaler* Tubulus: gerader Teil, daran anschließend gewundener Teil; berührt mit einem Abschnitt, in dem spezialisierte Zellen vorkommen (*Macula densa*), den Gefäßpol seines eigenen Nierenkörperchens (bildet mit Teilen d. Nierenkörperchens juxtaglomerulären Apparat)
- Die Anteile v. proximalem u. intermediärem Tubulus, die ins Nierenmark absteigen, heißen absteigender Schleifenschenkel
- Die Anteile v. intermediär- u. distalem Tubulus, die zur Rinde aufsteigen, heißen aufsteigender Schleifenschenkel
- Verbindungstubulus: verbindet distalen Tubulus u. Sammelrohr
- Sammelrohr: zieht zum Nierenbecken

Funktionen

Über 99 % des Primärharns werden rückresorbiert
Proximaler Tubulus:
- Ca. 2/3 der Ionen (Cl$^-$, Na$^+$, K$^+$, Ca^{2+}) werden im proximalen Tubulus aktiv aufgenommen
- Wasser wird v. Elektrolyten passiv mitgezogen
- Glukose u. Aminosäuren werden überwiegend im proximalen Tubulus resorbiert

Im Tubulussystem werden Stoffe auch in d. Harn abgegeben (*sezerniert*). Bsp: Harnstoff, Medikamente, je nach Konzentration im Blut K$^+$-Ionen
Harnkonzentration im Gegenstromprinzip (vereinfacht):
- Auf- u. absteigender Schleifenschenkel sowie Sammelrohr laufen parallel
- Fließrichtung v. Harn ist im aufsteigenden Schleifenschenkel gegenläufig zu Sammelrohr u. absteigendem Schenkel
- Urin im absteigenden Schenkel hat ca. die gleiche *Osmolarität* wie das umgebende Gewebe
- Im aufsteigenden Schenkel wird NaCl aktiv resorbiert, Tubulus ist hier aber für Wasser undurchlässig → Urin

wird hypoton, Osmolarität im Gewebe steigt
- Wasser fließt aus absteigendem Schenkel ins hypertone Markgewebe
- Auf Weg Richtung Rinde wird Harn im aufsteigenden Schenkel wieder hypotoner (wg. NaCl-Resorption)
- Sammelrohr taucht wieder ins hypertone Mark ab → Wasser fließt ab
- Am Ende d. Sammelrohrs sind dem Harn NaCl u. Wasser größtenteils entzogen

Wichtige Erkrankungen

Diabetes mellitus schädigt die Niere. Durch Schäden an Nierengefäßen u. Tubuli kann es zum Nierenversagen kommen. Bis zu 50 % aller Dialysepatienten sind Diabetiker!

Die Nierenschwelle für Glukose liegt bei etwa 180 mg/dl. Ist im Blut mehr Glukose, kann sie nicht mehr vollständig aus dem Harn entfernt werden → Glukose wird mit dem Urin ausgeschieden (*Glukosurie*). Da die Glukose Wasser mitzieht, ist dann die Urinmenge erhöht.

Niere – Wasser-, Elektrolyt- und Säure-Basen-Haushalt

Definition

Die N. können die Ausscheidung v. Wasser u. Elektrolyten je nach Bedarf entweder hochfahren (*Diurese*) od. extrem drosseln (*Antidiurese*). Über diese Mechanismen werden das Volumen u. die Osmolarität des Extrazellulärraumes (also auch d. Blutes) sehr genau eingestellt. Über die Ausscheidung v. Bikarbonat od. sauren H^+-Ionen spielen die N. überdies eine Rolle im Säure-Basen-Haushalt

Beteiligte Strukturen

- Hypophyse: sezerniert ADH
- Nebenniere: sezerniert Mineralokortikoide (v.a. Aldosteron)
- Zellen im Herzvorhof: sezernieren ANP
- Juxtaglomerulärer Apparat: sezerniert Renin (RAAS) u. reguliert die GFR (Nierenkörperchen)
- Tubulusepithelzellen: kleiden Tubulusapparat aus, verändern ihre Durchlässigkeit für Wasser, Elektrolyte, Bikarbonat u. H^+-Ionen

Funktionen

Antidiurese:
- Juxtaglomerulärer Apparat registriert verminderten Blutdruck, verminderte NaCl-Konzentration an Macula densa
- Spez. Zellen schütten Renin aus
- Renin wandelt Angiotensinogen in Angiotensin I um, Angiotensin Converting Enzyme (ACE) wandelt Angiotensin I in Angiotensin II um
- Angiotensin II wirkt an *Vas afferens* u. *Vas efferens* → verringert Nierendurchblutung u. damit GFR
- Außerdem löst es Durst aus, führt zu Ausschüttung v. ADH, Aldosteron u. Katecholaminen (Adrenalin, Noradrenalin)
- Wirkungen am Tubulusapparat:
  - Aldosteron: vergrößert Na^+-Resorption im Sammelrohr
  - ADH: baut im Sammelrohr verstärkt Wasserkanäle in Zellmembran d. Epithelzellen ein → mehr Wasser strömt aus Sammelrohr

Diurese:
- ADH-Ausscheidung nimmt bei verminderter Blutosmolarität ab
- Zellen im Herzvorhof erkennen eine erhöhte Dehnung d. Vorhofs (also ein vergrößertes Blutvolumen) → schütten ANP aus
- ANP wirkt am Vas afferens erweiternd → Nierendurchblutung, GFR steigen
- Führt zu verstärkter NaCl- u. Wasser-Ausscheidung

Säure-Basen-Haushalt:
- N. können Entgleisungen d. Säure-Basen-Haushalts längerfristig kompensieren (kurzfristige Kompensation: ☞ Atmung)

- Alkalose: N. scheiden mehr Bikarbonat, weniger H^+ aus
- Azidose: N. scheiden weniger Bikarbonat, mehr H^+ aus

Wichtige Erkrankungen

Beim Diabetes insipidus (der nichts mit der Blutglukose zu tun hat) wird entweder zu wenig ADH in d. Hypophyse ausgeschüttet, od. die N. reagieren nicht auf ADH → extreme Diurese (Polyurie mit mehr als 20 l täglich u. vermehrtem Durst, Polydipsie).

Viele gängige *Diuretika* („Entwässerungsmittel", z.B. Schleifendiuretika wie Furosemid) verringern die Resorption v. NaCl im Tubulus → aus osmotischen Gründen wird mehr Wasser mit dem NaCl ausgeschüttet. Da im Sammelrohr Na^+ im Austausch gegen K^+ resorbiert wird, führt ein vermehrtes Na^+-Angebot im Sammelrohr zu einer höheren K^+-Ausscheidung → viele Diuretika können als Nebenwirkung zu Elektrolytentgleisung (v.a. *Hyperkaliämie*) führen.

Äußeres Ohr und Gehörgang

Definition

Das äußere O. (*Auris externa*) ist der 1. v. 3 Abschnitten des Ohrs. Es umfasst Ohrmuschel (*Auricula*) u. äußeren Gehörgang (*Meatus acusticus externus*). Das Trommelfell (*Membrana tympani*) trennt es vom Mittelohr.

Bau (> Abb. 41)

Ohrmuschel:
- Grundgerüst: elastischer Knorpel
- Bedeckt mit Körperhaut

Äußerer Gehörgang:
- Mit Drüsen u. Haaren
- Erste 2/3: Wand aus Knorpel
- Letztes 1/3: knöcherne Wände, zieht ins Felsenbein des Schläfenbeins (*Pars petrosa* des *Os temporale*)
- Knöcherner Teil ist gegenüber Knorpelteil nach hinten oben abgewinkelt

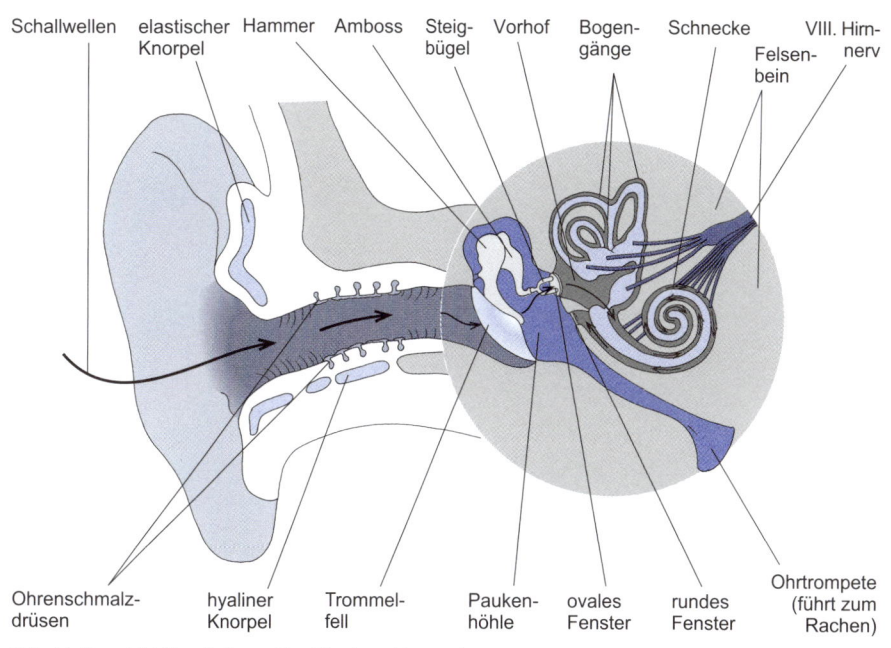

Abb. 41: Übersicht über äußeres Ohr, Mittel- und Innenohr

Ohr, äußeres und Gehörgang

Trommelfell:
- Dünne Membran aus Bindegewebe, dichtet Gehörgang ab
- Steht schräg im Gehörgang

Funktionen

- Ohrmuschel: Schalltrichter; verbessert Aufnahme d. Schallwellen
- Drüsen im Gehörgang: produzieren Ohrschmalz (*Zerumen*)
- Trommelfell: gerät durch Schallwellen in Schwingung, überträgt Schwingung auf Gehörknöchelchen d. Innenohres

Wichtige Erkrankungen

Zerumen kann den Gehörgang verstopfen u. zu vorübergehender Hörminderung führen.

Ohr – Mittelohr

Definition

Das Mittelohr (*Auris media*) ist der mittlere der 3 Abschnitte des Ohrs. Es besteht aus der Paukenhöhle (*Cavum tympani*) mit den Gehörknöchelchen (*Ossicula auditoria*). Die Paukenhöhle ist mit dem Nasenrachen durch die Ohrtrompete (*Tuba auditiva, Eustachische Röhre*) verbunden.

Bau

Paukenhöhle:
- Hohlraum im Felsenbein
- Wände mit Epithel ausgekleidet
- Grenze zum ☞ äußeren Ohr: Trommelfell
- Grenze zum ☞ Innenohr: 2 mit Membranen verschlossene Fenster im Knochen (rundes u. ovales Fenster)

Eustachische Röhre:
- Mit Schleimhaut ausgekleidet
- Erstes Drittel läuft im Knochen; die letzten zwei Drittel haben eine Wand aus Knorpel

Gehörknöchelchen:
- Hammer (*Malleus*): ist mit Hammergriff am Trommelfell befestigt
- Amboss (*Incus*): ist gelenkig mit Hammer u. Steigbügel verbunden
- Steigbügel (*Stapes*): ist mit seiner Platte ins ovale Fenster zum Innenohr eingelassen

Funktionen

Ohrtrompete:
- Ermöglicht Druckausgleich zw. Paukenhöhle u. Umgebung
- Öffnet sich beim Schlucken u. Gähnen

Gehörknöchelchen:
- Übertragen Bewegungen d. Trommelfells aufs Innenohr
- Durch die viel größere Fläche d. Trommelfells im Vergleich zum ovalen Fenster u. ihre Hebelwirkung verstärken die Gehörknöchelchen den Schalldruck

Wichtige Erkrankungen

Durch die Ohrtrompete können Viren od. Bakterien ins Mittelohr gelangen → Mittelohrentzündung (*Otitis media*). Bei Kindern ist die Ohrtrompete vergleichsweise kürzer u. weiter, deshalb sind sie häufiger betroffen.

Ohr – Innenohr

Definition

Das Innenohr (*Auris interna*) liegt in einem Hohlraumsystem im Felsenbein (*knöchernes Labyrinth*). Es beherbergt die Sinnesrezeptoren für die Tonwahrnehmung in der Schnecke (*Cochlea*) u. das Gleichgewichtsorgan in den Bogengängen (*Ductus semicirculares*).

Bau (› Abb. 42)

Knöchernes Labyrinth besteht aus:
- Vorhof (*Vestibulum*) mit ovalem Fenster; v. ihm gehen ab
- Knöcherne Schnecke: spiralig aufgewundener Knochengang
- 3 Bogengänge: stehen im 90°-Winkel zueinander in 3 Raumebenen

Das knöcherne Labyrinth ist mit *Perilymphe* gefüllt, deren Zusammensetzung etwa dem Extrazellulärraum entspricht
Häutiges Labyrinth:

- Ist in knöchernes Labyrinth eingelassen
- Sitz d. Sinneszellen

Das häutige Labyrinth ist mit *Endolymphe* gefüllt, deren Zusammensetzung dem Intrazellulärraum entspricht
Schnecke:
- Geformt wie Schneckenhaus, mit knöcherner Achse (*Modiolus*)
- In der Mitte des Schneckenganges trennen Basilarmembran u. dünnere Reissner-Membran die Schnecke in 3 Etagen:
  - Vorhoftreppe (*Scala vestibuli*)
  - Schneckengang (*Ductus cochlearis*) mit Endolymphe
  - Paukentreppe (*Scala tympani*)

Funktionen

- Schnecke: Sitz Gehörsinn
- Bogengänge: Sitz Gleichgewichtssinn

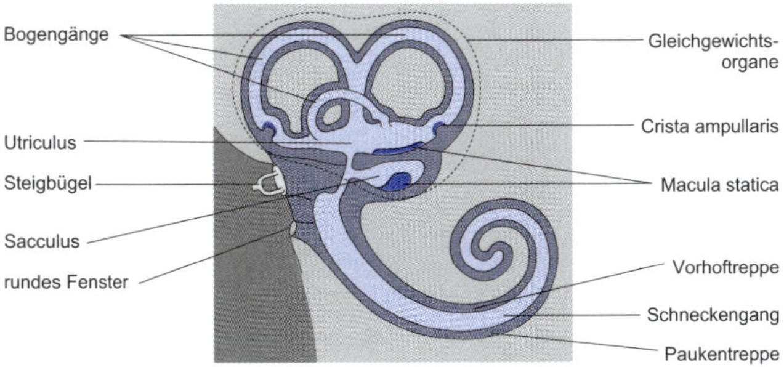

Abb. 42: Innenohr (*Endolymphe* hellblau, *Perilymphe* dunkelblau; Abb. modifiziert nach Benninghoff, Anatomie, Bd. 2, 16. Aufl., Elsevier, Urban & Fischer, München 2004)

Ohr – Hörempfindung

Definition

Die Sinneszellen für das Hören (*Haarzellen*) sitzen in der Schnecke der Basilarmembran auf. Gehörte Töne u. Geräusche können nach Tonhöhe, Lautstärke u. Richtung aus der sie kommen, unterschieden werden.

Beteiligte Strukturen

Schallleitung:
- ☞ Äußeres Ohr
- ☞ Mittelohr

Schalldetektion:
- Strukturen d. Schnecke
- Sinneszellen auf Basilarmembran; Corti-Organ:
  - Auf Basilarmembran sitzen Stütz- u. Sinneszellen
  - Sinneszellen: Haarzellen (sekundäre Sinneszellen; mit Sinneshärchen am oberen Ende); 3 Reihen äußerer u. 1 Reihe innerer Haarzellen
  - Haarzellen sitzen unter gallertiger Tektorialmembran, Sinneshärchen haben mit ihr Verbindung

Hörbahn:
- Über Fasern d. VIII. ☞ Hirnnervs zu Cochlearis-Nervenkernen im Hirnstamm
- Oberer Olivenkomplex im Hirnstamm
- ☞ Thalamus
- Primäre u. sekundäre Hörrinde im ☞ Großhirn

Funktionsmechanismen

Auslösen Hörempfindung:
- Schallwellen = Luftdruckschwankungen; Schwingungen
- Schallwellen bringen Trommelfell zum Schwingen, Trommelfell bewegt Gehörknöchelchen
- Steigbügelplatte bringt ovales Fenster zum Schwingen → Perilymphe schwingt
- Schwingung setzt sich durch *Scala vestibuli* fort, geht am *Helicotrema* (Verbindung v. Scala vestibuli u. *Scala tympani* an Schneckenspitze) auf Scala tympani über u. verebbt am runden Fenster
- Schallwellen bringen Basilarmembran zum Schwingen → Haarzellen bewegen sich gegen Tektorialmembran
- Über Sinneshärchen erkennen Haarzellen Bewegung → innere Haarzellen erzeugen an den sie innervierenden Neuronen Aktionspotenziale
- Je stärker die Amplitude d. Schallwelle, desto häufiger sind Aktionspotenziale → Lautstärke wird über Frequenz d. Aktionspotenziale codiert

Schallverstärkung:
- Erste Station: Gehörknöchelchen im Mittelohr

- Zweite Station: äußere Haarzellen; können sich, wenn Basilarmembran in Schwingung gerät, zusammenziehen u. verstärken so Schwingung

Analyse Tonhöhe:
- Dicke u. Struktur d. Basilarmembran verändern sich:
  - An Schneckenbasis ist sie dünn u. steif → schwingt bes. gut bei hohen Frequenzen
  - An Spitze dick u. flexibel → schwingt bes. gut bei tiefen Frequenzen
- Haarzellen werden je nach Frequenz an einer anderen Stelle max. erregt → Stelle, v. der das stärkste Signal kommt, entspricht der gehörten Frequenz

Richtungshören:
- Geräusche werden je nach Richtung, aus der sie kommen, auf einem Ohr früher gehört
- Olivenkomplex errechnet aus minimalen Laufzeitunterschieden Richtung d. Geräuschs

Wichtige Erkrankungen

Schwerhörigkeit im Alter heißt *Presbyakusis*.

Daneben existieren aber auch noch zahlreiche andere Formen der Hörstörung, die teilweise schon im Kindesalter auftreten.

> Auch Schall, der direkt über den Knochen auf die Schnecke einwirkt, wird gehört (Knochenleitung).

Ohr – Gleichgewichtssinn

Definition

Der Gleichgewichtssinn gibt Informationen über Position u. Drehungen des Kopfes u. ermöglicht – zusammen mit anderen Sinnesorganen – eine Orientierung im Raum. Im Innenohr ist das Gleichgewichtsorgan der Vestibularapparat mit Vorhof (*Vestibulum*) u. den 3 Bogengängen (*Ductus semicirculares*).

Beteiligte Strukturen

Häutiges Labyrinth d. Gleichgewichtsorgane:
- Im Vorhof: kleine Säckchen (*Utriculus* u. *Sacculus*), durch Gänge miteinander verbunden
- Bogengänge: 3 halbkreisförmige Gänge, stehen im 90°-Winkel zueinander, münden in Utriculus:
  - Vorderer Bogengang: steht in Frontalebene
  - Hinterer: steht in Sagittalebene
  - Seitl.: steht in Horizontalebene
  - Jeder Bogengang hat am Ende eine Erweiterung: *Ampulle*

Rezeptoren:
- *Macula statica*:
  - In Sacculus u. Utriculus
  - Liegt im Utriculus horizontal, im Sacculus vertikal
  - Sekundäre Sinneszellen mit Sinneshärchen, Härchen ragen in gallertige Masse hinein
  - Gallertige Masse: Statholitenmembran; Decke über den Haarzellen, in die Kalziumkarbonatkristalle eingelagert sind → schwerer als *Endolymphe*
- *Crista ampullaris*:
  - Jeweils eine in Ampullen der Bogengänge
  - Leiste, auf der Sinnes- u. Stützzellen liegen
  - Sinneshärchen d. Sinneszellen ragen in eine gallerige Kuppel hinein: *Cupula*
  - Cupula liegt wie Segel im Bogengang

Zentrale Schaltstationen:
- VIII. ☞ Hirnnerv (*N. vestibulocochlearis*) leitet Informationen zu den Vestibularis-Nervenkernen im Hirnstamm
- Informationen werden u. a. weitergeleitet zu: Thalamus, Nervenkernen für Augenbewegungen, Kleinhirn, Rückenmark

Funktionsmechanismen

Macula-Organe:
- Wenn Statolithen-Membran sich bewegt, knicken Sinneshärchen ab → Aktionspotenziale d. VIII. Hirnnerven
- Statolithen-Membran ist schwerer als Endolymphe → schwimmt nicht → folgt Schwerkraft

- Im Stand: Sinneszellen im Utriculus (horizontal) nicht erregt; Sinneszellen im Sacculus (vertikal) maximal erregt
- Im Liegen: genau umgekehrt
- → Gehirn kann Position d. Kopfes errechnen
- Maculae nehmen außerdem Beschleunigung wahr: Statholitenmembran ist träge, folgt Bewegungen des Schädels mit Verzögerung

Bogengangsorgane:
- Endolymphe ist träge → bei Drehbewegungen d. Kopfes folgt sie zuerst nicht → drückt gegen Cupula
- Bewegung d. Cupula führt zum Abknicken d. Sinneszellen

Verschaltungen im ZNS:
- Fasern zu Nervenkernen für Augenbewegung: Augen bleiben auch bei Bewegung d. Kopfes auf fixiertes Objekt gerichtet
- Fasern zu Rückenmark u. Kleinhirn: Körperstellung wird justiert

Wichtige Erkrankungen

Bei Bewegungskrankheiten (*Kinetosen*) kommt es durch die Verknüpfung d. Gleichgewichtssinns mit vegetativen Zentren bei ungewohnten Bewegungen zu Übelkeit, Erbrechen, Schwindel. Bsp.: Reisekrankheit.

Reflexe

Definition

R. sind Reaktionen auf äußere Reize, die immer gleich und unwillkürlich ablaufen. Dabei unterscheidet man zw. Eigenreflexen (Reizaufnahme u. -antwort erfolgen im gleichen Organ, Reizverarbeitung über nur eine Synapse, immer in der Skelettmuskulatur) u. Fremdreflexen (Reizaufnahme in einem anderen Organ als Reizantwort, Verarbeitung über mehr als eine Synapse).
Vegetative R. lassen sich in *viszero-viszerale* (Reizaufnahme u. -antwort über autonomes Nervensystem), *viszerosomatische* (Reizaufnahme über autonomes, Reizantwort über somatisches Nervensystem) u. *viszero-kutane* R. (Wechselwirkung zw. Haut u. inneren Organen) unterteilen.

Beteiligte Strukturen

Sensoren:
- Schmerzrezeptoren in Haut od. Eingeweiden
- Rezeptoren in Muskulatur:
  - Muskelspindeln (Muskellänge)
  - Golgi-Sehnenorgane (Muskelspannung)

Reflexzentrum:
- Nervenkerne im ZNS

Funktionsmechanismen

Eigenreflexe (z. B. Patellarsehnenreflex):
- Passive Dehnung des Muskels (z. B. durch Schlag auf Patellasehne) erregt Längenrezeptoren der Muskelspindeln
- Afferenz ins Rückenmark erregt α-Motoneurone
- Motorische Fasern erregen Muskulatur → passive Dehnung wird mit aktiver Verkürzung ausgeglichen

Fremdreflexe (z. B. Beugereflex):
- Schmerzreiz, z. B. durch Tritt in einen Nagel
- Afferenz ins Rückenmark erregt Beugemuskulatur des betroffenen Beins → Entfernung v. der Schmerzquelle
- Kollateralen erregen Strecker des anderen Beins → Umkippen wird verhindert
- Reflexantwort durch vom Großhirn absteigende Fasern willkürlich beeinflussbar

Wichtige Erkrankungen

Zahlreiche neurologische Krankheiten lassen sich durch Abweichungen vom normalen Reflexverhalten diagnostizieren. Beispiel: Babinski-Reflex lässt sich bei Patienten mit Pyramidenbahnläsionen auslösen. Bestreichen des lateralen Fußrandes führt zu Streckung der Großzehe u. Spreizung der anderen Zehen → „Babinski-positiv".

Neben dem Patellarsehnenreflex sind in der neurologischen Diagnostik Achilles-Bizeps- u. Trizepssehnenreflex bedeutende Eigenreflexe (Schlag auf die Sehne führt jeweils zu Kontraktion). Wichtige Fremdreflexe sind Bauchhautreflex (Bestreichen der Bauchhaut führt zu Kontraktion der Bauchmuskulatur) od. Pupillenreflex (Lichteinfall führt zu Pupillenverengung).

Rückenmark

Definition

Das R. (*Medulla spinalis*) ist Teil des zentralen Nervensystems. Es geht auf Höhe der Schädelbasis ohne Unterbrechung ins Gehirn über. Das R. liegt im Wirbelkanal, umgeben v. den Hirnhäuten. Es besteht aus Nervenzellkörpern sowie auf- u. absteigenden Bahnen aus Nervenfasern. Je nachdem, auf welcher Höhe die das R. verlassenden Fasern aus dem Wirbelkanal austreten, unterteilt man das R. in Segmente v. C 1 (C = *cervikal*) bis Co 3 (Co = *coccygeal*; Steißbeinsegmente).

Bau (> Abb. 43)

Das R. füllt den Wirbelkanal bis zur Höhe des 1. od. 2. Lendenwirbels aus. Die Wurzelfäden der unterhalb v. L2 austretenden ☞ Spinalnerven ziehen als Pferdeschweif (*Cauda equina*) weiter abwärts.

Im Querschnitt erkennt man Gliederung in weiße u. graue Substanz.
- Weiße Substanz: auf- u. absteigende Bahnen (*Tractus*)
- Graue Substanz: schmetterlingsförmig, auf jeder Seite ein Vorder-, Seiten- (Achtung: nicht im ganzen R.!) u. Hinterhorn

Funktionen

Weiße Substanz:
- Aufsteigende Bahnen mit sensorischen Informationen
  - Hinterstrangbahn (*lemniskales System*): Tastsinn, Vibrationsempfinden
  - Kleinhirnseitenstrangbahn (*Tractus spinocerebellaris*): Informationen über Bewegung u. Lage des Körpers (*Propriozeption*).
  - Vorderseitenstrangbahn (*Tractus spinothalamicus ant.* u. *lat.*): Druck-, Temperatur- u. Schmerzempfinden
- Absteigende Bahnen:
  - Pyramidenbahn (*Tractus corticospinalis*): motorische Informationen v. a. für Präzisionsbewegungen

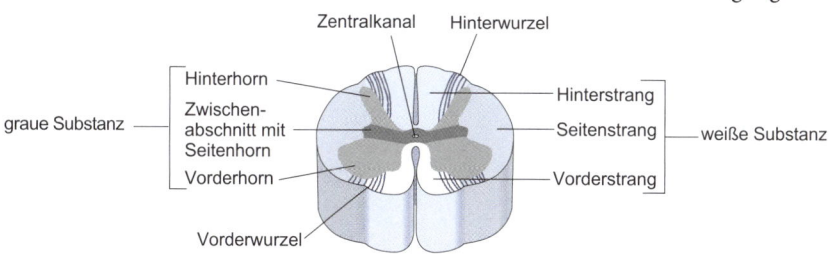

Abb. 43: Querschnitt durch das Rückenmark

Rückenmark **248**

– Extrapyramidale Bahnen: motorische Informationen für grobe u. unwillkürliche Bewegungen

Graue Substanz:

- Vorderhorn: Motoneurone, versorgen motorisch Skelettmuskulatur; Ausgangspunkt der motorischen Fasern aus Vorderwurzeln der Spinalnerven, auch Schaltstationen für motorische ☞ Reflexe.
- Seitenhorn: Nervenzellen des ☞ autonomen Nervensystems (C8–L2/3: Sympathikus; Sakralmark: Parasympathikus)
- Hinterhorn: sensorische Nervenzellen; Endpunkt der sensiblen Fasern aus Hinterwurzeln d. Spinalnerven

Wichtige Erkrankungen

- Bei der in Entwicklungsländern noch grassierenden Kinderlähmung (*Poliomyelitis*) werden Motoneurone in Vorderhorn u. Hirnstamm zerstört → schlaffe Lähmung der Extremitäten, Sensibilität bleibt voll erhalten

- Werden durch Trauma, Tumor od. Entzündung die Bahnen des R. unterbrochen, entwickelt sich das Bild der Querschnittslähmung: unterhalb der Läsion kommt es zuerst zur schlaffen, nach mehreren Wochen zur spastischen Lähmung.

Rückenmuskulatur

Definition

Die R. untergliedert sich in:
- Oberflächliche R.: entwicklungsgeschichtlich in den Rücken eingewandert
- *Autochthone* (tiefe, *paravertebrale*) R.: zusammengefasst als Rumpfaufrichter (*M. erector spinae*); entwicklungsgeschichtlich am Rücken entstanden (autochthon = v. selbst entstanden)

Bau

Die oberflächliche R. gehört funktional zur Schulter- bzw. Schultergürtelmuskulatur u. wird dort besprochen.
Die autochthone R.:
- Erstreckt sich vom Kreuz- bzw. Darmbein bis zum Hinterkopf
- Schließt auch tiefe Nackenmuskulatur mit ein
- Wird im LWS- u. unteren BWS-Bereich v. derber Bindegewebshülle (*Fascia thoracolumbalis*) umhüllt
- Wird aus den *Rr. posteriores* der ☞ Spinalnerven innerviert
- Gliedert sich in medialen u. lateralen Trakt
- Medialer Trakt: tiefer gelegen, besteht aus:
  - *Spinalem* System (gerader Faserverlauf, ziehen v. Dornfortsatz (*Proc. spinosus*) zu Dornfortsatz): Zwischendornmuskeln (*Mm. interspinales*, ziehen jeweils zu benachbarten Wirbeln), Dornmuskeln (*Mm. spinales*, überspannen mehrere Wirbel), hintere gerade Kopfmuskeln (*Mm. recti capitis posteriores*, Teil der Nackenmuskulatur)
  - *Transversospinalem* System (schräger Faserverlauf, ziehen v. Quer- (*Proc. transversus*) zu Dornfortsätzen): Drehmuskeln (*Mm. rotatores*, ziehen jeweils zu benachbarten Wirbeln), Halbdornmuskeln (*Mm. semispinales*, überspringen 4–7 Wirbel), vielgefiederte Muskeln (*Mm. multifidi*, vielgeschichtet)
- Lateraler Trakt: oberflächlich gelegen, lange Muskelzüge, besteht aus:
  - *Sakrospinalem* System (ziehen vom Kreuz- bzw. Darmbein zu Querfortsätzen bzw. Rippen): längster Muskel (*M. longissimus*), Darmbein-Rippen-Muskel (*M. iliocostalis*), Rippenheber (*Mm. levatores costarum*)
  - *Spinotransversalem* System (ziehen v. Dornfortsätzen v. Hals- u. Brustwirbeln seitl. zu den ersten 3 Halswirbeln bzw. zum Kopf): Riemenmuskeln (*Mm. splenii*), unterer schräger Kopfmuskel (*M. obliquus capitis inferior*, zieht zum Kopf, Teil der Nackenmuskulatur)
  - *Intertransversalem* System (ziehen v. Querfortsatz zu Querfortsatz,

bzw. zum Kopf): Zwischenquerfortsatzmuskeln (*Mm. intertransversarii*), oberer schräger Kopfmuskel (*M. obliquus capitis superior*, Teil der Nackenmuskulatur)

Funktionen

- Medialer Trakt: v. a. Haltefunktionen der WS
- Lateraler Trakt: bei beidseitiger Kontraktion: Zurückbeugen der WS; bei einseitiger Kontraktion: Neigen der WS zur Seite

Wichtige Erkrankungen

Mangelndes Training der Rückenmuskeln kann zu Rückenschmerzen u. Haltungsschäden führen.

Schädel – Knochen

Definition

Der knöcherne S. (*Cranium*) besteht aus Gesichtsschädel (*Viscerocranium*) u. Hirnschädel (*Neurocranium*).

Bau

Hirnschädel:
- Unten: Schädelbasis
- Oben: Schädelkalotte
- Knochen Hirnschädel (> Abb. 44):
  - Stirnbein (*Os frontalis*) mit Stirnhöhlen (*Sinus frontalis*)
  - Scheitelbein (*Os parietale*): paarig
  - Schläfenbein (*Os temporale*): paarig, bildet Teil v. Schädelbasis u. -kalotte; im Felsenbein (*Pars petrosa*) liegen Hör- u. Gleichgewichtsorgan
  - Hinterhauptbein (*Os occipitale*): mit großem Hinterhauptsloch (*Foramen magnum*); trägt an Unterseite Gelenkflächen für ersten Halswirbel
  - Keilbein (*Os sphenoidale*): mit Keilbeinhöhle (*Sinus sphenoidalis*); im Türkensattel (*Sella turcica*) liegt Hypophyse
  - Siebbein (*Os ethmoidale*): v. außen nicht zu sehen, liegt zw. Augenhöhlen, enthält Siebbeinzellen (*Cellulae ethmoidalis*), Siebbeinplatte (*Lamina cribrosa*, mit Durchtritt I. Hirnnerv) bildet Dach d. Nasenhöhle

Gesichtsschädel:
- Öffnung zur Mundhöhle
- ☞ Nase u. Nasenhöhle

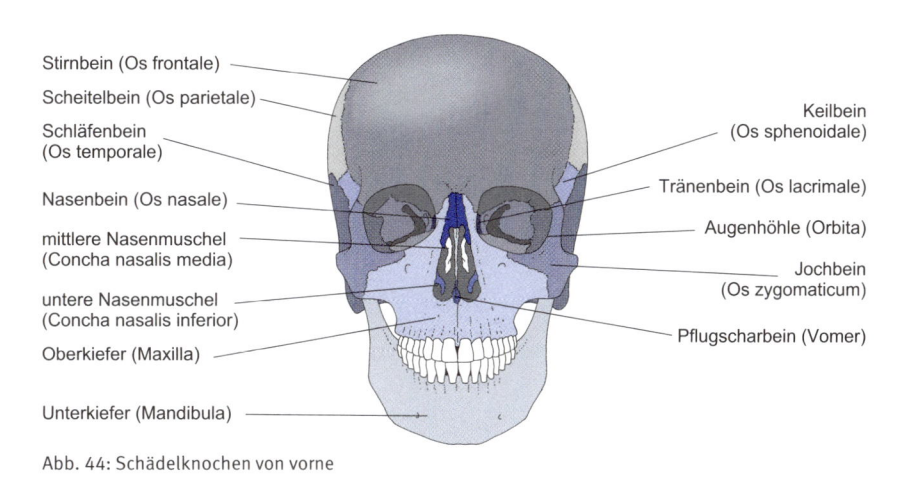

Abb. 44: Schädelknochen von vorne

- Augenhöhlen (*Orbitae*; Einzahl *Orbita*)
- Knochen Gesichtsschädel:
  - Tränenbein (*Os lacrimale*): kleine Knochen in Augenhöhle
  - Oberkiefer (*Maxilla*): mit Kieferhöhlen (*Sinus maxillaris*), trägt auf Zahnfortsatz (*Proc. alveolaris*) Zähne; nach hinten geht Jochfortsatz (*Proc. zygomaticus*) ab
  - Unterkiefer (*Mandibula*)
  - Jochbein (*Os zygomaticum*): formt Großteil d. Jochbogens (*Arcus zygomaticus*)
  - Gaumenbein (*Os palatinum*): v. außen nicht sichtbar; formt mit Gaumenfortsatz (*Proc. palatinus*) Maxilla d. harten Gaumens (*Palatum durum*)
  - Nasenbein (*Os nasale*): bildet oberen Teil d. Nasenrückens
  - Pflugscharbein (*Vomer*): v. außen nicht sichtbar; Teil d. Nasenseptums
  - Untere Nasenmuschel (*Concha nasalis inferior*): paarig, ragt in Nasenhöhle
  - Zungenbein (*Os hyoideum*): ☞ Hals
  - Gehörknöchelchen (*Ossicula auditiva*): ☞ Mittelohr

Funktionen

Der Hirnschädel schützt d. Gehirn. Durch Löcher (*Foramina*) treten Nerven u. Gefäße aus u. ein.

Wichtige Erkrankungen

Während der Embryonalentwicklung wachsen rechte u. linke Oberkieferhälfte in d. Mitte zusammen. Läuft dies unvollständig ab, resultiert eine Gesichtsspalte (schwerster Fall: Lippen-Kiefer-Gaumen-Spalte, sog. Wolfsrachen).

Schädel – Schädelnähte und Fontanellen

Definition

Die platten Knochen des Hirnschädels sind untereinander durch Knochennähte (*Suturae*) verbunden. Bei Neugeborenen sind zw. den Schädelknochen Lücken, die mit Bindegewebe ausgefüllt sind. Diese Lücken heißen *Fontanellen*.

Bau (› Abb. 45)

Schädelnähte:
- Stirnnaht (*Sutura frontalis*): trennt Hälften d. Os frontale
- Kranznaht (*Sutura coronalis*): zw. Os frontale u. Ossa parietale
- Pfeilnaht (*Sutura sagittalis*): zw. Ossa parietale
- Lambdanaht (*Sutura lambdoidea*): zw. Ossa parietale u. Os occipitale
- Schuppennaht (*Sutura squamosa*): zw. Os temporale u. Os parietale

Mit zunehmendem Alter verknöchern die Suturen.
Fontanellen:
- Stirnfontanelle (*Fonticulus ant.*): Verschluss im 2. Lebensjahr
- Hinterhauptfontanelle (*Fonticulus post.*): Verschluss im 3. Lebensmonat
- Vordere Seitenfontanelle (*Fonticulus sphenoidalis*): Verschluss bald nach Geburt
- Hintere Seitenfontanelle (*Fonticulus mastoideus*): Verschluss bald nach Geburt

Funktionen

Fontanellen machen den kindl. Kopf beim Durchtritt durchs mütterl. Becken flexibler.

> Ist beim Säugling die Stirnfontanelle eingesunken, besteht ein Flüssigkeitsmangel (z. B. bei Durchfall, Fieber).

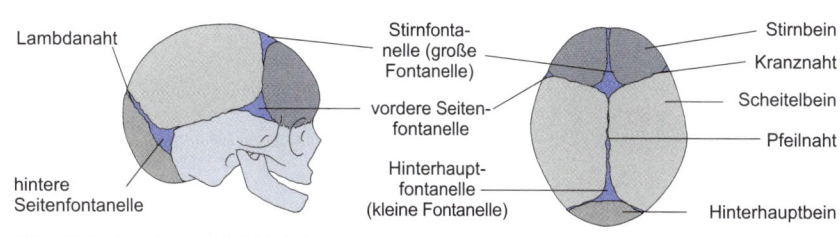

Abb. 45: Fontanellen und Schädelnähte

Schädel – Schädelbasis

Definition

Auf den Gruben der Schädelbasis ruht das Gehirn. Sie hat Durchtrittsstellen (*Foramina*) für Nerven u. Gefäße. Man unterscheidet vordere, mittlere u. hintere Schädelgrube, die treppenartig hintereinander angeordnet sind.

Bau (> Abb. 46)

Vordere Schädelgrube (*Fossa cranii anterior*):
- Darunter: Augenhöhlen
- Nur durch dünne Knochenschuppe v. Augenhöhle getrennt
- Gebildet v. Stirnbein (*Os frontale*), Siebbein (*Os ethmoidale*) u. den kleinen Flügeln d. Keilbeins (*Os sphenoidale*)
- In vorderer Schädelgrube liegt Frontallappen d. ☞ Großhirns
- Durch Siebbeinplatte tritt I. Hirnnerv (*N. olfactorius*) ein

Mittlere Schädelgrube (*Fossa cranii media*):
- Gebildet v. Körper u. großen Flügeln d. Os sphenoidale

- Körper d. Os sphenoidale hat mittig Grube, die an Reitsattel erinnert: Türkensattel (*Sella turcica*), in d. Hypophyse liegt

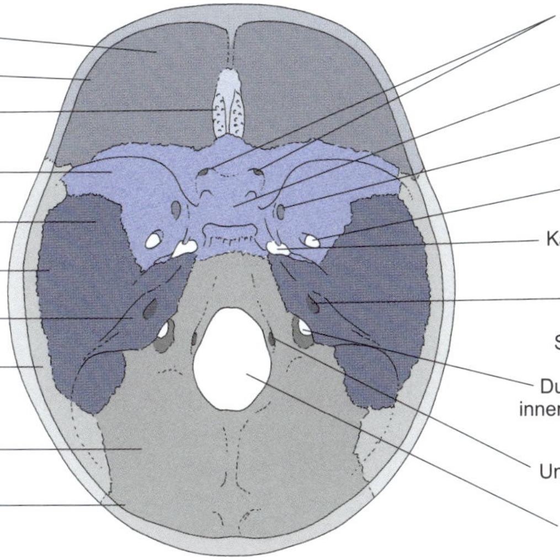

Abb. 46: Innere Schädelbasis

- Enthält Parietallappen d. Großhirns
- Durch *Foramen orbitale* tritt II. Hirnnerv (*N. opticus*) ein
- Durch *Canalis caroticus* (Kanal der inneren Halsarterie) tritt *A. carotis int.* ein
- Durch *Foramen jugulare* treten u.a. die *V. jugularis int.* aus u. X. Hirnnerv (*N. vagus*) ein
- Hinterrand bildet Felsenbeinpyramiden (*Pars petrosa* d. *Os temporalis*)

Hintere Schädelgrube (*Fossa cranii posterior*):
- Gebildet v. Hinterseite Sella turcica (*Dorsum sellae*), Hinterhauptsbein (*Os occipitale*) u. Felsenbeinpyramide
- Enthält Kleinhirn
- Durch inneren Gehörgang (*Meatus acusticus internus*) tritt VIII. Hirnnerv (*N. vestibulocochlearis*) ein
- Verlängertes Mark verlässt Schädel durch großes Hinterhauptsloch (*Foramen magnum*), die beiden *Aa. vertebralis* treten hier ein

Schädelbasis v. außen:
- Neben Hinterhauptsloch: Gelenkflächen des *Antlantookzipitalgelenks* zw. Schädelbasis u. erstem Halswirbel (*Atlas*)
- Prominente Vorsprünge lateral d. Hinterhauptlochs:
- Griffelfortsatz (*Proc. styloideus*): spitz, v. ihm geht ein Band zum Zungenbein aus
- Warzenfortsatz (*Proc. mastoideus*): abgerundet, v. ihm entspringt M. sternocleidomastoideus; mit Hohlräumen: *Cellulae mastoideae*

Wichtige Erkrankungen

Bei Frakturen d. Schädelbasis können – je nach Lokalisation – Nerven od. Gefäße abgerissen u. geschädigt werden.

Bei Verdacht auf Schädelbasisfrakturen auf Blutungen od. Liquoraustritt aus Nase od. Ohren achten.

Schilddrüse

Definition

Die S. (*Gl. thyreoidea*) ist eine hormon-produzierende, endokrine Drüse. Sie liegt direkt unterhalb des Schildknorpels des ☞ Kehlkopfes vor der Luftröhre. Die 4 Nebenschilddrüsen (*Gll. parathyreoideae, Epithelkörperchen*) liegen der S. unmittelbar an der Rückseite an. Sie sezernieren Parathormon.

Bau

Die S. besteht aus 2 Seitenlappen, die durch eine Engstelle in der Mitte (*Isthmus*) verbunden sind.
Feinbau:
- Bindegewebige Septen unterteilen S. in Läppchen
- Einzelne Läppchen sind gefüllt mit unterschiedl. (bis 1 mm) großen Bläschen (*Follikel*), die v. Follikelepithelzellen umgeben sind
- Zw. Follikeln liegen C-Zellen

Funktionen

- Follikel: enthalten Kolloid (enthält v. a. Thyreoglobulin: Speicherform der ☞ Schilddrüsenhormone)
- Follikelepithel:
  - Produziert Thyreoglobulin
  - Jodiert Thyrosinreste des Thyreoglobulins → erzeugt Vorstufen der Schilddrüsenhormone
  - Spaltet bei Bedarf T3 u. T4 v. Thyreoglobulin ab u. sezerniert sie
- C-Zellen: sezernieren Calcitonin (Hormon, das Kalzium in Knochen einlagert, Bedeutung beim Menschen umstritten)
- Nebenschilddrüsen: sezernieren Parathormon

Wichtige Erkrankungen

Eine Vergrößerung der Schilddrüse („Kropf") heißt *Struma*. Häufigste Ursache ist Jodmangel.
Eine Überproduktion an Schilddrüsenhormonen wird als Hyperthyreose, ein Mangel als Hypothyreose bezeichnet.

> Jeder sechste Erwachsene in Deutschland hat eine Struma. Die meisten Strumen gehen mit normaler Stoffwechsellage der S. einher (→ euthyreote Strumen).

Schmerz

Definition

S. ist eine negativ empfundene Sinneswahrnehmung. Sie ist überlebenswichtig, da sie das Vorhandensein v. schädigenden Ursachen anzeigt u. es ermöglicht, diesen auszuweichen.

Beteiligte Strukturen

- Sensoren: freie Nervenendigungen im ganzen Körper
- Zentrale Verarbeitung:
  - Zellkörper der Rezeptoren in Hinterwurzel d. ☞ Rückenmarks u. best. Hirnnervenkernen
  - Weiterleitung zur sensorischen Großhirnrinde
- Absteigendes Hemmsystem: vom Gehirn aus absteigende Bahnen hemmen Schmerzneurone über *Endorphine*, *Enkephaline*

Funktionsmechanismen

- Produkte v. Entzündung od. Gewebeschädigung (u. a. Prostaglandin, Bradykinin, Histamin, Serotonin) reizen Nervenfasern
- Schädigung od. Durchtrennung v. Nervenfasern → neurogener S. (hell, einschießend)

Unterschiedliche Arten v. S.:
- Oberflächenschmerz: aus d. Haut: zuerst: hell, rasch nach Verletzung/Schädigung; später: dumpf, brennend, klingt langsamer ab
- Tiefenschmerz: aus Muskeln, Gelenken, Knochen: dumpf, schlecht zu lokalisieren
- Viszeraler S.: aus inneren Organen: dumpf, schlecht zu lokalisieren

Wichtige Erkrankungen

Bei fast allen Erkrankungen ist die Bekämpfung v. S. eines der wichtigsten Therapieziele.

> Eine optimale Schmerztherapie stellt eine große Herausforderung an Mediziner u. Pflegende dar. Das Deutsche Netzwerk für Qualitätsentwicklung in der Pflege hat einen „Expertenstandard Schmerzmanagement in der Pflege" als Leitlinie herausgegeben.

Schultergürtel – Knochen

Definition

Das knöcherne Gerüst des S. besteht aus Schulterblatt (*Scapula*) u. Schlüsselbein (*Clavicula*). Das Schlüsselbein ist gelenkig mit dem Brustbein (*Sternum*) verbunden. Am S. ist die ☞ obere Extremität befestigt (> Abb. 47).

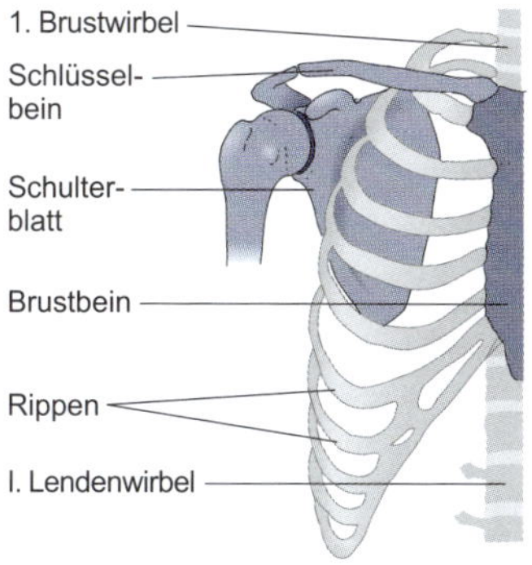

1. Brustwirbel

Schlüsselbein

Schulterblatt

Brustbein

Rippen

I. Lendenwirbel

Abb. 47: Rechter Schultergürtel

Bau

Schlüsselbein:
- S-förmig gebogen
- Gelenk mit Brustbein: *Sternoclavicular*-Gelenk

Schulterblatt:
- Platter, etwa dreieckiger Knochen
- Liegt Brustkorb v. hinten an
- An Rückseite: vorspringende Leiste, die Schulterblattgräte (*Spina scapulae*)
- Spina scapulae hat an äußerem Ende dachartigen Vorsprung: Schulterhöhe (*Akromion*)
- Rabenschnabelfortsatz (*Proc. coracoideus*) zeigt am Außenrand nach vorne
- Am Akromion treffen Schulterblatt u. Schlüsselbein im *Akromioclavicular*-Gelenk (Schultereckgelenk) aufeinander
- Unterhalb d. Akromions liegt Schultergelenkspfanne (*Cavitas glenoidale*)

Bänder:
- Zw. Schlüsselbein u. Brustbein
- Zw. Schlüsselbein u. Schulterblatt

Funktionen

- Sternoclavicular- u. Akromioclaviculargelenk: Kugelgelenke mit eingeschränkter Drehbewegung (Einschränkung durch Bänder)
- Schultergelenk: Kugelgelenk

Wichtige Erkrankungen

Bei der Schultereckgelenkssprengung reißen Bänder zw. Schlüsselbein u. Akromion → Schlüsselbeinende steht nach oben.

Schultergürtel – Muskulatur

Definition

Die Muskulatur des S. kann eingeteilt werden in die Schultergürtelmuskulatur im engeren Sinne, die das Schulterblatt am Rumpf fixiert, u. in die Schultermuskeln, die auf den Oberarm wirken.

Bau

Vordere (*ventrale*) Schultergürtelmuskulatur:
- Kleiner Brustmuskel (*M. pectoralis minor*): entspringt am Brustkorb, setzt am Schulterblatt an
- Vorderer Sägemuskel (*M. serratus ant.*): entspringt mit mehreren Zacken am Brustkorb, setzt am Schulterblatt an
- Unterschlüsselbeinmuskel (*M. subclavius*): v. erster Rippe zum Schlüsselbein

Hintere (*dorsale*) Schultergürtelmuskulatur:
- Kapuzenmuskel (*M. trapezius*): entspringt entlang einer langen Linie v. Hinterkopf über Dornfortsätze d. Wirbelkörper bis zur Brustwirbelsäule, setzt am Schlüsselbein u. am Akromion d. Schulterblatts an
- Schulterblattheber (*M. levator scapulae*): v. Querfortsätzen d. oberen 4 Halswirbel zum Schulterblatt
- Großer u. kleiner Rautenmuskel (*M. rhomboideus major* u. *minor*): v. letztem Hals-/erstem Brustwirbeln zum Schulterblatt

Vordere (*ventrale*) Schultermuskulatur (setzen alle am Humeruskopf an):
- *M. supraspinatus*: läuft in Rinne über Spina scapulae v. oben zum Humeruskopf
- *M. infraspinatus*: entspringt v. Schulterblattfläche unter Spina scapulae
- *M. teres minor*: entspringt v. Außenrand d. Schulterblatts, tritt v. seitl. unten zum Humeruskopf
- *M. teres major*: v. unterer Ecke d. Scapula zum Humeruskopf
- *M. subscapularis*: entspringt v. der dem Brustkorb zugewandten Schulterblattseite
- *M. deltoideus*: entspringt v. Spina scapulae, dem Akromion u. Schlüsselbein, setzt am weitesten unten am Humerus an, legt sich wie Kapuze über Schultergelenk u. andere Muskeln
- *M. latissimus dorsi*: entspringt entlang einer langen Linie v. d. unteren Brustwirbeln bis zum Kreuzbein u. Beckenkamm

Vordere (*dorsale*) Schultermuskulatur:
- Großer Brustmuskel (*M. pectoralis major*): v. Schlüsselbein u. Brustbein zum Humeruskopf

Funktionen

Schultergürtelmuskulatur:
- Fixieren Schultergürtel
- Kippen Schulterblatt → ermöglichen größere Beweglichkeit d. Arms

Schultermuskulatur:
- *Abduktion*: M. deltoideus, M. supraspinatus
- *Adduktion*: M. pectoralis major, M. latissimus dorsi, M. teres major, M. deltoideus
- *Anteversion*: M. deltoideus, M. pectoralis major
- *Retroversion*: M. deltoideus, M. latissimus dorsi, M. teres major, M. supraspinatus
- *Innenrotation*: M. subscapularis, M. pectoralis major, M. deltoideus, M. teres major, M. latissimus dorsi
- *Außenrotation*: M. infraspinatus, M. teres minor, M. deltoideus

Wichtige Erkrankungen

Bei Atemnot werden die ventralen Schultergürtelmuskeln als Atemhilfsmuskeln eingesetzt.

> Intramuskuläre Injektionen am Oberarm erfolgen in M. deltoideus.

Schultergürtel – Schultergelenk

Definition

Im Schultergelenk (*Articulatio humeri*) treffen Oberarm (*Humerus*) u. Schulterblatt (*Scapula*) aufeinander. Es ist die einzige Verbindung zw. ☞ oberer Extremität u. Rumpf.

Bau

Gelenkfläche:
- Sehr großer Gelenkkopf (*Caput humeri*)
- Kleine Gelenkpfanne (*Cavitas glenoidalis*)
- Rand d. Cavitas glenoidalis wird v. Gelenklippe (*Labrum glenoidale*) aus Faserknorpel umgeben → vergrößerte Kontaktfläche

Nach oben wird Beweglichkeit v. Akromion begrenzt, das wie ein Dach über d. Schultergelenk liegt.

Funktionen

Sicherung Schultergelenk:
- Sehne d. langen Bizepskopfs
- Bänder sind kaum beteiligt
- In Gelenkkapsel einstrahlende Sehnen d. Muskeln d. Schulter als sog. Rotatorenmanschette:
  – *M. teres minor*
  – *M. infraspinatus*
  – *M. supraspinatus*
  – *M. subscapularis*

Bewegungen:
- Innen-/Außenrotation
- Abduktion/Adduktion
- Anteversion/Retroversion
- *Zirkumduktion* (Kreisen d. Arms, Kombination aus allen anderen Bewegungen)

Wichtige Erkrankungen

Das Schultergelenk kann auskugeln (*luxieren*). Bes. häufig nach unten (*Subluxation*), da hier eine Schwachstelle in d. Rotatorenmanschette ist.

> Vor dem Einrenken einer luxierten Schulter sollte man sich vergewissern, dass der N. axillaris (der unter d. Schultergelenk läuft) nicht beschädigt wurde. Dazu überprüft man die Sensibilität d. Haut über dem M. deltoideus.

Besondere Information

Das Schultergelenk ist das beweglichste Kugelgelenk im Körper.

Schwangerschaft – Befruchtung und Einnistung

Definition

Die S. beginnt mit der Befruchtung des Eis im Eileiter (*Tuba uterina*). Nach 5–6 Tagen nistet sich die Frucht in der Gebärmutterschleimhaut (*Endometrium*) des Uterus ein.

Beteiligte Strukturen

- Eierstock (*Ovar*): gibt in Zyklusmitte Eizelle mit den sie umgebenden Granulosazellen u. d. Zona pellucida ab
- Eileiter (*Tuba uterina*): nimmt Eizelle auf, transportiert sie Richtung Uterus
- Samenzellen: kommen im Eileiter mit Eizelle in Kontakt
- Gebärmutterschleimhaut (*Uterus-Endometrium*)

Funktionsmechanismen

Befruchtung:
- 200–300 (v. ca. 500 Millionen) Spermien erreichen Eizelle im Eileiter
- Mit Hilfe v. Enzymen aus ihrer Spitze (*Akrosom*) durchdringen Spermien Schicht aus Granulosazellen u. *Zona pellucida* der Eizelle
- Nur ein Spermium verschmilzt mit Eizelle, danach gibt Eizelle Enzyme ab, die Eindringen weiterer Spermien verhindern (*Polyspermieblock*)
- Eizelle vollendet 2. Reifeteilung
- Genmaterial v. Eizelle u. Spermium vermischt sich → aus 2 *haploiden* Zellen ist 1 *diploide* geworden, die *Zygote*
- Geschlecht d. Kindes ist festgelegt: Eizelle hat immer ein X-Geschlechts-Chromosom, die Samenzelle ein X od. Y-Chromosom → XX = Mädchen, XY = Junge

Entwicklung bis zur Einnistung:
- Zellteilungen führen zum *Morula*-Stadium (Zellkugel; erinnert an Beere)
- Etwa am 4. Tag wird aus Morula ein hohler Ball, die Keimblase (*Blastozyste*)
- In Blastozyste liegt an einer Wand ein Zellhaufen, der *Embryoblast* (eigentliche Embryonalanlage, im Gegensatz zum umgebenden *Trophoblast*)

Einnistung (*Nidation*):
- Blastozyste legt sich Endometrium an
- Trophoblast produziert Enzyme, die Eindringen d. Blastozyste ins Endometrium ermöglichen
- Trophoblast produziert humanes Chorion-Gonadotropin (hCG), das Abstoßen d. Endometriums verhindert (wird bei Schwangerschaftstests nachgewiesen)

Weitere Entwicklung:
- Ca. am 8. Tag nach Empfängnis (*post conceptionem, p.c.*) wird Embryoblast zur Keimscheibe mit zunächst 2, letzten Endes dann 3 Blättern:
  - Äußeres Keimblatt (*Ektoderm*): aus ihm entwickeln sich Nervensystem, Sinnesorgane, Haut
  - Mittleres Keimblatt (*Mesoderm*): aus ihm entwickeln sich Muskeln, Binde- u. Stützgewebe, Geschlechtsorgane, Blutzellen, Nieren, lymphatische Organe, Unterhaut
  - Inneres Keimblatt (*Entoderm*): aus ihm entwickeln sich Epithelien, Atmungs- u. Verdauungsorgane, ableitende Harnwege, Leber, Schilddrüse, Pankreas

Wichtige Erkrankungen

Nistet sich das befruchtete Ei nicht im Uterus ein, spricht man v. einer *ektopen* Schwangerschaft (*Extrauteringravidität*). Am häufigsten sind Eileiter-, Eierstock- u. Bauchhöhlenschwangerschaften.

> Eine Eizelle bleibt ca. 12–48 Stunden nach dem Eisprung befruchtungsfähig, Spermien 2–4 Tage (in Einzelfällen bis zu 7 Tagen).

Besondere Information

Nur 1/3 bis 1/2 aller mit Spermien in Kontakt gekommenen Eizellen schafft es, sich im Uterus einzunisten.

Schwangerschaft – Verlauf

Definition

Während der 38 Wochen dauernden Schwangerschaft entwickelt sich die Frucht vom *Keim* (1.–3. Entwicklungswoche) über den *Embryo* (4.–8. Entwicklungswoche) zum *Fötus* (9.–38. Entwicklungswoche). Der reife Fötus kommt bei der ☞ Geburt zur Welt. Während der Schwangerschaft wird das Kind vom Körper der Mutter durch die Plazenta ernährt. Um den Anforderungen der Schwangerschaft gerecht zu werden, verändert sich der Körper der Mutter.

Beteiligte Strukturen

Plazenta:
- Während Einnistung teilt sich der Trophoblast d. Embryos auf in äußeren *Synzytiotrophoblast*, u. innen gelegenen *Zytotrophoblast*

- Ab ca. 8. Tag p.c. bilden sich Hohlräume (*Lakunen*) im Synzytiotrophoblast, ab 12. Tag eröffnet Synzytiotrophoblast mütterl. Blutgefäße → Blut strömt in Lakunen
- Zytotrophoblast wird zur Zottenhaut (*Chorion*); aus Chorion stülpen sich auf d. dem Uterus-Myometrium zugewandten Seite fingerförmige Zotten mit Blutgefäßen in Synzytiotrophoblast
- Teil mit Zotten: Chorionplatte; zottenloser Teil: Chorionhaut
- Uterus-Endometrium hat sich um Embryo herum in *Dezidua* umgewandelt; Teil unter Chorionplatte heißt *Decidua basalis*
- Kindl. Seite d. Plazenta besteht aus Chorionplatte u. Zottenbäumen (Zotten mit Ausstülpungen zur Oberflächenvergrößerung)
- Mütterl. Seite d. Plazenta besteht aus Decidua basalis

Amnionhöhle, Fruchtwasser:
- Oberhalb d. Embryonalplatte gelegene Amnionhöhle umgibt schließlich ganzen Embryo
- Ab 8. Tag gibt Epithel d. Amnionhöhle Flüssigkeit ab: Fruchtwasser
- Später ist Großteil d. Fruchtwassers fetaler Urin

Veränderungen am mütterl. Körper:
- Uterus vergrößert sich, ist etwa ab 12. Schwangerschaftswoche (SSW) am Oberrand d. Symphyse tastbar
- Gewichtszunahme (8–12 kg)
- Pulsfrequenz, Herzzeitvolumen, Blutvolumen steigen
- V 6.–16. SSW: Schwangerschaftserbrechen

Funktionsmechanismen

Ernährung d. Kindes:
- Bis zum Einstrom mütterl. Bluts in Lakunen d. Synzytiotrophoblast: Ernährung aus umgebendem Gewebe (*histiotrophe* Phase)
- Danach Ernährung durch mütterl. Blut (*hämatotrophe* Phase)
- In Plazenta umspült mütterl. Blut Zottenbäume → Übertritt v. Nährstoffen u. Atemgasen in kindl. Gefäße (durch Plazentaschranke – Chorion, Bindegewebe, Kapillarendothel – hindurch)

Wichtige Erkrankungen

Schwangerschaftsgestose: Krankheitsbild d. 2. Schwangerschaftshälfte mit Ödemen, Proteinurie u. Bluthochdruck.

> Die Entwicklungsdauer in Wochen meint die Zeit, die seit der Befruchtung vergangen ist. Die Schwangerschaftswochen (SSW) werden dagegen ab dem ersten Tag der letzten Menstruation vor Beginn der Schwangerschaft gezählt. Also ist die 2. Entwicklungswoche zugleich die 4. SSW.

Besondere Information

- Die Schwangerschaft wird in 3 Trimena zu je 3 Monaten eingeteilt
- Errechnen d. Geburtstermins nach Naegele-Regel: 1. Tag d. letzten Regel + 7 Tage – 3 Monate + 1 Jahr

Speicheldrüsen

Definition

Die S. sind exokrine Drüsen, die in die Mundhöhle münden u. Teil des Verdauungssystems sind. Man unterscheidet große S. u. kleine S.

Bau

Es gibt 3 große, paarig S., die sich in der Beschaffenheit ihres Sekrets unterscheiden:

- Ohrspeicheldrüse (*Gl. parotidea*; klin.: *Parotis*); liegt im Bereich des Kieferwinkels; Ausführungsgang durchbricht M. masseter u. mündet bei seitl. Oberkieferzähnen; rein serös
- Unterkieferspeicheldrüse (*Gl. submandibularis*); liegt an Unterkieferinnenseite; mündet unter der Zunge; gemischt sero-mukös, überwiegend serös
- Unterzungenspeicheldrüse (*Gl. sublingualis*); liegt Mundbodenmuskulatur auf; mehrere kleinere Ausführungsgänge; gemischt sero-mukös, überwiegend mukös

Funktionen

- Speichel hält Mundhöhle feucht u. macht Nahrung gleitfähig
- Enthält IgA-Antikörper u. antibakterielles Lysozym zur Abwehr v. Krankheitserregern
- Enthält Enzyme (u.a. α-Amylase)

S. bilden in ihren Drüsenendstücken einen isotonen Primärspeichel. In den Streifenstücken wird dieser durch Entzug v. Na$^+$ u. Cl$^-$ hypoton.

Wichtige Erkrankungen

Charakteristisch für Mumps ist Entzündung u. Schwellung der Parotis (*Parotitis*) → dicke Backe.

> Bei starker Sympathikusaktivierung (Angst, sportliche Höchstleistungen) wird ein zäher, schleimiger Speichel abgesondert, bei Parasympathikusaktivität ist der Speichel dünnflüssig.

Spinalnerven

Definition

S. (auch: Rückenmarksnerven) sind der Zusammenschluss v. Nervenfasern, die als Vorder- u. Hinterwurzel aus dem ☞ Rückenmark ziehen. S. verlassen den Wirbelkanal durch die Zwischenwirbellöcher.

Bau

- Nervenfasern der Vorderwurzel (*Radix anterior*):
  - Treten aus Rückenmarks-Vorderhorn aus
  - Leiten motorische Nervenimpulse
- Nervenfasern der Hinterwurzel (*Radix posterior*):
  - Treten ins Rückenmarks-Hinterhorn ein
  - Führen sensorische Nervenimpulse
  - Haben den Nervenzellkörper im Spinalganglion

Vereinigen sich zum S., der außerdem noch Fasern des ☞ autonomen Nervensystems führt. Der S. verzweigt sich in hinteren (*Ramus posterior*) u. vorderen Ast (*Ramus anterior*).

Funktionen

- Ramus posterior: Versorgung v. Haut u. tiefer Muskulatur d. Rückens
- Ramus anterior:
  - Aus den Brustsegmenten 2–11: gürtelförmige Versorgung v. Brustkorb u. Bauch
  - Sonst Bildung v. Nervengeflechten (*Plexus*) → Versorgung v. Haut u. Muskeln d. Extremitäten u. d. Kopfes
- Außerdem Äste zum autonomen Nervensystem

Wichtige Erkrankungen

Beim Bandscheibenvorfall kann Bandscheibe Druck auf Spinalnerv ausüben → Schmerzen u. Ausfallerscheinungen.

> Bei der Periduralanästhesie werden Nervenwurzeln mit Lokalanästhetikum umspült u. so d. Schmerzleitung unterbrochen.

Venen – Grundlagen

Definition

V. sind Gefäße, die das zum Herzen fließende Blut führen. Sie beginnen am
Ende des Kapillarbetts als *Venolen* u.
vereinigen sich zu immer größeren V. In
V. fließt nicht immer sauerstoffarmes
Blut: Im Lungenkreislauf führen sie sauerstoffreiches Blut.

Bau

Wandbau:
- Ähnlich ☞ Arterien: *Intima, Media,
Externa*
- Schichten aber schlechter gegeneinan-
der abzugrenzen
- Dünnere Wand (wg. niedrigerem
Druck)
- Dehnbarer als Arterien
- Intima bildet an V. d. Extremitäten
u. d. Rumpfwand Klappen aus

Funktionen

- V. sind Kapazitätsgefäße: in ihnen
befindet sich ständig ca. 75 % des
gesamten Blutvolumens
- Der venöse Rückfluss zum Herzen
wird unterstützt v.:
  - Sog: Senkung d. Ventilebene d.
  Herzens bewirkt Ansaugen v. Blut
  aus herznahen V.
  - Muskelpumpe: werden V. durch
  Muskeln komprimiert, kommt
  durch Klappen ein gerichteter Blutstrom Richtung Herzen zustande
  - Atmung: durch Unterdruck, der bei
  Einatmung im Brustkorb entsteht,
  werden großen Venen hier erweitert → saugen Blut an
- Beim Wechseln vom Liegen zum Ste-
hen (*Orthostase*) versacken etwa 500 ml
Blut in Venen d. unteren Körperhälfte
→ Rückstrom zum Herzen wird klei-
ner

Wichtige Erkrankungen

Nach kleinen Verletzungen kann es zur
Entzündung v. oberflächlichen V.
(*Thrombophlebitis*) kommen.
Dies ist somit auch eine mögliche Kom-
plikation v. Venenpunktionen.

> Das große Blutvolumen in d. V. macht
> man sich bei Schocklagerung zu
> Nutzen: Patient wird mit erhöhten
> Beinen gelagert → vermehrter venöser
> Rückstrom → arterieller Blutdruck
> steigt.

Venen – Rumpf

Definition

In den Leibeshöhlen des Rumpfes finden sich V. beider Kreisläufe. Obere u. untere Hohlvene (*V. cava sup.* u. *inf.*) führen das Blut aus Kopf u. Armen, bzw. Bauch, Becken u. Beinen, zum rechten Herzen (*Körperkreislauf*).
Die Lungenvenen (*Vv. pulmonales*) führen sauerstoffreiches Blut aus den Lungen zum linken Herzen (*Lungenkreislauf*).

Bau

V. cava sup.:
- Aus Vereinigung v. V. jugularis int. u. V. subclavia im sog. Venenwinkel geht *V. brachiocephalica* hervor
- Vv. brachiocephalicae beider Seiten vereinigen sich etwa auf Höhe d. 2. Rippe zur V. cava sup.
- Läuft etwa hinter dem rechten Brustbeinrand zum rechten Vorhof

V. cava inf.:
- Entsteht auf Höhe d. 4./5. Lendenwirbels aus Zusammenfluss d. *Vv. iliacae*
- Nimmt Zuflüsse aus paarigen Bauchorganen auf (Blut aus unpaaren Bauchorganen fließt über *V. portae* ab)
- Nimmt V. portae auf, zieht durchs Zwerchfell
- Mündet in rechten Vorhof

Vv. pulmonales:
- Auf jeder Seite 2 (ober u. untere)
- Münden in linken Vorhof

Funktionen

- Zw. V. cava inf. u. V. cava sup bestehen *Anastomosen* (Verbindungen)
- Zw. V. cava inf. u. V. portae bestehen sog. *portocavale Anastomosen*

Bei Pfortaderhochdruck (z. B. bei Leberzirrhose) fließt das Blut über die portocavalen Anastomosen ab. Zur Gefahr kann die Umleitung über die Ösophagusvenen werden: Wenn sie erweitert sind (bis zu Varizen) u. reißen, kann es zu gefährlichen Blutungen kommen.

Venen – Kopf

Definition

Die V. am Kopf leiten das Blut aus ☞ Gehirn u. Gesicht. Im Gehirn gibt es venöse Gefäße, die sich v. den anderen Venen im Körper unterschieden, die Hirnblutleiter (*Sinus durae matris*).

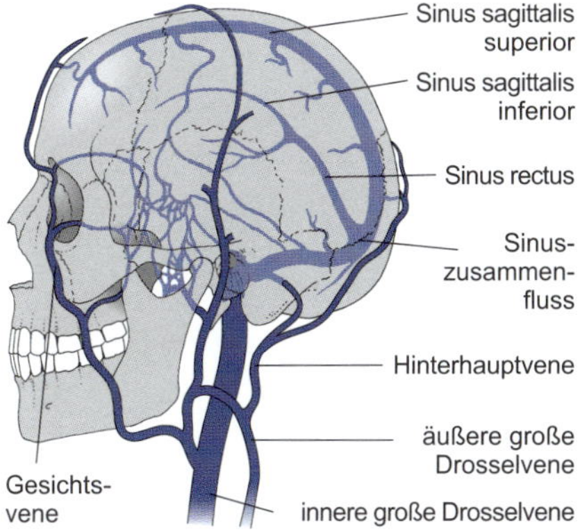

Abb. 48: Venen von Gehirn und Kopf

Bau (> Abb. 48)

Im Gehirn unterscheidet man tiefe u. oberflächliche V.

Oberflächliche V.:
- Durchbrechen Arachnoidea als sog. Brückenvenen
- Münden in Hirnblutleiter

Tiefe V.:
- Münden in *V. magna cerebri*
- V. magna cerebri mündet in *Sinus rectus*

Hirnblutleiter:
- Starre Hohlräume in Dura mater
- Größter: *Sinus sagittalis sup.*
- Trifft im *Confluens sinus* auf Sinus rectus
- V. Confluens aus führen Sinus transversus u. Sinus sigmoideus zum Sinus cavernosus
- Sinus cavernosus leitet Blut in V. jugularis int.

Gesichtsvenen:
- Wichtige V.: *V. facialis, V. retromandibularis, V. jugularis ext.*
- Münden in V. jugularis int. bzw. direkt in V. subclavia

Funktionen

- Sinus durae matris: leiten Blut aus Gehirn
- Gesichtsvenen: leiten Blut aus Weichteilen des Kopfs

Wichtige Erkrankungen

Bei Schädeltraumen können Brückenvenen reißen, was zum Blutaustritt in d. Duraspalt führt (*subdurale* Blutung).

Verdauung – Aufschließen der Nährstoffe

Definition

Die aufgenommene Nahrung muss im ☞ Magen-Darm-Trakt in ihre Bestandteile zerlegt werden. Diese Aufgabe übernehmen Enzyme. Gallensäuren emulgieren die Fette aus der Nahrung, d.h. statt großer Fettaugen entstehen mikroskopisch kleine Fetttröpfchen.

Beteiligte Strukturen

Herkunft Verdauungsenzyme:
- Kohlenhydratverdauung:
  - α-Amylase v.a. aus Speicheldrüsen, ☞ Bauchspeicheldrüse
  - Maltase-Glukoamylase u. Saccharase-Isomaltase aus Dünndarmschleimhaut
  - Laktase aus Dünndarmschleimhaut
- Eiweißverdauung:
  - Pepsin: als inaktives Pepsinogen aus Hauptzellen d. ☞ Magens
  - Trypsin u. Chymotrypsin: als inaktives Trypsinogen u. Chymotrypsinogen aus Pankreas
  - Carboxypeptidase aus Pankreas
  - Aminopeptidasen aus Dünndarmschleimhaut
- Fettverdauung:
  - Zungengrundlipase aus Drüsenzellen am Zungengrund
  - Pankreaslipase aus Pankreas
  - Cholesterinesterase aus Pankreas

Herkunft Emulgatoren:
- Gallensäuren aus Galle

Funktionsmechanismen

Kohlenhydratverdauung:
- Vielfachzucker (*Polysaccharide*) wie z.B. Stärke: viele Zuckermoleküle hängen wie eine Kette aneinander; *Disaccharide* mit 2 Zuckermolekülen: Milchzucker (*Laktose*), Rohr-, Rübenzucker (*Saccharose*)
- Stärkeabbau:
  - α-Amylase spaltet im Mund Zweier-, Dreier- od. längere Stücke ab (Maltose u. Isomaltose, Maltotriose bzw. Grenzdextrine)
  - Im Magen wird α-Amylase durch sauren Magensaft inaktiviert
  - Im Dünndarm übernimmt Pankreas-α-Amylase
  - Die Bruchstücke werden v. Maltase-Glukoamylase u. Saccharase-Isomaltase in Einfachzucker gespalten
- Saccharoseabbau erfolgt durch Saccharase-Isomaltase
- Laktoseabbau erfolgt durch Laktase

Eiweißverdauung:
- Eiweiße = Proteine = Aminosäureketten
- Salzsäure u. Pepsin im Magen beginnen Eiweißverdauung
- Im Dünndarm wird Pepsin inaktiviert, dafür übernehmen Chymotrypsin, Trypsinogen u. Carboxypeptidasen

- Spalten zusammen mit Aminopeptidasen einzelne Aminosäuren ab
- Durch Verdauung entstehen einzelne Aminosäuren u. *Oligopeptide* (bis 8 Aminosäuren)
- Oligopeptide werden v. Peptidasen d. Enterozyten zu Di- u. Tripeptiden (2 bzw. 3 Aminosäuren) zerlegt

Fettverdauung:
- Neutralfette (*Triglyzeride*) sind 3 Fettsäuren, die an Glyzerin gebunden sind
- Triglyzeride werden durch Lipasen in freie Fettsäuren u. Monoglyzeride gespalten
- Cholesterinester (Verbindung aus Cholesterin u. Fettsäure) werden v. Cholesterinesterase gespalten
- Durch Gallensäuren lagern sich Fettsäuren, Cholesterin, fettlösliche Vitamine, Monoglyzeride u. Phospholipide zu mikroskopisch kleinen Kügelchen, den Mizellen, zusammen

Wichtige Erkrankungen

Bei fast allen Asiaten u. ca. 15 % d. Mitteleuropäer kommt es im Jugendalter zu einer Abnahme d. Laktaseproduktion → Laktose kann nicht gespalten u. aufgenommen werden → Blähungen, Diarrhö.

> Die fettlöslichen Vitamine (Merkhilfe: EDEKA) können nur in Gegenwart anderer Fette über Mizellen resorbiert werden.

Verdauung – Aufnahme der Nährstoffe

Definition

Die mit der Nahrung aufgenommenen Nährstoffe werden größtenteils im ☞ Dünndarm in Blut u. Lymphe aufgenommen (*resorbiert*).

Beteiligte Strukturen

Dünndarmzotten:
- Extrem große Oberfläche durch Mikrovilli-Besatz d. *Enterozyten*
- Pro Zotte eine Blut- u. eine Lymphkapillare
- In Zellmembran d. Enterozyten: Transporter u. Kanäle für Nährstoffe, Elektrolyte u. Wasser

Parietalzellen d. ☞ Magens produzieren Intrinsic-Factor, ohne den Vitamin B_{12} nicht aufgenommen werden kann

Funktionsmechanismen

Resorption v. Kohlenhydraten:
- Abbau bis zu Monosacchariden Glukose, Fruktose, Galaktose
- Galaktose u. Glukose werden über Kotransporter zusammen mit Na^+ in Enterozyten aufgenommen
- Fruktose wird über erleichterte Diffusion aufgenommen
- Auf Blutseite d. Enterozyten: Abgabe durch Kanäle in Kapillare

Resorption v. Aminosäuren:
- V.a. als Di- u. Tripeptide
- Intrazellulär Spaltung in Aminosäuren
- Abgabe v. Aminosäuren ins Blut
- Aminosäuren u. Kohlenhydrate gelangen ins Pfortaderblut u. mit Pfortader in Leber

Resorption v. Fetten:
- Mizellen gelangen in Kontakt mit Enterozyten → Fettsäuren, Monoglyzeride, Cholesterin u. fettlösliche Vitamine werden durch Membran aufgenommen
- Kurzkettige Fettsäuren gelangen ins Blut
- Langkettige Fettsäuren u. Monoglyzeride werden in Zelle wieder zu Triglyzeriden zusammengebaut u. mit Proteinen verpackt → Fett-Protein-Kugeln: Chylomikronen
- Chylomikronen gelangen ins Lymphsystem u. über den *Ductus thoracicus* im rechten Venenwinkel in Blutbahn

Resorption v. Wasser u. Elektrolyten:
- Resorption v.a. im Jejunum
- Elektrolyte (Natrium, Kalium, Magnesium, Chlorid) werden teils aktiv, teils passiv aufgenommen
- Wasser folgt osmotisch nach

Resorption v. Vitaminen:
- Fettlösliche Vitamine direkt durch Zellmembran
- Vitamin B_{12} kann nur in Anwesenheit v. Intrinsic factor resorbiert werden

Wichtige Erkrankungen

Bei der *perniziösen* Anämie zerstören Autoantikörper Parietalzellen u. Intrinsic factor → es kann kein Vitamin B_{12} mehr aufgenommen werden → Blutarmut mit großen Erythrozyten (*megaloblastäre* Anämie).

> Durch nicht resorbierbare, osmotisch wirksame Moleküle (z. B. Polyethylenglykol) kann eine verminderte Wasser-Rückresorption erreicht werden → *Diarrhö* (z. B. zur Darmreinigung vor Koloskopie).

Wärmeregulation

Definition

Die W. sorgt für die Beibehaltung einer Körperkerntemperatur v. ca. 37 °C. Dabei überwiegt je nach Umgebungstemperatur u. Stoffwechsellage Wärmeerzeugung od. Wärmeabgabe.

Beteiligte Strukturen

Regulation:
- Thermosensoren (kalt u. warm) in Haut, inneren Organen u. Rückenmark
- Übergeordnetes Zentrum: Hypothalamus

Wärmeproduktion:
- Muskeln
- Innere Organe
- Braunes Fettgewebe

Wärmeabgabe:
- V.a. Haut (Schweißdrüsen)

Funktionsmechanismen

Wärmeerzeugung:
- Wärme fällt bei Stoffwechselprozessen an
- Zittern, sonst. Muskelbewegung → erhöhter Stoffwechsel im Muskel → Wärme
- Bei Kälte eingeschränkte Hautdurchblutung; hält Wärmeenergie im Körperkern

Wärmeabgabe durch:
- *Konvektion* (an bewegtes Medium; Luftstrom an der Hautoberfläche)
- *Konduktion* (Wärmetransport durch ruhende Stoffe)
- Wärmestrahlung (Radiation, elektromagn. Strahlung)
- V.a. Verdunstung (Evaporation, Schwitzen)
- Bei Wärme verstärkte Hautdurchblutung

Koordination im ZNS:
- Regulationszentrum im Hypothalamus hat Sollwert „gespeichert"
- Bei Abweichung vom Sollwert wird gegengesteuert

Wichtige Erkrankungen

Im Rahmen v. Immunprozessen kann der Sollwert im Hypothalamus verstellt werden → Temperaturerhöhung (37,5–38 °C: *subfebrile* Temperatur; ab 38 °C: Fieber).

> Temperaturen über ca. 42,5 °C sind mit dem Leben nicht vereinbar (Eiweißdenaturierung beginnt ab 41,5 °C). Unterkühlung ist ab 30 °C lebensgefährlich.

Wirbel

Definition

Die W. (*Vertebrae*) sind die knöchernen Elemente der ☞ Wirbelsäule. Sie unterscheiden sich in ihrem Aussehen je nach ihrer Position in der Wirbelsäule.

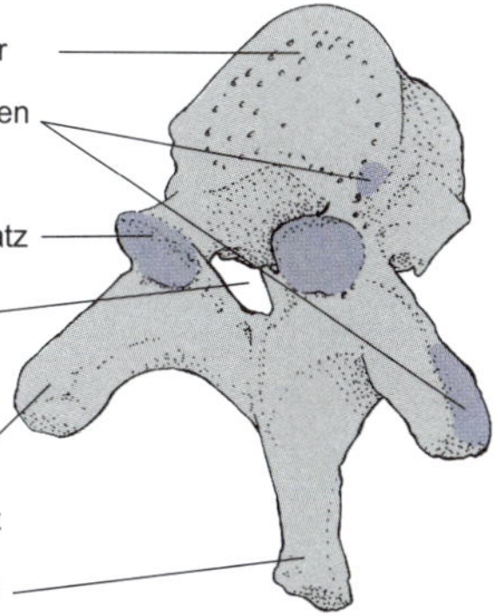

Wirbelkörper
Gelenkflächen für Rippe
oberer Gelenkfortsatz
Wirbel-loch
Querfortsatz
Dornfortsatz

Abb. 49: Brustwirbel

Bau (› Abb. 49)

Grundelemente der W.:
- Wirbelkörper (*Corpus vertebrae*)
- Dornfortsatz (*Proc. spinosus*)
- Querfortsätze (*Procc. transversi*); tragen bei Brustwirbeln Gelenkflächen für Rippen, bei Lendenwirbeln nur noch rudimentär vorhanden, statt dessen dort Rippenfortsätze
- Gelenkfortsätze (*Procc. articulares*) → obere u. untere Gelenkfortsätze mit benachbarten W.
- Wirbelbogen (*Arcus vertebrae*)
- Wirbelloch (*Foramen vertebrae*)

Die beiden ersten W., *Atlas* u. *Axis*, unterscheiden sich v. d. anderen:
- Atlas: knöcherner Ring, der mit seinen seitl. Abschnitten (*Massae laterales*) im oberen Kopfgelenk (*Atlantookzipitalgelenk*) auf Schädelbasis trifft
- Axis: alle Grundelemente eines W., aber zusätzlicher Knochenzahn (*Dens axis*), dessen Gelenk mit Atlas (unteres Kopfgelenk, *Atlantoaxialgelenk*) das Seitwärtsdrehen des Kopfes erlaubt

Funktionen

Obere u. untere Einschnitte d. Wirbelbögen bilden Zwischenwirbellöcher (*Foramina intervertebralia*), aus ihnen treten ☞ Spinalnerven aus.

Wichtige Erkrankungen

Bei Osteoporosepatienten kommt es oft zu Stauchungsfrakturen der W.

Wirbelsäule

Definition

Die W. (*Columna vertebralis*) ist die bewegliche Längsachse des Skeletts. Sie besteht aus 24 ☞ Wirbeln u. den dazwischen liegenden Bandscheiben.

Bau

Die W. lässt sich in 5 Teile untergliedern:
- Halswirbelsäule (HWS; 7 Wirbel; abgekürzt C1–C7)
- Brustwirbelsäule (BWS; 12 Wirbel; abgekürzt Th1–Th12)
- Lendenwirbelsäule (LWS; 5 Wirbel; abgekürzt L1–L5)
- Kreuzbein (*Os sacrum*; 5 Wirbel zu einem Knochen verwachsen)
- Steißbein (*Os coccygis*; 4 od. 5 verkümmerte Wirbel)
- Die W. ist doppel-S-förmig gekrümmt. Vorwölbungen (*Lordosen*) in HWS u. LWS; Krümmungen nach hinten (*Kyphosen*) in BWS u. Os sacrum

Funktionen

- Hauptachse des Skeletts, große Beweglichkeit um 3 Achsen (Horizontal, Frontal, Vertikal)
- Doppel-S-Form verleiht große Stabilität → Belastung wird gleichmäßig verteilt
- BWS ist durch Gelenke mit Rippen verbunden → Beweglichkeit des Brustkorbs bei Atemexkursionen

Wichtige Erkrankungen

- Rückenschmerzen verschiedenster Ursache sind Volkskrankheit Nummer 1
- Verkrümmung der W. zur Seite heißt *Skoliose*

> Schwere Lasten immer mit geradem Rücken aus den Knien heraus heben (z. B. Lagern v. Patienten).

Besondere Informationen

Die W. v. Neugeborenen ist gerade. *Lordosen* u. *Kyphosen* bilden sich erst bis zum Schulalter heraus.

Zelle – Grundlagen und Membran

Definition

Eine Z. ist die kleinste, für sich allein überlebensfähige Bau- u. Funktionseinheit des Organismus. Die Z. des Körpers unterscheiden sich in ihrem Aussehen u. in ihrer Ausstattung mit Proteinen, haben aber alle das gleiche Genom u. den gleichen Grundbauplan mit einer Membran, einem Kern u. verschiedenen ☞ *Organellen*.

Bau

Jede Z. ist umgeben v. einer Zellmembran, die *Zytoplasma* (Flüssigkeit im Zellinneren) im *intrazellulären* Raum vom Zelläußeren (*extrazellulärer* Raum) trennt.
Aufbau Membran:
- Verformbare Hülle aus Fetten (*Membranlipiden*)

- Mit eingelagerten Membranproteinen
- Ca. 10 nm dick
- Doppelschicht aus Phospho- u. Glykolipiden
- Membranlipide haben *hydrophilen* (Wasser anziehenden) Kopf u. *hydrophoben* (Wasser abstoßenden) Schwanz → Membranlipide ordnen sich so zur Doppelschicht an, dass die Schichtung Kopf-Schwanz-Schwanz-Kopf ist
- Zusätzlich kommt Cholesterin vor
- Membranproteine liegen Membran an, sind tw. in ihr versenkt od. durchdringen sie ganz (*periphere, integrale* u. *Transmembran-Proteine*)
- Lipide u. Proteine sind auf Membran beweglich → Membran ist eine Art flüssige Wand
- Glykolipide u. viele Proteine tragen antennenförmige Zuckerketten → Zelle ist v. Saum aus Zuckermolekülen umgeben (*Glykokalix*)

- Die Membranen, die Zellorganellen umgeben, sind nach gleichem Prinzip aufgebaut

Zytosol:
- Zytosol = Zytoplasma – Zellorganellen
- Haupts. Wasser
- Rest: Proteine, Elektrolyte, Kohlenhydrate, Fette

Erbinformation liegt auf Chromosomen verteilt im Kern (*Nucleus*):
- Beim Menschen 46 Chromosome (22 Paare Autosomen u. 2 Geschlechtschromosomen – XX bei der Frau, XY beim Mann)
- Chromosom bestehen aus einem langen DNA-Faden, der auf spezielle Proteine (*Histone*) aufgewickelt ist

Funktionen

- Z. spezialisieren sich auf best. Aufgaben (funktionale Differenzierung); Z. gleicher Differenzierung, die zusammen liegen, bilden Gewebe
- Im Zytosol spielen sich die meisten Stoffwechselprozesse ab

Membran:
- Ist nicht für alle Stoffe gleich gut durchlässig (selektive Permeabilität, Semipermeabilität)
    - Gut durchlässig für fettlösliche (*lipophile*) Stoffe u. Gase
    - Schlecht durchlässig für Wasser, wasserlösliche (*hydrophile*) u. geladene Stoffe
- Spezielle Transmembranproteine (Transporter, Kanäle) transportieren nicht membrangängige Stoffe aktiv od. passiv durch Membran
- Glykokalix: mechanischer u. chemischer Schutz d. Zelle

Wichtige Erkrankungen

Alle Krankheiten beruhen letzten Endes auf Zerstörung v. Zellen od. ihrer Fehlfunktion.

> Alle Zellen d. Körpers sind aus einer einzigen Zelle (befruchtete Eizelle) hervorgegangen.

Besondere Information

Der menschliche Körper besteht aus 100 000 000 000 000 Zellen.

Zelle – Organellen

Definition

Jede Z. besitzt abgetrennt Reaktions-
räume, die *Organellen* (> Abb. 50).

Bau

Kern (*Nucleus*):
- 2 Membranen (Kernhülle) mit Poren
  (Kernporen)
- Gesamter Inhalt Kerninnenraum =
  Karyoplasma
- Enthält DNA auf Chromosomen
- Enthält Kernkörperchen (*Nucleoli*)

Mitochondrien:
- Länglich oval, mit 2 Membranen
- Innere Membran umgibt Matrixraum
- Innere Membran ist zu Leisten (bei
  Mitochondrien v. Crista-Typ) od.
  Schläuchen (Tubulus-Typ) aufgewor-
  fen
- Haben eigene DNA, die in Ringform
  vorliegt

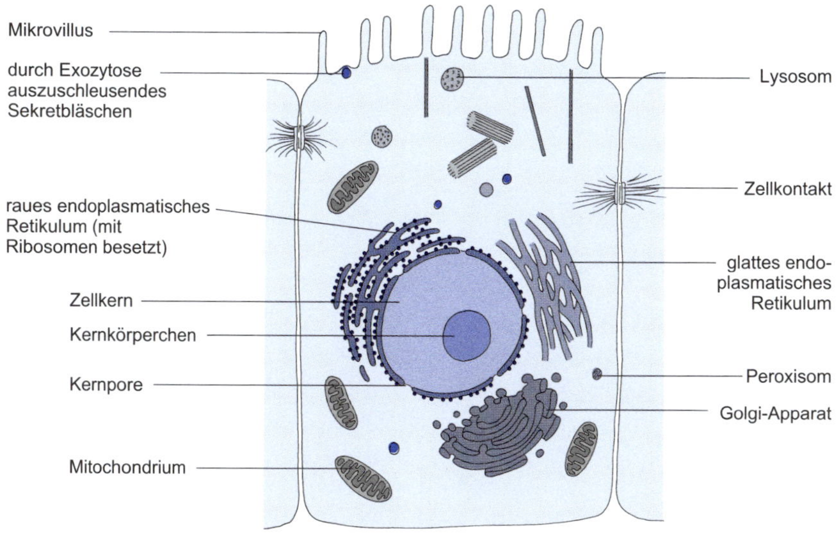

Mikrovillus

durch Exozytose
auszuschleusendes
Sekretbläschen

Lysosom

Zellkontakt

raues endoplasmatisches
Retikulum (mit
Ribosomen besetzt)

glattes endo-
plasmatisches
Retikulum

Zellkern

Kernkörperchen

Peroxisom

Kernpore

Golgi-Apparat

Mitochondrium

Abb. 50: Zellorganellen

Ribosomen:
- Kleine Organellen aus RNA (ribosomale RNA, rRNA)
- Bestehen aus 2 Untereinheiten
- Hängen oft kettenförmig als *Polysome* aneinander

Endoplasmatisches Retikulum (ER):
- Verzweigtes Hohlraumsystem, Membran geht kontinuierlich in äußere Kernmembran über
- Rauhes ER: mit Ribosomen besetzt
- Glattes ER: ohne Ribosomen

Golgi-Apparat:
- Stapel aus 5–10 dicht gestapelten, pfannenkuchenförmigen Membransäcken
- Ein Stapel: *Diktyosom*; alle Stapel einer Zelle: Golgi-Apparat

Lysosomen u. *Peroxysomen*:
- V. Membran umgebene Bläschen

Funktionen

Kern:
- DNA wird zu mRNA umgeschrieben
- An Nukleoli wird rRNA gebildet u. zu Ribosomen-Untereinheiten geformt

Mitochondrien:
- An Innenmembran sitzen Enzyme d. Atmungskette, die ATP (Energieträger) herstellen
- Mitochondrien v. Tubulustyp spielen Rolle bei Synthese v. Steroidhormonen

Ribosomen:
- Lesen u. dekodieren mRNA
- Setzen nach Bauplan d. mRNA Aminosäuren zu Proteinen zusammen

Endoplasmatisches Retikulum (ER):
- Glattes ER: Lipidsynthese (Membranlipide!)
- Rauhes ER: Proteinsynthese

Golgi-Apparat:
- Proteine kommen vom ER
- Proteine wandern v. Membransäckchen zu Membransäckchen, werden nach Bestimmungsort sortiert u. verändert
- Auf ER gegenüberliegender Golgi-Seite verlassen Proteine Golgi in Vesikel verpackt

Lysosomen bauen Material v. innerhalb u. außerhalb d. Zelle ab.

Peroxysomen entgiften Stoffe aus Zellstoffwechsel.

Besondere Information

Man nimmt an, dass Mitochondrien ursprünglich Bakterien waren, die in Einzellern in Symbiose lebten. Alle Mitochondrien stammen v. Mitochondrien d. Eizelle ab → mitochondriale DNA wird nur v. Mutter vererbt.

Zelle – Zellskelett und Zellkontakte

Definition

Um ihre Form zu stabilisieren, besitzen Z. ein Zellskelett (*Zytoskelett*) aus Proteinen. Um sich zu verankern od. mit anderen Z. Stoffe auszutauschen besitzen viele Z. Zellkontakte.

Bau

Zellskelett: Netzwerk aus Röhren (*Mikrotubuli*) u. Fäden (*Filamenten*)
- Mikrotubuli: Röhren aus Tubulin
- Filamente:
  - Aktinfilamente (*Mikrofilamente*): aus Aktin; bilden oft Stützgerüst unter Zellmembran
  - Intermediärfilamente: kleiner als Aktinfilamente

Zellkontakte:
- Haftkontakte: befestigen Zelle auf Basalmembran od. an anderen Zellen; bestehen aus Transmembranproteinen, Plaqueproteinen (liegen auf Zellinnenseite) u. Filamenten, die mit ihnen verbunden sind:
  - *Desmosomen*: fleckförmige Kontakte, mit Intermediärfilamenten
  - *Zonula adhaerens*: Epithelzellen sind mit gürtelförmiger Haftzone an allen ihren Nachbarn befestigt, mit Aktinfilamenten
- Verschlusskontakte (tight junctions): gürtelförmige Verschlussleiste aus Transmembranproteinen
- Kommunikationskontakte: *Nexus* (Gap junctions); Kanäle zw. 2 Zellen

Funktionen

- Mikrotubuli: Transport, Bewegung; sind als Zentriolen am für Zellteilung wichtigen Zentrosom u. am Spindelapparat (zieht b. Zellteilung Chromosomen auseinander) beteiligt
- Aktinfilamente: an Bewegungen beteiligt (z. B. in Muskelzellen zusammen mit Myosin)
- Intermediärfilamente: passive Stützstrukturen

Zunge

Definition

Die Z. (*Lingua*) ist ein mit Schleimhaut bedeckter Muskelkörper in der Mundhöhle. Sie trägt zur Lautbildung sowie zum Schluckakt bei u. ist der hauptsächliche Ort der Geschmacksempfindung.

Bau

Die Z. entspringt dem Mundboden an der Zungenwurzel (*Radix linguae*). Sie läuft aus in d. Zungenspitze. Ihre Oberseite ist d. Zungenrücken, d. Unterseite d. Zungengrund. An d. Unterseite befindet sich mittig d. Zungenbändchen (*Frenulum linguae*).
Muskulatur: 2 Schichten:
- Außenmuskulatur: Ursprung in knöchernen u. muskulären Strukturen der Umgebung; Lageveränderungen
- Binnenmuskulatur: Formveränderungen

Die Schleimhaut enthält Papillen, die der Z. ihre rauhe Oberfläche geben.
- Fadenpapillen (*Papillae filiformes*): mit verhornten Anteilen, mechanische u. Tastfunktion
- Pilzpapillen (*Papillae fungiformes*): Geschmackspapillen
- Blätterpapillen (*Papillae foliatae*): Geschmackspapillen
- Wallpapillen (*Papillae vallatae*): Geschmackspapillen

Innervation: motorisch: XII. ☞ Hirnnerv (*N. hypoglossus*), sensibel: Hirnnerven VII. (*N. facialis*) u. IX. (*N. glossopharyngeus*).

Funktionen

Die Geschmackspapillen nehmen 5 Geschmacksqualitäten wahr:
- Süß (Kohlenhydrate, Süßstoffe)
- Sauer (H^+-Ionen)
- Salzig (z. B. NaCl)
- Bitter (Bitterstoffe)
- Umami (Glutamat)

Wichtige Erkrankungen

Weißliche Beläge der Z. können als *Soor* Ausdruck einer Pilzinfektion sein.

> Bei N. Hypoglossus-Schädigungen weicht die Z. zur betroffenen Seite ab.

Index

A

A-Zelle 33
AB0-System 51
Abduktion 41
Abwehr 1
- lösliche Bestandteile 5
- Organe 2
- Zellen 3
Acetylcholin 212
Achillessehne 77
Achsen 7
ACTH 153
Adduktion 41
Adenohypophyse 144
Aderhaut 21
ADH 153
Adipositas 87
Adrenalin 161
adrenocorticotropes Hormon 153
Adrenogenitales Syndrom 160
Adventitia 8, 197
Afferenzen 225
After 207
Afterschließmuskel 37
AGS 160
Akkomodation 24
Akromion 258
Aktin 211
Aktinfilamente 282
Aktionspotenzial 221
Ala ossis ilii 34
Albumin 44
Alkalose 47
Allergie 1
Alopezie 127
Alveolen 191
Amboss 239
Amnionhöhle 264
Ampulla recti 207
Anämie 45
- megaloblastäre 176
- perniziöse 274
Androgene 159
Aneurysma 11
Angina pectoris 9, 132
anterior 7
Anteversion 41
Antidiurese 235
Anus 207
Aorta 10
- abdominalis 10, 208
- ascendens 10
- carotis communis 121
- descendens 10
Aortenaneurysma 11
Aortenklappe 131
Aponeurose 29
Appendix vermiformis 205
Appendizitis 206
Arachnoidea 145
Arcus palmaris profundus/superficialis 72
Arcus vertebrae 276
Armgeflecht 70
Armknochen 60
Arteria (-ae)
- basilaris 12
- brachialis 72
- carotis communis 10, 12
- cerebri 12
- coronaria 132
- femoralis 39, 86
- fibularis 86
- hepatica 182
- iliaca 10, 39, 86
- interlobaris 230
- interlobularis 184, 230
- mesenterica superior/inferior 10, 208
- poplitea 86
- pulmonalis 10, 190
- radialis 72
- renalis 10, 230
- subclavia 10, 72
- tibialis 86
- ulnaris 72
- umbilicales 11
- vertebrales 12
Arterien 8
- Fötus 11
- Kopf 12
- Rumpf 10
Arteriolen 8
Arteriosklerose 9, 132
Arthros 103
Articulatio
- carpometacarpales 64
- genus 75
- interphalangeae manus 64
- medicarpalis/radiocarpalis 64
- metacarpophalangeae 64
- sacroiliaca 36
Aspiration 199
Assoziationsbahnen 94
Astigmatismus 26
Asthma bronchiale 18, 193
Aszites 208
Atem
- antrieb 19
- gase 47
- gastransport 47
- hilfsmuskulatur 17
- mechanik 17
- minutenvolumen 13
- volumina 13
- wege 13, 192
- zentrum 19
- zugvolumen 13
Atlas 276
Atmung
- Atemantrieb 19
- Atemmechanik 17
- Gasaustausch 15
- Ventilation 13
Atrioventrikularklappen 131
Atrium 130
Augapfel 21
Auge 21
- Hilfs- und Schutzeinrichtungen 23
- Lichtbrechende Strukturen 26
- Lichtverarbeitende Strukturen 27
- Muskulatur 24
- Ringmuskel 23
- Sehbahn 27
Augen
- haut 21
- höhle 21
- kammer 21
- lider 23
- ringmuskel 116
Auricula 237
Auris
- externa 237
- interna 240
- media 239
Außenband 75
Außenrotation 41
AV-Knoten 136
Axis 276
Axon 212, 228
Azidose 47

B

B-Zelle 3, 33
B-Symptomatik 2
Babinski-Reflex 245

Balken 93
Bartholinitis 111
Basalganglien 97
Basalzellschicht 125
Basilarmembran 241
Bauch
— -aorta 10, 208
— -atmung 55
— -fellentzündung 198
— -muskulatur 29
— -speichelgang 31
— -wasser 208
Bauchspeicheldrüse 31
— endokrine Funktion 33
— exokrine Funktion 31
Bauhin-Klappe 203
Becken 34
— -arterie 86
— -bodenmuskulatur 37
— Gelenke und Bänder 36
— Knochen 34
— Muskulatur 37
— Nerven und Gefäße 39
— -vene 86
Bewegungsapparat
— aktiver 41
— passiver 40
Bikuspidalklappe 131
Bilirubin 182
Bindegewebe 42
Bindehaut 23
Bizeps 65
Bläschendrüse 110
Blätterpapillen 283
Blase 122
Blastozyste 262
Blinddarm 205
Blinddarmentzündung 206
Blut 43
— Atemgastransport 47
— -armut 45
— -bild 46
— -bildung 175
— -druck 142
— -farbstoff, roter 45
— gelöste Bestandteile 44
— -gruppen 51
— -gruppenantigen 51
— -körperchen 3, 45
— -kreislauf 140
— -kreislauf Fötus 141
— pH-Wert 47
— Plasma 44
— -plättchen 45
— Proteine 44
— Serum 43
— -stillung und -gerinnung 49
— Zellen 45

Blut-Luft-Schranke 15
Bogengänge 240
Bowman-Drüsen 217
Bronchialbaum 192
Bronchiolen 192
Bronchioli terminales/
  respiratorii 192
Bronchus principalis 192
Brücke 101
Brunner-Drüsen 204
Brust
— -atmung 55
— -bein 52, 258
— -entwicklung 56
— -fell 17
— -höhle 54
— knöcherner Thorax 52
— -muskulatur 55
— -weibliche 56
Brustkorb 52
Brustwirbelsäule 277
Bruxismus 163
Bürstensaum 203
Bulbus oculi 21
Bulbus olfactorius 217
Bursae synovialis 105

C

C-Zelle 155
Caecum 205
Calcaneus 77
Calices renales 122
Canalis caroticus 255
Canalis inguinalis 29
Caninus 88
Caput
— femoris 73
— fibulae 73
— humeri 60
— radii 60
— tibiae 73
— ulnae 60
Carpometacarpalgelenke 64
Cauda equina 247
Cavitas glenoidale 258
Cavitas medullaris 169
Cavitas thoracis 54
Cavum tympani 239
Cerebellum 100
Cervix uteri 112
Chiasma opticum 27
Chondroblasten 177
Chondrozyten 177
Chorea Huntington 97
Chorion 264
Choroidea 21
Chromosome 278 chronisch
  obstruktive Lungen-
  erkrankung 193

Chymotrypsin 271
Cilia 23
Circulus Willisii 12
Cisterna
— cerebellomedullaris 189
— chyli 195
— lumbalis 189
Clavicula 258
Cochlea 240
Collum 88, 119
Colon 205
— ascendens 205
— descendens 206
— sigmoideum 206
— transversum 205
Columna vertebralis 277
Concha nasalis 216
Condylus medialis/lateralis 73
COPD 193
Cor 129
Cornea 21, 26
Corona 88
Corpus (-ora)
— callosum 93
— ciliare 21
— femoris 73
— geniculatum laterale 27
— humeri 60
— sterni 52
— tibiae 73
— uteri 112
— vertebrae 276
— vitreum 21, 26
Corpusculum renale 231
Cortex cerebelli 100
Cortex renalis 230
Corticotropin-Releasing-
  Hormon 153, 157
Costa 52
Cowper-Drüsen 110
Coxarthrose 36, 177
Cranium 251
CRH 153, 157
Crista ampullaris 243
Crista iliaca 34
Crus 73
Cupula 243
Cushing-Syndrom 158, 218
Cutis 125

D

D-Zelle 33
Darmbein 34
Darmnervensystem 227
Defäkation 180
Defibrillation 137
Dekubitus 74

Dendriten 228
dendritische Zelle 3
Dentes 88
Dentin 88
Dermis 125
Desmodont 88
Desmosomen 282
dexter 7
Diabetes insipidus 236
Diabetes mellitus 33, 234
Diaphragma 55
Diaphragma pelvis 37
Diarthrose 103
Diastole 134
Dickdarm 205
Diencephalon 98
Diktyosom 281
Dioptrien 26
Discus 105
Dissé-Raum 183
distal 7
Diurese 235
Diuretika 236
Dornfortsatz 276
dorsal 7
Dreiecksbein 63
Drosselvene 121
Druck
- hydrostatischer 162, 232
- kolloidosmotischer 232
- onkotischer 162
Drüse 57
Drüsentypen 58
Ductus
- arteriosus 11
- choledochus 187
- cochlearis 240
- cysticus 187
- deferens 109
- hepaticus 182, 187
- interlobularis 184
- lactiferi 56
- lymphaticus 195
- pancreaticus 31
- papillares 56
- semicirculares 240
- thoracicus 195
Dünndarm 203
Dünndarmzotten 273
Duodenum 203
Dura mater 145
Dysmenorrhoea 115

E

Efferenzen 225
Eichel 108
Eierstock 113
Eigenreflex 245
Eileiter 113
Einatmung 17
Eingeweidearterie 10
Eiweißstoffwechsel 185
Eiweißverdauung 271
Eizelle 167
EKG 138
Ektoderm 263
Elastica interna 8
Elektrokardiogramm 138
Elektrolyte 44
Elle 60
Ellenbogen 60
Ellenbogengelenk 62
Embryo 264
Emphysem 14
Enamelum 88
Endokard 133
Endolymphe 240
Endomysium 211
Endoneurium 219
Endoplasmatisches Retikulum 281
Endoprothese 74
Entoderm 263
Epicondylus medialis/lateralis 60
Epidermis 125
Epididymis 109
Epiglottis 165
Epikard 133
Epikarditis 133
Epilepsie 96
Epimysium 211
Epiphyse 98
Epithalamus 98
Epithelgewebe 118
Epithelien 59
ER 281
Erbsenbein 63
Erektion 108
Erregungsleitung 221
Erythropoese 45, 175
Erythrozyten 45
Erythrozytenmauser 209
Euler-Liljestrand-Reflex 194
eustachische Röhre 239
Expiration 17
Extension 41
Externa 8
extraperitoneal 198
extrapyramidale Bahnen 248
Extrauteringravidität 263
Extremität, obere
- Armknochen 60
- Gefäße 72
- Gelenke Arm 62
- Hand- und Fingergelenke 64
- Knochen Hand 63
- Muskulatur Hand 68
- Muskulatur Oberarm 65
- Muskulatur Unterarm 66
Extremität, untere
- Gefäße 86
- Kniegelenk 75
- Knochen Fuß 77
- Knochen Ober- und Unterschenkel 73
- Muskulatur Fuß 84
- Muskulatur Oberschenkel 80
- Muskulatur Unterschenkel 82
- Nerven 85
- Sprunggelenke 79

F

Fadenpapillen 283
Fascia thoracolumbalis 249
Faszie 211
Fazialparese 117
Felsenbein 251
Felsenbeinpyramiden 255
Femur 73
Fersenbein 77
Fett/-gewebe 87
Fettstoffwechsel 185
Fettverdauung 271
Fibrinolyse 49
Fibula 73
Fibularisgruppe 82
Filamente 282
Fingergelenke 64
Fingerglieder 63
Fingernagel 127
First-Pass-Effekt 184
Fissura longitudinalis 93
Flexion 41
Fötus 264
Follikel 113
Follikelphase 114
follikelstimulierendes Hormon 153
Fontanelle 253
Fonticulus
- anterior/posterior 253
- mastoideus 253
- sphendoidalis 253
Foramen (-ina)
- intervertebralia 276
- magnum 251
- obuturatum 34
- vertebrae 276
Fossa (-ae)
- acetabuli 34

- coronoidea 60
- cranii anterior/posterior/media 254
- intercondylaris 73
- mandibulae 163
- olecrani 60
- ovalis 131
- radialis 60
Frank-Starling-Mechanismus 135
Freiheitsgrade 106
Fremdreflex 245
Frenulum linguae 283
Frontalebene 7
Fruchtwasser 264
Frühgeburt 91
FSH 153
Fundus uteri 112
Fuß
- Knochen 77
- Längsgewölbe 77
- Muskulatur 84
- Quergewölbe 77
- -wurzelknochen 77

G
Galle 187
Gallen
- -blase 187
- -flüssigkeit 188
- -gänge 182
- -kolik 188
- -steine 188
- -wege 187
Gap junction 210
Gasaustausch 15
Gaster 201
Gastritis 202
Gastrointestinaltrakt 197
Gaumenbein 252
Gebärmutter 112
Gebiss 88
Geburt 90
Gedächtnis 96
Geflechtschicht 126
Gehirn 92
- Basalganglien 97
- Großhirn 93, 95
- Hirnstamm 101
- Kleinhirn 100
- Thalamus 99
- Zwischenhirn 98
Gehörgang 237
Gehörknöchelchen 239
gelber Fleck 27
Gelenke 103
- Hilfseinrichtungen 105
- Schulter- 258
- -typen und ihre Beweglichkeit 106
Gelenkfortsätze
Gerinnungsdiagnostik 276
Gerinnungsfaktoren 50
Geruchssinn 217
Gesäßmuskulatur 49
Geschlechtsorgane 37
- männliche 108
- weibliche 109
Gesichtsschädel 111
Gesichtssinn 114
- weiblicher Zyklus 116
Gestagene 159
Gewebe 118
GFR 232
GH-RH 153
Gingiva 88
Glandula (-ae)
- parathyreoideae 256
- parotidea 266
- pinealis 98
- sublingualis 266
- submandibularis 266
- thyreoidea 256
- vesiculosa 110
- vestibulares majores/minores 111
Glaskörper 21, 26
Glaukom 22
Gleichgewichtssinn 243
Gliazelle 219
Glied, männliches 108
Glisson-Trias 184
Globulin 44
Globus pallidus 97
glomerulärer Filtrationsdruck 232
Glomerulonephritis 232
Glomerulum 230
Glomerulus 230
Glottis 164
Glukagon 33
Glukokortikoide 157, 218
Glukoneogenese 185
Glukosurie 234
Glykokalix 278
Gn-RH 153
Golgi-Apparat 281
Gonadotropin-Releasing-Hormon 153
Gonarthrose 76, 177
Graaf-Follikel 167
Granulozyten 3
graue Substanz 248
Griffelfortsatz 255
Grimmdarm 205
Großhirn 93
- -furche 93
- -Leistungen 95
- -schlagader 12
Growth-Hormone-Releasing-Hormon 153
Guillain-Barré-Syndrom 220
Gyri 93
Gyrus cinguli 93

H
Haarfollikelsensoren 128
Haarzellen 241
Hämoglobin 45
Hämophilie 50
Hämorrhoidalzone 207
Hämorrhoiden 207
Hämostase 49
Hakenbein 63
Hallux 77
Hals
- Muskulatur 119
- Nerven und Gefäße 121
Halsschlagader 10, 12, 121
Halswirbelsäule 277
Hammer 239
Hand
- Gelenke 64
- Muskulatur 68
- -wurzelknochen 63
Harn
- -blase 122
- -inkontinenz 179
- -kanälchen 233
- -kontinenz 178
- -konzentration 233
- -leiter 122
- -röhre 124
Harnwege, ableitende 124
Harnröhre bei Mann und Frau 125
- von Nierenkelchen zur Harnblase 122
Hauptlymphgang 195
Haustren 205
Haut 125
- -anhangsgebilde 127
- -krankheiten 126
- Sinnesrezeptoren 128
Havers-Kanal 170
Helle Schicht 125
Hemianopsie 99
Hemiparese 99
Hemisphären 93, 100
Henle-Schleife 233
Hepar 181
Hepatitis 184
Hepatozyten 183
Hering-Breuer-Reflex 19

Hernie 30
Herz
- außenhaut 133
- Binnenarchitektur 130
- EKG 138
- Erregungsbildung und -leitung 136
- frequenz 134
- infarkt 9
- innenhaut 133
- kammer 130
- klappen 131
- Koronargefäße 132
- krankheit, koronare 132
- kranzgefäße 132
- Lage 129
- muskelzellen 133, 214
- Pumpfunktion 134
- wand 133
- zeitvolumen 134
- zyklus 134
Herz-Kreislauf-System
- Aufbau Blutkreislauf 140
- Blutdruck 142
HGH 153
Hinterhauptbein 251
Hinterhauptfontanelle 253
Hinterhauptlappen 93
Hinterhauptsloch, großes 251
Hinterhorn 248
Hirnanhangdrüse 144
Hirnblutleiter 270
Hirnhäute 145
Hirnnerven 146
- I–III 147
- IV–VI 148
- VII–IX 149
- X–XII 150
Hirnschädel 251
Hirnstamm 101
Hoden 109
Hodenhochstand 166
Hodensack 108
Hörbahn 241
Hohlfuß 78
Hohlhandsehne 68
Horizontalachse 7
Horizontalebene 7
Hormone 151
- Glukokortikoide 157
- Hypophysen- 153
- Nebennierenmark 161
- Renin-Angiotensin-Aldosteron-System 156
- Schilddrüsen- und Nebenschilddrüsen- 155
- Sexual- 159
Hornhaut 21, 26
Hornschicht 125

Hüftbein 34
Hüftgelenk 36
- -dysplasie 36
Hüftgelenkspfanne 34
Hüftmuskulatur 37
Human Growth Hormone 153
Humeroradialgelenk 62
Humeroulnargelenk 62
Humerus 60
Hydrocephalus 189
Hyperopie 26
Hyperthyreose 155, 256
Hypertonus 143
Hyperventilation 48
Hypophyse 98, 144
Hypophysenhormone 153
Hypothalamus 98
Hypothyreose 155, 256
Hypotonus 143

I
IgA – IgM 5
Ikterus 186
Ileozäkalklappe 203
Ileum 203
Ileus 204
Incisivus 88
Incisura 60
Incus 239
inferior 7
Inkontinenz 179, 180
Innenband 75
Innenohr 240
Innenrotation 41
Inspiration 17
Insulin 33
Interferone 6
Interleukine 5
Interphalangealgelenke 63
intertransversales System 249
Interzellularsubstanz 42
Intestinum crassum 205
Intestinum tenue 203
Intima 8
intraperitoneal 198
Intrinsic factor 202
Iris 21
Isthmus uteri 112

J
Jejunum 203
Jochbein 252
Jochbeinmuskel 116
Jochfortsatz 252
juxtaglomerulärer Apparat 231, 235

K
Kahnbein 63, 77
Kammerflimmern 137

Kammerwasser 22
Kapillaren 8, 162
Kardiomyozyten 214
kardiovaskuläres System 140
Karies 89
Karpaltunnelsyndrom 71
Karyoplasma 280
Katecholamine 161
Kaumuskulatur 163
Kehldeckel 164
Kehlkopf 164
Keilbein 77, 251
Keilbeinhöhle 216, 251
Keimblatt 263
Keimzelle
- männliche 166
- weibliche 167
Kerckring-Falten 203
Kernkörperchen 280
Kiefergelenk 163
Kieferhöhlen 216
Killerzelle 3
Kinetose 244
Kitzler 111
Kleinhirn 100
Klitoris 111
Knickfuß 78
Knie
- -gelenk 75
- -höcker, seitliche 27
- -scheibe 73
Knochen
- Aufbau 168
- -bildung 172
- -bruch 171
- Feinbau 170
- Geflecht- 170
- Lamellen- 170
- -nähte 253
- Typen 168
Knochenmark 174
knöchernes Labyrinth 240
Knorpel 177
Körnerschicht 125
Körnerzellschicht 100
Körperkreislauf 194, 269
Körperstamm 40
Kohlenhydratstoffwechsel 185
Kohlenhydratverdauung 271
Kommissurenbahnen 94
Kompakta 168
Kompartmentsyndrom 83
Komplementsystem 5
Konjunktiva 23
Konjunktivitis 23
Kontinenz
- Harn- 178
- Stuhl- 180
- -training 179

Kopfbein 63
Koronargefäße 132
Krallhand 71
Krampfadern 86
Kranznaht 253
Kreuzband 75
Kreuzbein 34, 277
Kropf 256
Krummdarm 203
Kyphose 277

L

Labia majora/minora pudendi 111
Labra glenoidales 105
Lachmuskel 117
Lagebezeichnungen 7
Laktase 271
Lambdanaht 253
Lamina cribrosa 251
Langerhans-Inseln 33
Larynx 164
lateral 7
Leber
– arterien 182
– Bau und Lage 181
– Entgiftung und Ausscheidung 186
– Feinbau 183
– Gallenwege und Gallenblase 187
– Gefäße 181
– -läppchen 183
– -lappen 181
– Stoffwechselfunktionen 185
– -venen 182
– -versagen 182
– -zirrhose 184
Lederhaut 21, 125
Leerdarm 203
Leiomyom 210
Leiomyosarkom 210
Leistenkanal 29
Lendenwirbelsäule 277
Leukämie 4
Leukopenie 4
Leukopoese 175
Leukozyten 3, 45
Leukozytose 4
LH 153
Lieberkühn-Krypten 203
Ligamentum (-a) 203
– falciforme 181
– teres hepatis 181
– venosum 181
– vocalia 164
Linea alba 29
Lingua 283

Linse 26
Lippen-Kiefer-Gaumen-Spalte 252
Liquor 189
Liquorraum 189
Lobärpneumonie 191
Lobuli 56
Lobuli hepatici 183
Lobus 181
– caudatus 181
– frontalis 181
– hepaticus 181
– parietalis 181
– quadratus 181
– temporalis 93
Longitudinalachse 7
Lordose 277
Luftröhre 192
Lunge 190
– Bau 190
– Blutversorgung 194
– -lappen 190
– -ödem 16
– -wurzel 190
Lunula 127
Lutealphase 114
luteinisierendes Hormon 153
Lymphe 195
Lymphknotenschwellung 196
Lymphom 2, 196
Lymphgefäße 195
Lymphknoten 196
Lymphsystem
Lysosomen 281
Lysozym 5

M

Macula densa 27
Macula statica 243
Magen 201
Magen-Darm-Trakt 197
– Dickdarm 205
– Dünndarm 203
– Gefäßverhältnisse 208
– Magen 201
– Mastdarm 207
– Mund-/Rachenraum 199
– Speiseröhre 200
Magensaft 202
Makrophagen 3
malignes Lymphom 196

Malleolen 79
Malleolengabel 74
Malleolus medialis/lateralis 73
Malleus 239
Maltase-Glukoamylase 271
Mamillae 56
Mamma 56
Mammakarzinom 56
Mandibula 163
Mantelkante 93
Manubrium sterni 52
Manus 63
Markscheiden 220
Mastdarm 207
Maxilla 163
Meatus acusticus externus 237
Meatus nasi 216
Media 8
medial 7
Mediastinum 54
Medulla
– oblongata 101
– renalis 174
– spinalis 230
Megakaryozyt 45
Meissner-Tastkörperchen 128
Membrana interossea 60
Membrana tympani 237
Menarche 115
Meningen 145
Meningitis 145
Meniscus 75, 105
Menopause 115
Menstruation 114
Merkel-Zellen 128
Mesencephalon 101
Mesenchym 42
Mesenterialinfarkt 208
Mesoderm 263
Mesokolon 205
metabolisches Syndrom 9, 185
Mikrofilamente 282
Mikrotubuli 203
Mikrovilli 203
Miktion 178
Milchbrustgang 195
Milchgang 56
Milz 209
Miosis 24
Mitochondrien 280
Mitralklappe 131
Mittelfußknochen 77
Mittelhandknochen 63
Mittelhirn 101
Mittelohr 239
Mittelohrentzündung 239
Molar 88
Molekularschicht 100

Mondbein 63
Morbus Addison 158
Morbus Parkinson 97
MSH 153
Mukoviszidose 59
Multi-unit-Typ 213
Multiple Sklerose 220
Multiples Myelom 6
Mund-/Rachenraum 199
Mundhöhle 199
Mundringmuskel 116
Musculus (-i)
- abductor digiti minimi 68, 84
- abductor hallucis 84
- abductor pollicis brevis 68
- abductor pollicis longus 66
- adductor hallucis 84
- adductor longus/brevis/ magnus 80
- biceps brachii 65
- biceps femoris 80
- brachialis 65
- brachioradialis 66
- buccinator 117
- ciliaris 24
- deltoideus 259
- detrusor vesicae 122, 178
- digastricus 119
- dilator pupillae 24
- extensor carpi radialis brevis/ longus 66
- extensor carpi radialis/ulnaris 66
- extensor digiti minimi brevis 68, 84
- extensor digiti minimi 66
- extensor digitorum 66
- extensor digitorum brevis 84
- extensor digitorum longus 82
- extensor hallucis brevis 84
- extensor hallucis longus 82
- extensor pollicis brevis/ longus 66
- fibularis brevis/longus 82
- flexor carpi radialis/ulnaris 66
- flexor digiti minimi brevis 68, 84
- flexor digitorum brevis 84
- flexor digitorum longus 82
- flexor digitorum profundus/ superficialis 66
- flexor hallucis brevis 84
- flexor hallucis longus 82
- flexor pollicis brevis 68
- flexor pollicis longus 66
- frontalis 116
- gastrocnemius 82
- gemellus superior/inferior 37
- geniohyoideus 119
- gluteus maximus 37
- gracilis 80
- iliacus 37
- iliocostalis 249
- iliopsoas 37
- infraspinatus 259
- interossei 84
- interossei palmares/dorsales 68
- interspinales 249
- intertransversarii 250
- latissimus dorsi 259
- levator ani 37
- levator scapulae 259
- levatores costarum 249
- longissimus 249
- lumbricales 68, 84
- masseter 163
- mulitfidi 249
- mylohyoideus 119
- obliquus capitis inferior/ superior 249
- obliquus internus/externus abdominis 29
- obliquus superior/inferior 24
- obturatorius externus/ internus 37
- omohyoideus 119
- opponens pollicis 68
- orbicularis oculi 23, 116
- palmaris longus 66
- pectineus 80
- pectoralis major 55, 259
- piriformis 37
- popliteus 80
- pronator quadratus 66
- pronator teres 66
- psoas major 37
- pterygoideus medialis/ lateralis 163
- quadratus femoris 37
- quadratus plantae 84
- quadriceps femoris 80
- recti capitis posteriores 249
- rectus abdominis 29
- rectus femoris 80
- rectus lateralis/medialis 24
- rhomboideus major/minor 259
- risorius 117
- rotatores 249
- sartorius 80
- scalenus 119
- semimembranosus 80
- semispinales 249
- semitendinosus 80
- serratus anterior 259
- soleus 82
- sphincter ani externus 38
- sphincter Oddi 188
- sphincter pupillae 24
- sphincter urethrae internus/ externus 178
- spinales 249
- sternocleidomastoideus 119
- sternohyoideus 119
- stylohyoideus 119
- subclavius 259
- subscapularis 259
- supinator 66
- supraspinatus 259
- temporalis 163
- tensor fasciae latae 37
- teres major/minor 259
- thyrohyoideus 119
- tibialis anterior/posterior 82
- transversus abdominis 29
- trapezius 259
- triceps brachii 65
- triceps surae 82
- vastus medialis/lateralis/ intermedius 80
- zygomaticus 116
Muskelloge 82
Muskularis 197
Muskulatur
- glatte 210
- Herzmuskelzellen 214
- ischiocrurale 80
- Kontraktion 212
- mimische 116
- quergestreifte 211
- Steuerung 212
Myasthenia gravis 213
Mydriasis 24
Myelin 219
Myofibrillen 211
Myofilamente 211
Myokard 133
Myokarditis 133
Myometrium 112
Myopie 26
Myosin 211

N
Nabelarterien 11
Naegele-Regel 265
Nagel 127
Nase
- Bau 215
- Geruchssinn 217
Nasen
- -bein 215, 252
- -gang 216

- -höhle 216
- -muscheln 216
- -nebenhöhlen 215
- -scheidewand 216
Nebenhoden 109
Nebennieren 218
- -mark 218
- -rinde 218
- -überfunktion 158
- -unterfunktion 158
Nebenschilddrüsen 155, 256
Nephri 229
- -faser 219
- -zellen 228
Nephron 231
Nerven
- -mark 230
- -pforte 229
- -rinde 230
Nervensystem 225
- autonomes 226
- Darm- 227
- peripheres 219
- vegetatives 226
Nervus (-i)
- abducens 148
- accessorius 150
- axillaris 70
- facialis 149
- femoralis 39, 85
- fibularis 85
- glossopharyngeus 149
- hypoglossus 150
- ischiadicus 39, 85
- mandibularis 148, 163
- maxillaris 148
- medianus 70
- oculomotorius 147
- olfactorius 147
- ophtalmicus 148
- opticus 27, 147
- pelvenius 178
- pudendus 178
- radialis 70
- trigeminus 148
- trochlearis 148
- ulnaris 70
- vagus 150
- vestibulocochlearis 149
Netzhaut 21, 27
Neurocranium 251
Neurohypophyse 144
Neuron 226
Neutral-Null-Methode 107
Nexus 210
Nidation 262

Niere 229
- Nierenkörperchen 231
- Tubulusapparat 233
- Wasser-, Elektrolyt- und Säure-Basen-Haushalt 235
Nieren
- -arterien 10
- -becken 122, 229
- -hilum 229
- -kelche 122, 229
- -körperchen 231
- -mark 230
- -pforte 229
- -rinde 230
nikotinische Acetylcholin-Rezeptoren 212
Nodi lymphoidei 196
Noradrenalin 161
Nucleoli 280
Nucleus 278
Nucleus (-ei)
- caudatus 97
- lentiformis 97
- subthalamicus 97

O

Oberarm 60, 65
Oberarmknorren 60
Oberhaut 125
Oberkiefer 163
Oberschenkel 73, 80
Obstipation 180
Oculus 23
Ödem 162, 195
Oesophagus 200
Östrogene 159
Ohr
- äußeres und Gehörgang 237
- Gleichgewichtssinn 243
- Hörempfindung 241
- Innen- 240
- Mittel- 239
- -muschel 237
- -schmalz 238
- -speicheldrüse 266
- -trompete 239
Olecranon 60
Oligodendrozyte 219
Oogonie 167
Oozyte 167
Opsonierung 5
Orbita 21
Organ 118
Os (-sa)
- brevia 168
- capitatum 63
- carpi 63
- coccygis 277

- coxae 34
- cuboideum 77
- cuneiforme 77
- ethmoidale 251
- frontalis 251
- hamatum 63
- hyoideum 119, 252
- ilium 34
- irregularia 168
- ischii 34
- lacrimale 252
- longa 169
- lunatum 63
- metacarpi 63
- nasale 215, 252
- naviculare 77
- occipitale 251
- palatinum 252
- parietale 251
- pisiforme 63
- plana 168
- pneumatica 168
- pubis 34
- sacrum 34, 277
- scaphoideum 63
- sesamoidea 168
- sphenoidale 251
- temporale 251
- trapezium/trapezoideum 63
- triquetrum 63
- zygomaticum 252
Ossicula auditoria 239
Ossifikation 171
Osteoblasten 171
Osteoklasten 171
Osteon 170
Otitis media 239
Ovarien 113
Oxytocin 153

P

palmar 7
Palmaraponeurose 68
Palpebrae 23
Pankreas 31
Pankreassaft 32
Pankreatitis 32
Papilla duodeni major 31, 195
Papillarschicht 125
Papillen 283
Parasympathikus 226
Parathormon 256
Parenchym 118
Parodontitis 89
Parodontium 88
Parotis 266
Parotitis 266
Pars petrosa 251

Pars pylorica 201
Patella 73
Patellasehne 73
Paukenhöhle 239
Paukentreppe 240
Pedunculi cerebellaris 100
Pelvis 34
- renalis 122, 230
Penis 108
Pepsin 202, 271
Pepsinogen 202, 271
Perichondrium 177
Perilymphe 240
Perimetrium 112
Perimysium 211
Periost 169
Peripheres Nervensystem 219
Periportalfeld 184
peristaltische Wellen 204
Peritoneum 197
Peritonitis 198
Peroxysomen 281
Perykarion 228
Pes 77
Peyer-Plaques 203
Pfeilnaht 253
Pflugscharbein 216, 252
Pförtner 201
Pfortader 181
Pfortadersystem 208
pH-Wert 47
Phäochromozytom 161
Phalanx 63
Pharynx 199
Phonation 165
Pia mater 145
Pili 127
Pilzpapillen 283
plantar 7
Plasma 44
Plasminogen 49
Plasmozytom 6
Plattenepithel 59
Plattfuß 78
Platysma 119
Plazenta 264
Pleura 17, 54
Plexus
- aorticus abdominalis 226
- Auerbach 226
- brachialis 70, 121
- cervicalis 121
- coeliacus 226
- lumbalis 85
- Meissner- 226
- sacralis 85
- venosus rectalis 207
Plicae vocales 164

Pneumothorax 18, 53, 54
PNS 219, 225
Poliomyelitis 248
Pollex 63
Pons 101
posterior 7
PP-Zelle 33
Prämolar 88
Presbyakusis 242
Presbyopie 25
PRL-IH 153
PRL-RH 153
Processus
- alveolaris 252
- articulares 276
- coracoideus 258
- coronoideus 60
- mastoideus 255
- spinosus 276
- styloideus 60, 255
- transversi 276
- zygomaticus 252
Projektionsbahnen 94
Prolaktin 153
Prolaktin-Inhibiting-Hormon 153
Prolaktin-Releasing-Hormon 153
Proliferationsphase 114
Pronation 41
Propriozeption 109
Prostata 109
Prostatakarzinom 110
proximal 7
Puffersystem 47
Pulmonalklappe 131
Pulmones 190
Pulpa 209
Pulpa dentis 88
Pulsadern 8
Pupille 21
Purkinje-Fasern 136
Purkinje-Zellschicht 100
Putamen 97
Pyelonephritis 123
Pylorus 201
Pyramidenbahn 247

Q
Querfortsätze 276
Querschnittslähmung 248

R
RAAS 156
Rachen 199
Radiatio optica 27
Radioulnargelenk 62
Radius 60
Radix 88
Radix linguae 283

Ramus (-i)
- anterior/posterior 267
- circumflexus 132
- interventricularis anterior/posterior 132
- superior/inferior ossis pubis 34
Ranvier-Schnürringe 219
Reflexe 245
Refluxösophagitis 200
Refraktärperiode 221
Refraktärzeit 214
Regenbogenhaut 21
Rektum 207
Renin-Angiotensin-Aldosteron-System 156
Renis 229
Repolarisation 221
Reservevolumen 13
Residualkapazität, funktionelle 13
Residualvolumen 13
Resorption 273
Retina 21
Retinaculum extensorum/flexorum 66
retroperitoneal 198
Retroversion 41
Rhesus-System 51
Ribosomen 281
Riechkolben 217
Ringknorpel 164
Rippen 52
Rippenserienfraktur 53
Röhrenknochen 168
Rückenmark 247
Rückenmarksnerven 267
Rückenmuskulatur 249
Ruffini-Körperchen 128
Rumpfarterien 10

S
Saccharase-Isomaltase 271
Sacculus 243
Säure-Basen-Haushalt 235
Sagittalachse 7
Sagittalebene 7
Sakroiliakalgelenke 36
sakrospinales System 249
Salpinx 112
Samenleiter 109
Sarkomer 211
Scala tympani 240
Scala vestibuli 240
Scapula 258
Schädel
- -basis 254
- -basisarterie 12

- -grube 254
- Knochen 251
- -nähte und Fontanellen 253
Schalenkern 97
Schallwellen 241
Schambein 34
Schamlippen 111
Scheide 112
Scheidenvorhof 111
Scheidenvorhofdrüsen 111
Scheitel-Hinterhauptsfurche 93
Scheitelbein 251
Scheitellappen 93
Schenkelhalsfraktur 74
Schienbein 73
Schilddrüse 256
Schilddrüsenüberfunktion 155
Schilddrüsenunterfunktion 155
Schildknorpel 164
Schlaganfall 12
Schläfenbein 251
Schläfenlappen 93
Schläfenschenkel 233
Schleimbeutel 105
Schluckakt 199, 200
Schlüsselbein 258
- -arterie 10, 72
- -vene 72
Schmerz 257
Schnecke 240
Schneckengang 240
Schulterblatt 258
Schulterblattgräte 258
Schultergelenk 261
Schultergürtel
- Knochen 258
- Muskulatur 259
- Schultergelenk 261
Schuppennaht 253
Schwangerschaft
- Befruchtung und Einnistung 262
- Verlauf 264
Schwangerschaftsgestose 265
Schwann-Zelle 219
Schweißkern 97
Schwellkörper 108
Schwertfortsatz 52
Schwurhand 70
Sclera 21
Scrotum 108
Sectio caesarea 91
Segelklappen 130
Sehnen 29
Sehnenscheidenentzündung 67
Seitenfontanelle 253
Seitenhorn 248
Sekretionsphase 114

Sella turcica 251
Septum nasi 216
Serosa 197
Sesambeine 168
Sexualhormone 159
Sichelband 181
Sichelbein 251
Siebbein 251
- -platte 251
- -zellen 216
Sigma 206
Single-unit-Typ 213
sinister 7
Sinnesrezeptoren 128
Sinus
- durae matris 270
- ethmoidales 216
- frontalis 216, 251
- maxillaris 216
- paranasales 215
- sagittalis superior 270
- sphenoidalis 216, 251
Sinusitis 216
Sinusknoten 136
Sinusoide 183
Sitzbein 34
Skelett 40
Skoliose 277
Skorbut 42
Somatostatin 33, 153
Soor 283
Spannungspneumothorax 54
Speiche 60
Speicheldrüsen 199, 266
Speiseröhre 200
Spermatogenese 166
Spermatogonie 166
Spermatozyte 166
Spermien 166
Spina
- iliaca anterior superior/ inferior 34
- iliaca posterior superior/ inferior 34
- ischiadica 34
- scapulae 258
spinales System 249
Spinalnerven 267
Spinnwebenhaut 145
spinotransversales System 249
Splen 209
Spongiosa 168
Spreizfuß 78
Sprunggelenke 77
Sprungbein 79
Stachelzellschicht 125
Stäbchen 27
Stammzellen 175

Stapes 239
Steigbügel 239
Steißbein 277
Steißknorpel 164
Stellknorpel 164
Sternum 52, 258
Stimmbänder 164
Stimmfalten 164
Stimmritze 164
Stirnbein 251
Stirnfontanelle 253
Stirnhöhlen 216, 251
Stirnlappen 93
Stirnmuskel 116
Stirnnaht 253
Stoffaustausch 162
Stoffwechselfunktionen
- Leber 185
Stratum
- basale 125
- corneum 125
- granulosum 100, 125
- lucidum 125
- moleculare 100
- papillare 125
- purkinjense 100
- reticulare 126
- spinosum 125
Streifenkörper 97
Striatum 97
Struma 256
Stuhlinkontinenz 180
Subcutis 125
subdurale Blutung 270
Subduralraum 145
Submukosa 197
substantia nigra 97
Subthalamus 98
Sulci 93
Sulcus (-i)
- centralis 93
- lateralis 93
- occipitalis 93
- parieto-occipitalis 93
Supercilia 23
Supination 41
Sutura (-ae)
- coronalis 253
- frontalis 253
- lambdoidea 253
- sagittalis 253
- squamosa 253
Sympathikus 226
Symphyse 36
Symphysis pubica 34
Synapse 212, 223
Synarthrose 103
Synchondrose 103
Syndesmose 79, 103

Synostose 103
Synovia 103
Systole 134

T

T-Zelle 3
Taenien 205
Talgdrüse 58
Talus 77
Taschenklappen 130
Tawara Schenkel 136
Tela submucosa 197
Telencephalon 93
Tendovaginitis 67
Testes 109
Testosteron 159
TF (Tissue Factor) 49
Thalamus 99
Thelarche 56
Thorax 52
Thrombophlebitis 268
Thrombopoese 175
Thrombose 50
Thrombozyten 45, 175
- -adhäsion 49
- -aggregation 49
Thyreotropin-Releasing-Hormon 153
Thyroidea-stimulierendes Hormon 153
Thyroxin 155
Tibia 73
tight junctions 282
Tissue Factor 49
Totalkapazität 13
Trachea 192
Tractus
- corticospinalis 247
- olfactorius 217
- opticus 27
- spinocerebellaris 247
- spinothalamicus 247
Tränenbein 260
Tränen-Nasen-Gang 23
Transversalebene 7
transversospinales System 249
TRH 153
Trigeminusneuralgie 148
Trijodthyronin 155
Trikuspidalklappe 131
Trizeps 65
Trochanter major/minor 73
Trochlea humeri 60
Trommelfell 237
Truncus
- brachiocephalicus 10
- coeliacus 10
- pulmonalis 10

Trypsin 271
TSH 153
Tuba auditiva 239
Tuba uterina 112
Tuber ischiadicum 34
Tuberculum pubis 34
Tubulus 233
Tubulusapparat 233
Türkensattel 251
Tumor-Nekrose-Faktor 6
Tunica
- externa 8
- interna 8
- media 8
- muscularis 197
- serosa 197

U

Ulcus ventriculi 202
Ulna 60
Unterhaut 125
Unterkiefer 163
Unterkieferspeicheldrüse 266
Unterschenkel 73, 82
Unterzungenspeicheldrüse 266
Urether 122
Uterus 112
Utriculus 243
Uvea 21

V

Vagina 112
Varizen 86
Vas afferens 230
Vas efferens 230
Vasa recta 230
Vater-Papille 31, 187
Vater-Pacini-Körperchen 128
Vena (-ae)
- basilica 72
- brachiocephalica 121, 269
- cava superior/inferior 269
- cephalica 72
- facialis 270
- femoralis 39, 86
- hepaticae 182
- iliaca 86
- interlobularis 184
- jugularis 121, 270
- magna cerebri 270
- mediana cubit 72
- metarsi 77
- poplitea 86
- portae 181, 269
- pulmonales 190, 269
- renalis 230

- retromandibularis 270
- saphena magna/parva 86
- subclavia 72
- tarsi 77
Venen 268
- Kopf 270
- Rumpf 269
Venolen 268
Ventilation 13
ventral 7
Ventriculus 201
Ventrikel 130
Verdauung
- Aufnahme Nährstoffe 273
- Aufschließen Nährstoffe 271
Verdauungsenzyme 271
verlängertes Mark 101
Vermis 100
Vertebrae 276
Vesica fellea 187
Vesica urinaria 122
Vestibulum 240
Vestibulum vaginae 111
Vieleckbein, großes/kleines 63
Virchow-Trias 50
Viscerocranium 251
Vitalkapazität 13
Vitium 131
volar 7
Volkmann-Kanäle 170
Vomer 216, 252
Vorderhorn 248
Vorhaut 108
Vorhof 130
- -myokard 136
- -septum 130
- -treppe 240
Vorsteherdrüse 109
Vulva 111

W

Wadenbein 73
Wärmeregulation 275
Wallpapillen 283
Wangenmuskel 117
Warzenfortsatz 255
Wehen 90
weiße Substanz 247
Windkesselfunktion 8
Wirbel 276
- -bogen 276
- -körper 276
- -loch 276
- -säule 276
Würfelbein 77
Wurmfortsatz 205
Wurzelhaut 88

Z

Zahn 88
Zapfen 27
Zellatmung 14
Zelle 278
– dendritische 3
– -kontakte 282
– Membran 278
– Organellen 280
– -skelett 282
Zellkern 278
Zellmembran 278
Zentrales Nervensystem 92, 225
Zentralfurche 93
Zerumen 238

Ziliar
– -körper 21
– -muskel 21, 24
Zirbeldrüse 98
Zirkumduktion 261
ZNS 92, 225
Zona
– fasciculata 218
– glomerulosa 218
– reticularis 218
Zonula adhaerens 21
Zonulafasern 282
Zotten 203
Zunge 283
Zungenbein 119, 252

Zwerchfell 55
Zwischenhirn 98
Zwischenknochenmembran 60
Zwischenrippenmuskeln 55
Zwischenwirbellöcher 276
Zwölffingerdarm 203
Zygote 262
Zyklus, weiblicher 114
Zylinderepithel 59
Zystitis 123
Zytokine 5
Zytoskelett 282
Zytosol 278